理解 DSM-5® 精神障碍

美国精神医学学会　　著

夏雅俐　〔美〕张道龙　译

北京大学出版社
PEKING UNIVERSITY PRESS

北京大学医学出版社

著作权合同登记号　图字：01-2015-7723

图书在版编目(CIP)数据

理解DSM-5®精神障碍/美国精神医学学会著；夏雅俐，（美）张道龙译. —北京：北京大学出版社，2016.5
　　ISBN 978-7-301-27039-4

　　Ⅰ.①理… Ⅱ.①美… ②夏… ③张… Ⅲ.①精神障碍－诊断－指南 Ⅳ.①R749-62

中国版本图书馆CIP数据核字（2016）第076314号

书　　　　名	理解DSM-5®精神障碍 LIJIE DSM-5®JINGSHEN ZHANG'AI
著作责任者	美国精神医学学会　著　夏雅俐　〔美〕张道龙　译
责 任 编 辑	吴坤娟
标 准 书 号	ISBN 978-7-301-27039-4
出 版 发 行	北京大学出版社
地　　　址	北京市海淀区成府路205 号　100871
网　　　址	http://www.pup.cn　　新浪微博：@ 北京大学出版社
电 子 邮 箱	编辑部zyjy@pup.cn　　总编室zpup@pup.cn
电　　　话	邮购部62752015　发行部62750672　编辑部62756923
印 刷 者	三河市北燕印装有限公司
经 销 者	新华书店
	650毫米×980毫米　16开本　22.75印张　421千字
	2016年5月第1版　2024年11月第12次印刷
定　　　价	88.00元

〔美〕张道龙（Daolong Zhang，M. D.）：美国芝加哥退伍军人医学中心（Jesse Brown VA Medical Center）精神医学系行为健康部主管医师，伊利诺伊大学芝加哥分校（The University of Illinois at Chicago）精神医学系临床助理教授，好人生国际健康产业集团医务总监，北京美利华医学应用技术研究院院长。

夏雅俐：美中心理文化学会成员，心理咨询师，华东理工大学 MBA 职业导师，复旦大学管理学博士，中科院心理所心理学硕士，副教授，高级经济师，人力资源管理师。

编辑顾问委员会

目　录

序　言

精神疾病触及每一个人。几乎半数的美国人在其一生中有罹患精神障碍的风险。我们都认识某个人——父母、伴侣、孩子、朋友、同事、邻居——曾患有或正患有精神疾病。精神疾病每年耗费我们的国家和我们的世界数万亿美元。用经济损失来衡量，它明显是灾难性的，但是由于精神疾病造成的生命损失或严重损害却是更显著的。

从全球范围而言，与其他任何疾病相比，抑郁使更多的人因此而损失更多的时间。自杀在美国 10～24 岁年轻人的死亡原因中排第三位。在易患人群中，有那些曾为国家付出如此之多的退伍军人：每天有 22 名退伍军人结束了他们的生命。像许多生活在疼痛之中的美国人的故事那样凄惨，他们从未被诊断或被治疗。常见的是，我们的社会对精神障碍的反应是责备，因此数百万美国人由于他们的这类疾病而被边缘化，被忽略，被诋毁，被禁闭。

但是，精神疾病不是品格问题；它们是可被治疗的疾病。而且，像大多数疾病一样，精神疾病对及时和有效的治疗反应最佳。然而，在它们最早期，最可治疗的阶段，我们经常忽视或错过了这些疾病——直到它们演变为严重的、造成潜在生命威胁的状况。简单地说，我们中太少的人了解精神疾病的体征和症状，其后果就是无数的人遭受了痛苦。

这就是为什么说《理解 DSM-5®精神障碍》做出了重要的贡献。通过把精神医学行业最新的《精神障碍诊断与统计手册》（DSM）翻译成清晰、易懂的语言，使家庭成员和朋友能够帮助确定那些有患精神障碍风险或已经患有精神障碍和需要治疗的个体。本书给了那些有精神疾病的个体一把钥匙，以理解自己的状况。

《理解 DSM-5®精神障碍》也帮助我们更好地应对社会偏见带来的

挑战。有精神障碍的个体经常体验恐惧、羞耻和可怕的孤独感，因为他们的状况没有被讨论。这本非常有价值的指南将用他们所需的打破社会偏见的工具来武装患者和其家庭成员，寻求专业的诊断和治疗，并且坚持治疗。精神健康是每位公民的权利，这本指南将帮助我们更好地理解如何行使这一权利。

当我在国会时，我与我的父亲参议员 Edward M. Kennedy 以及许多两党的国会议员工作多年，通过了精神健康和成瘾平权法案，因为如此多的美国人被拒绝提供他们所需的、能够帮助他们生活得更快乐、更有价值的治疗。这一平权法案——首先确保有精神疾病和物质使用障碍的个体获得平等的医疗——要求保险供应商覆盖精神健康治疗，就像覆盖所有其他躯体疾病那样。精神健康平权法案是非常重要的里程碑，但只有当我们所有人都能知晓和了解我们所寻求和期待的服务时，它的真正价值才能得以实现。研究者必须继续寻找新的、有效的治疗方法，而患者和付费者必然确保医生提供这样的治疗——然后，确保保险公司能支付它们。我们必须确保遵守并实施法律。

当我们谈到精神疾病的"平权"，我们应该想到的不只是保险的覆盖，还应该想到我们的社会如何处理这些常见的障碍。如果直到肿瘤发展到第四期，或糖尿病影响了患者的视力或四肢才得到治疗，这种情况是不能被接受的，那么等到精神障碍变得威胁生命才获得治疗，当然也是错误的。像对所有其他疾病一样，对精神疾病的早期干预是恰当的，我们都应该期待我们的健康专业工作者像仔细地监控我们的血压或血脂水平那样，监控我们的精神健康。

每个常规体检都应该包含"脖子以上的检查"。这本指南为我们提供了与我们所接触的所有医学专业人员进行关于精神健康方面的、有时非常重要的讨论所使用的语言。

早在 1963 年，我的伯父 John F. Kennedy 总统被刺杀前数月描述，这个国家缺乏对精神健康的关注为"被忍受了太长时间的情况"，因为太多美国人把精神疾病视为"仅仅是一个问题，不愿意被提及……而且对解决方案很绝望"。

我的信念是，今天的美国人比以往更好地准备站起来解决精神健康问题。如同这本指南所显示的，我们已经有了对精神疾病导致的问题的解决方案。我们是否已经使用了这些有效的解决方案，并把它们给予了那些最需要的人？没有，但这本指南帮助我们指明方向。

改变这一观点的努力正在逐渐获得支持，但是我们需要加大宣传来提高精神健康的觉知。这本指南是对逐渐增加的改变的方法的一个有价值的补充——康复和健康的自我管理策略、家庭教育，以及精神健康急救——随着个体和整个社会最终改变对精神疾病的理解，我们将更有力量。我们所有人都可以做自己的部分。到了停止边缘化那些有精神障碍的个体，并且表现出更多的同情和爱的时候了。你不可能通过法律来消除偏见，但你能够帮助创造一种新的文化，像包容那些有躯体疾病的个体一样，包容那些有精神障碍的个体。记住：即使你只帮助了一个人，也等于帮助了这个世界。

《理解 DSM-5®精神障碍》给予有精神障碍的个体和他们的亲人一些他们长久以来被拒绝的事实：来自知识和理解的力量。

Patrick J. Kennedy

美国国会议员

罗得岛，第一区，1995—2011

前　言

　　全世界有超过 4.5 亿人，美国有超过 6100 万成人和超过 700 万儿童，在生命中的某个阶段有精神障碍。尽管一些人有风险，但任何人都可能发展为精神疾病。大部分人有某个朋友、某个同事，或某个亲人患有精神疾病。《理解 DSM-5® 精神障碍》是为我们所有人而写的。

　　战胜精神疾病的关键是识别它的症状，了解何时寻求帮助，以及获得正确的治疗。对于正在与精神疾病斗争的个体，这或许是艰难的。《理解 DSM-5® 精神障碍》旨在帮助这些个体和他们的亲人。它会让他们知道从疾病中期待什么——以及让他们了解主要的治疗形式。

　　好的治疗由健康专业工作者为每个个体及其独特的需求和症状量身定制。本书不能代替这样的治疗，不提供特定障碍治疗的深度细节。而是对这些障碍的治疗做出一个概述——包括谈话治疗和精神活性药物。

　　《理解 DSM-5® 精神障碍》是基于最新版本的《精神障碍诊断与统计手册》，也被称为 DSM-5®。DSM-5® 的目的是，为诊断精神疾病的健康专业工作者创造一种共同的语言。第一版出版于 1952 年，从那时起，DSM 成为精神健康专业工作者和其他健康专业工作者定义和诊断精神障碍的主要工具。

　　《理解 DSM-5® 精神障碍》是 DSM-5® 的大众版本——尽管并不意味着可用于自我诊断。它描述了 DSM-5® 中大部分障碍。在与一位健康专业工作者会谈时，在被诊断的前后，本书可成为一种有用的资源。本书反映了 DSM-5® 的内容——描述症状、风险因素和相关障碍。它基于症状来定义精神障碍，并探索了特定的需求或担忧。

　　本书还包括应对方式、个案和额外的资源——例如，词汇表、药物列表，以及那些可提供帮助的组织名单（本书中的个案来自于真实的个体，为保护隐私，他们的姓名、年龄和其他信息已经被修改，以至于其他人不会知道他们是谁。如果真实的个体符合其中任一故事，那只是巧合而非作者的意图）。

像任何躯体疾病一样，早期确诊和治疗能改善预后。《理解 DSM-5®精神障碍》将帮助患者和照顾者得到他们所需的服务。

《理解 DSM-5®精神障碍》是由参与编写了 DSM-5®的世界著名的精神病学家和心理学家们所创作。对那些参与本书和参与编写 DSM-5®的所有人，我们感谢你们为改善全世界个体的精神健康所做的贡献。

介　绍

　　每 4 个成人中约有 1 个在他们生命中的某个时刻患有精神疾病，同样数量的儿童也受到了影响。精神疾病是一个十分常见的且可治疗的健康问题，对于个体及其家庭的生活质量产生了严重的冲击。过去，精神疾病的话题总是围绕着神秘和恐惧。今天，在对精神疾病的理解和治疗能力上，已经产生了重大的进展。不幸的是，精神疾病的早期迹象往往没有被注意到，而那些最可能从治疗中获益的个体并没有接受治疗。他们或许不愿意承认自己有问题，或者他们没有意识到那些代表存在精神疾病的症状和体征。正常与不正常的差异——精神健康对比精神疾病——经常是不清晰的。由于这个原因，有一个指南来了解什么时候该寻求早期治疗、什么时候治疗最有效就显得非常重要了。

　　美国精神医学学会（APA）创作了《理解 DSM-5® 精神障碍》，以帮助那些有精神疾病的个体更好地理解精神障碍，以及理解如何管理它们。APA 是代表着近 35,000 位精神科医生，支持输送高品质的精神健康服务的官方组织。APA 还出版了《精神障碍诊断与统计手册》。DSM-5® 作为全球知名的第五版，创造了用于诊断精神障碍的通用语言，供精神科医生和其他精神健康专业工作者使用。《理解 DSM-5® 精神障碍》是 DSM-5® 中描述的那些精神障碍的实用性指南。对那些寻求精神健康服务的个体及其亲人，本书用基本的术语解释了精神障碍及其诊断和治疗。

　　DSM-5® 特定了那些用于诊断的、必须存在的症状，并且将这些诊断组织成分类系统。组织这种系统的驱动力始于第二次世界大战期间，那时，人们认识到精神科医生在描述精神障碍时需要彼此清晰地沟通。首次出版于 1952 年，DSM 已经演变为在不同的情境下定义精神障碍的基础。最新版本反映了数百名精神科医生和聚焦于精神障碍的专业工作者超过十年的研究和探索。精神科医生、心理咨询师、其他精神专业工作者、其他医生、护士、律师和社会工作者都使用 DSM-5® 作为临床指南和教科书。它被用于学校、医院、法庭和保险行业，来定义什么是精神障碍。

精神障碍是个体思维、感觉或行为上的严重紊乱，反映出精神功能的问题。精神障碍导致痛苦或社交、职业、家庭活动方面的失能。对于压力或丧失（例如，亲人死亡）的预期反应不是精神障碍。同样，偶尔感到沮丧、焦虑、恐惧或愤怒也是正常的。特定症状定义了精神障碍，并帮助指向正确的诊断。这些症状以及那些决定诊断的其他因素，在每一章都有描述。它们可用于帮助个体向精神卫生专业工作者解释想法和感受。并非出现列表中的所有症状才能被诊断为障碍。痛苦的程度和对日常生活的影响，也是重要的考虑因素。

在《理解 DSM-5® 精神障碍》中，就像在 DSM-5® 中一样，基于它们的症状和首次出现的时间，类似的障碍被归为一类。因此，始于童年期的障碍出现在第 1 章，而始于成人期的障碍则在本书稍后出现。为了使用方便，每一章解释了这些类别中严重的和最常见的 DSM-5® 的障碍。障碍的名称用黑体字表示，有助于在章节内引起注意，而术语则在行文中被解释。词汇表被置于本书接近结尾的部分，附录 A 中有 DSM-5® 障碍的完整列表。

尽管基于这些症状的自我诊断很诱人，但是只有精神卫生专业工作者是受过最好的训练来提供准确的诊断和治疗的人。许多不同障碍可能出现一些相同的症状。例如，焦虑症状可发生于有抑郁、精神分裂症和创伤后应激障碍的个体中。一些精神障碍与躯体疾病相关，例如，心脏疾病或糖尿病。精神卫生专业工作者将考虑可能的原因，然后缩小范围至最可能的诊断。清楚地沟通症状，包括它们何时首次出现，它们导致了什么问题，将有助于得到恰当的诊断和最好的治疗。实验室测试和其他评估经常用于帮助收集有关症状和进展的信息，一些评估症状的量表可在 www.psychiatry.org/practice/dsm/dsm5/online-assessment-measures 上找到。

精神疾病影响所有年龄的个体。儿童可能年龄太小，不能用语言清晰地传递哪里出了问题。同样，有痴呆的老年人可能也混沌和不理解发生了什么。精神卫生专业工作者可评估许多行为和症状，而在一些案例中，还要评估生物因素以得出正确的诊断，从而带来最好的治疗。

第 20 章"治疗要点"提供了各种类型的精神障碍治疗以及它们是

如何起作用的概述。它还回顾了各种类型的精神卫生专业工作者，对第一次治疗的期待，各种类型的治疗和药物，以及支持一般精神健康的方式。附录 B 提供了常用的治疗精神障碍的药物列表。

对于大多数有精神障碍的个体，治疗要针对他们的症状和特殊的需要。一些疾病增加了其他障碍的风险（例如，有时，焦虑障碍可发展为抑郁障碍）。当一种障碍改善时，症状的减轻可能有助于对其他疾病的治疗。经常需要一种以上的治疗方法。每章都简短地讨论了对特定障碍的治疗选择，以及期待什么样的信息——何时使用其他选择。

每一个个体都是独特的；没有单个的方法来诊断像精神疾病这样复杂的事情。个体可能用不同的方法表达或描述精神障碍，基于他们的文化或背景。每章都包括个案，展示了精神疾病如何影响个体，及其家庭和朋友。（已修改姓名、年龄和其他信息来掩盖这些个案中每一个真实的个体）。

觉知的水平，对于照顾者和有精神障碍的个体都很重要。在一些案例中，那些照顾有精神疾病的个体的人——无论是配偶、兄弟姐妹还是父母——可能比有疾病的个体，对于疾病的影响更有自知力。一些精神疾病可能严重影响心智，模糊判断力，导致伤害的行为，例如使用酒精或其他毒品。个体可能不能足够清晰地思考如何帮助自己，他人必须介入。

精神疾病的常见警示迹象包括睡眠的改变（比平常所需更多或更少），体重的改变（增加或减轻），心境或注意力的改变，以及感觉"不正常"。对警示迹象保持警觉，了解何时寻求帮助，以及从治疗中期待什么，可能是关键的。《理解 DSM-5® 精神障碍》中的章节强调了特定障碍的风险因素。

有精神疾病，不管它影响你还是你的亲人，都可能是非常艰难的——但可以获得帮助。个体可学习如何保持一个健康的心智和躯体，制造积极的改变，以改善生活质量和预后。应对精神疾病的一种方法是寻求那些关心者的支持。除了有帮助的医生或精神卫生专业工作者以外，支持团体和其他组织可提供应对这些障碍的正确的知识。

一种健康的生活方式可促进最佳的精神健康。这包括获得充分的锻炼和足够的睡眠，健康的饮食，以及学会信赖朋友和相信家庭成员。它还意味着学习如何更好地应对生活压力。朝着这些目标，即使只是小步前进，也有助于改善健康和幸福。保持良好的精神健康的"贴士"，在《理解 DSM-5® 精神障碍》中处处可见。

　　《理解 DSM-5® 精神障碍》旨在通过关于障碍、症状、何时寻求帮助以及"从治疗中期待什么"的教育来帮助个体战胜精神疾病。它像"眼睛和耳朵"那样帮助那些不能识别症状的照料者。这些障碍可能令人非常痛苦，但是像任何其他健康状况一样，大多数可以被成功治疗。治疗可缓解症状和减少痛苦。战胜精神疾病需要很多工作和努力，但总是有希望——和帮助。

　　美国精神医学学会（APA）是一个全国性的医学专业团体，代表了超过35000位医生会员，专注于精神疾病（包括物质使用障碍）的诊断、治疗、预防和研究。通过 www.psychiatry.org 访问 APA。

自闭症谱系障碍

注意缺陷/多动障碍（ADHD)

智力障碍

其他始于童年期的障碍

　　交流障碍

　　特定学习障碍

　　运动障碍

DSM-5®障碍完整目录，见附录 A。

第 1 章
始于童年期的障碍

　　本章讲述的是始于童年期的障碍，也可称为**神经发育障碍**。这意味着它们会影响大脑的生长和发育。它们通常在儿童进入小学之前开始，并可能损害个体的、社会的、学校的或职场的功能。其中有些障碍或许只存在于儿童期，它们可能自行改善，或通过治疗而好转。其他一些则可能持续更长时间，或是直到十几岁、甚至成人期，才被注意或诊断。这所有的障碍，其症状都始于早年，即便最初程度很轻微。

　　这些障碍包括**自闭症谱系障碍，注意缺陷/多动障碍，智力障碍，交流障碍**（例如，讲话方面的问题），**特定学习障碍**（例如，阅读、算术或书写问题），以及**运动障碍**（例如，抽动障碍）。一个儿童可能患有超过一种这样的障碍——例如，会同时患有自闭症谱系障碍和智力障碍。

　　这些障碍可能给父母和儿童带来巨大的痛苦和担忧，儿童症状方面的影响可能波及整个家庭。如果的确存在障碍的话（相对于正常的儿童期困难），寻求医生或精神卫生从业人员的帮助则能获得诊断。治疗可能有助于学习新的技能和管理症状的方式，获得支持和应对的资源，在一些案例中，药物还能够缓解症状。它还可以提供希望。许多有这些障碍的儿童可以继续过充实的、有价值的生活。随着儿童的成长，未诊断和未治疗的障碍使发生更严重的问题和困难的风险增加。

　　在 DSM-5® 中，神经发育障碍已被重新分类，定义得更为清晰。**自闭症谱系障碍**是一种新的、单一的诊断，将那些曾经的各自独立的状况连接了起来。例如，自闭症、亚斯伯格障碍，儿童崩解症，雷特病以及其他未特定的普遍性发育障碍。

其他改变是为了跟随联邦政府和许多特殊教育、医疗卫生服务提供者的说法。**精神发育迟滞**不再被使用，被**智力障碍**所取代。"智力障碍"可以更好地描述早年在心智能力方面有问题的儿童。这些能力包括推理、问题解决和学术活动。这些问题还可涉及其他类型的思考和行为，仅凭纸笔类型的测试（有时被称为"正式的智力测验"或智商测分）无法确认。

自闭症谱系障碍

自闭症谱系障碍以两种主要症状为特征：儿童与他人交流的问题，以及有一套固定兴趣或重复行为。该障碍名反映了一系列或一个谱系的症状，由于年龄和个体的不同，其间存在很大差异。

许多有此障碍的人可能无法应对日常事务的变化。他们表现为缺少目光接触，缺乏对他人的社交反应，难以分享游戏。自闭症谱系障碍的体征始于儿童早期，通常延续一生。一些有此障碍的人在日常生活中需要大量帮助，而另外一些人则需要得较少。通过对有障碍的儿童和成人进行治疗，症状可得到改善。

在美国和非美国的普通人群中，自闭症谱系障碍在儿童和成人中被报告约占 1%。患病率可能在升高，但尚不清楚这是否是由于觉知的提升，或在对该障碍的不同研究中使用了不同的指南。

症状通常出现于生命中的前两年，常在 12 个月内被观察到——如果症状较轻，也可能在 24 个月之后。笑得更少，互动更少，或与父母牙牙学语、对话更少的婴儿，可能显示出自闭症谱系障碍的症状。最初症状还包含幼儿迟滞的言语，以及对社交接触的低兴趣。一些儿童在出生后的前两年，缓慢或突然失去言语或社交技能。这样的能力丧失很少见于其他障碍，可能是自闭症谱系障碍的一个体征（或一个"危险信号"）。

在其他有此障碍的儿童中，可能直到日常生活发生改变，才会呈现症状。这可能包括去学前班或一个新环境，他们必须尝试新的社交技能。有时儿童可能学习回避社交接触的方法，对于他们，社交是个挑战，回避社交接触，他们的症状就不会被充分暴露。但是，随着时间的推移，他们日益成熟，当社交接触变成他们日常生活中一个更大的组成部分时，症状就表现得更为明显。

自闭症谱系障碍的症状在儿童期和早期学校教育阶段可能更显著。

社交接触兴趣在儿童晚期可能增加。有此障碍的成人可能学习用社交线索来应对他们问题的方法（例如，何时或如何加入对话，或不说什么）。这需要他们付出很大的努力，思考如何与他人沟通。有自闭症谱系障碍的人很难理解在其他人看来很自然或很容易的社交接触。学习应对方法和建立新的改善功能的技巧的需求可能持续终生。有自闭症谱系障碍的人能够持续学习，并且通常是有目的地学习新的社交技能。

有自闭症谱系障碍的人也可能有**智力障碍、语言障碍、注意缺陷／多动障碍、发育性协调障碍、焦虑障碍和抑郁障碍**。其他躯体疾病，例如癫痫、睡眠问题和便秘也可发生。回避性/限制性摄食障碍略微常见，患者只吃较窄种类的食物。

 自闭症谱系障碍

在有自闭症谱系障碍的人中，存在各种能力和特质，没有两个人会以同样的方式表现出这一障碍。

以下症状必须出现在儿童早期发育阶段，才能诊断为自闭症谱系障碍：

- 许多情境下，在社会交流和互动中，频繁而持久发生的问题：
  - 有限的语音、表情或言语的来回交流，例如，可能存在情感、感受或兴趣分享的减少；无法启动社交接触，或无法对社交接触予以反应。
  - 有在社交接触中使用非言语交流的问题，例如，缺少目光接触，缺少姿势，像指点或摆动；或缺少面部表情，像微笑或皱眉。例如，不能去看其他人所指的方向。
  - 有建立、维护和理解关系的问题。例如，这个儿童在改变行为以适应环境方面，在交友或分享扮演游戏方面，可能存在问题；或对同辈缺乏兴趣。
- 有固定而重复的行为、兴趣、任务模式，存在至少两种以下情况：
  - 重复的躯体移动、使用物品或说话。例如，儿童经常拍手，重复声音或短语，快速旋转硬币，或一次又一次把玩具排成列。
  - 坚持相同的日常安排和行为。例如，小的改变就能带来极端的痛苦，有转移到其他任务的困难，顽固地坚持日常问候仪式，每天必须吃相同的食物。

- 有强烈的固定的兴趣，伴有极端的或强烈的聚焦超出了正常范围。例如，儿童可能迷恋于不寻常的物品（如吸尘器或风扇）。
- 对特定景象、声音、气味、质地和味道，表现出强烈反应或毫无反应。例如，对疼痛、热或冷没有反应或很麻木，对于特定声音或质地特别不喜欢；对光或运动特别喜欢。

这些症状可导致社交、学业或职业功能上的问题。它们的程度可在轻度到重度之间，可随时间或环境而变化（参见表1）。

表 1　自闭症谱系障碍的水平

严重程度水平	社交沟通	受限、重复的行为
水平 3 需要大量实质性的帮助	严重缺乏语言和非语言的沟通，导致社交互动中的严重问题。很少说出可被理解的话，几乎不发起社交接触	先占性，固定的仪式，和/或重复的行为，破坏了所有功能领域，当仪式或日常安排被打乱时，引起很大痛苦
水平 2 需要实质性的帮助	显然缺乏语言和非语言的沟通，可说出简单的句子，有非常古怪的非语言沟通	经常出现受限、重复的行为，足以被普通的观察者注意到。当行为被改变或打扰时，有明显的痛苦或挫败感
水平 1 需要帮助	缺乏随时的支持，受损的社交沟通明显导致问题。能说完整的句子和进行沟通，但难以与他人进行你来我往的沟通	重复的行为导致对日常功能的显著干扰。在不同任务间难以转换。组织和计划上的问题阻碍了其独立性

早期诊断和治疗自闭症谱系障碍，对于减轻症状、提升有此障碍的儿童及其家庭的生活质量很重要。根据联邦法律，任何疑似患有或确诊患有发育障碍的儿童可得到一次免费的评估。疾病控制中心（CDC）推荐所有18～24个月的儿童在儿童医生处做健康体检时，筛查自闭症谱系障碍。

尚无可用于自闭症谱系障碍的医学检测。医生们通常通过与儿童对话，观察儿童说话和行为，并与其他同龄人进行比较，询问父母和其他照顾者，使用筛查问题或工具，来诊断自闭症谱系障碍。他们评估行为类型、发生频率和强度。

在一些案例中，基础医疗医生可能转介儿童和家庭去其他专业人员处进行更好的症状评估。包括儿童生长发育科医生（在儿童发育和有特殊需求的儿童领域接受过专门训练的医生），儿童神经内科医生（致力于脑部、脊椎和神经系统工作的医生），以及儿童心理医生或精神科医生（了解人类精神活动的医生）。

风险因素

自闭症谱系障碍的病因尚不清楚。风险因素包括如下：

- **环境的**。由较大年龄的父母所生育，出生时低体重，母亲怀孕期间使用丙戊酸钠，一种用于治疗惊厥和**双相障碍**的药物，较可能患自闭症谱系障碍。

- **遗传的**。如果有家族成员患此障碍，自闭症谱系障碍风险就大大提高（总人群中，100 个儿童中有将近 1 个患有自闭症谱系障碍，相比而言，5 个后来生育的兄弟中，有一个患有此障碍）。在自闭症谱系障碍中，基因起到重要作用，但它们并非唯一的因素。约 15% 患有自闭症谱系障碍的儿童，有患此障碍的遗传基础。

有关儿童期疫苗导致自闭症谱系障碍的观点，引发了大量争论。几乎全都聚焦于保护儿童，避免遭受麻疹、腮腺炎和风疹的联合疫苗（MMR）里面含有一种防腐剂，是有机汞。人们相信自闭症谱系障碍与疫苗有关的一个理由是，此障碍的体征有时直至注射 MMR 疫苗的年龄才出现。如果一个儿童在接种疫苗后，很快被诊断为此障碍，可能看似是疫苗导致了此障碍。

许多研究发现，并无证据可证明，在自闭症谱系障碍与疫苗之间存在关联。2001 年，根据 CDC 的数据，在所有疫苗中，除了某种类型的流感疫苗外，其他疫苗中有机汞都被去除，或使用更小的剂量。一种无有机汞的流感疫苗也可获得。强烈建议父母们给他们的孩子使用疫苗以避免严重的儿童期疾病。

亚当的故事

亚当，一个 12 岁男孩，被母亲带来进行精神疾病评估。经常发脾气给他在学校造成了很多问题。她说，学校总是令亚当很有压力，进入中学后情况变得更糟。

亚当的六年级老师报告，他能做课堂作业但难以交朋友。他看起来不信任那些对他真诚而友好的同学的动机。相反，他相信别人取笑他，或是假装对他带到学校的玩具轿车和卡车感兴趣。老师注意到他经常哭，在班上很少讲话。

当进行一对一访谈时，被问到学校、同学和家庭时，亚当说话含糊。然而，当问到他是否喜欢玩具轿车时，亚当开心起来。他从背包里拉出几辆轿车、卡车和飞机。他不能进行很好的目光接触，但是能够长时间讨论这些车辆，准确使用它们的名称，像前置式装载机、B-52、捷豹。

亚当 11 个月开始讲话，到 3 岁开始使用短句。他总是非常聚焦于卡车、轿车和火车。他妈妈说，他一直都"很害羞"，从来没有最好的朋友。他很难理解儿童的笑话和玩笑，因为"他考虑事情总是非常直接"。亚当的妈妈一直觉得这一行为"有点奇怪"。她又说，这行为很像亚当的爸爸，他是一位成功的律师，同样聚焦于他的兴趣。他们俩都"坚持常规安排""缺乏幽默感"。

检查期间，亚当很害羞，目光接触比一般同龄人少。医生诊断他是**自闭症谱系障碍，无智力损害**。亚当难以与同学互动和进行对话——这都是社交沟通问题的症状。亚当还有固定的兴趣——他感兴趣于轿车和火车，对其他东西不感兴趣。可能由于他的自闭症状像他父亲的行为，他妈妈将其视为"有一点奇怪"，但过去没有寻求评估和诊断。

治疗

在大多数的案例中，自闭症谱系障碍是一个终身的障碍。尽管不能治愈，但早期被诊断和治疗的儿童会变得更好。没有单一的治疗，不同的儿童适合不同的方法以改善行为和沟通。包括强化的技能建构和教育。它们为儿童和家庭提供结构、指导和组织。

应用行为分析的方法经常被使用。这种技术包含各种类型的犒赏，以支持想得到的行为，减少那些带来伤害或阻碍学习的行为。这些方法可改善技能，例如，倾听、观看、阅读，以及与他人关联。儿童还可能接受言语和语言治疗，职业治疗（帮助其完成日常生活任务），以及社交技能训练。儿童的家庭在治疗中起关键作用。

没有针对自闭症谱系障碍核心症状（社交沟通问题和重复的行为）

的药物治疗。一些有自闭症谱系障碍的儿童和成人也有其他障碍，例如，**焦虑、抑郁障碍，或注意缺陷/多动障碍**（ADHD）。这些障碍可能随着心理或药物治疗而改善。这些障碍症状的改善或减轻，对自闭症谱系障碍的治疗也有帮助。

为了寻找帮助自闭症谱系障碍患者的更好的方法，人们讨论和探索了许多类型的特殊饮食。这些饮食通常努力回避可能导致问题或过敏的食物。这包括过量的糖、面筋、酪蛋白、食品添加剂（用于改善味道或香气）和色素。迄今为止，尚不清楚是否任何一种成分可能导致此障碍。一种未被证明的治疗方法可能帮到一个儿童，但可能不会帮助其他人。营养补充剂，例如，抗氧化剂和类黄酮（木犀草素），曾受到许多家长的欢迎，他们相信这可以帮助改善自闭症谱系障碍的症状。几乎没有科学证据证明这些补充剂有效。自闭症谱系障碍的支持性团体警告：不要使用它们。研究显示，营养补充剂中高剂量的类黄酮的使用，可影响荷尔蒙水平，对年幼儿童有害。在添加补充剂或改变儿童饮食之前，要与医生商量，这对治疗有利，以确保儿童获得健康成长所需的恰当的维生素和营养物。

应对方式

一个患有自闭症谱系障碍的儿童会影响整个家庭。管理这个障碍很有压力，需要耗费许多时间。重要的是注意所有家庭成员的躯体和情绪健康。下述步骤可能有用：

- **尽可能多地学习**。从组织中，例如，自闭症社区（www. autismsociety）和自闭症之音（www. autismspeaks. org）获取关于诊断的值得信任的、可靠的信息。
- **提供结构和规范**。如果每一天都是持续的、可预测的，那么许多有自闭症谱系障碍的患者的功能会更好。坚持遵守一个日常活动时间表，涵盖用餐时间、学习和玩乐时间的安排。
- **与其他父母联络**。与其他父母分享你的经验，可帮你应对你的孩子的挑战。自闭症社区和自闭症之音为父母和家庭提供在线支持社团，还帮助在全国寻找资源。
- **了解你孩子的权利**。有一项联邦法案，叫失能个体教育法案（IDEA），要求给失能儿童提供特殊服务。此服务包括从出生到 3 岁的早期治疗和支持，也包括对 3～21 岁的由政府基金付费的

"免费而恰当"的特殊教育。想了解更多有关 IDEA 的内容，请浏览 HTTP：//IDEA. ED. GOV。

注意缺陷/多动障碍

注意缺陷/多动障碍（ADHD）是儿童中最常见的精神障碍之一。尽管此障碍始于儿童期，却也能影响成人。它的主要特征包括**注意力不集中**（不能持续聚焦），**多动**（与环境不相适应的过多的活动），以及**冲动**（不通过思考的冲动行为）。它可能破坏学业、社交和工作任务或功能，导致发育中的问题。

约 5％的儿童，2.5％的成人患有 ADHD。它发生于男孩的比例是女孩的 2 倍。家长们可能在儿童尚在襁褓时，就注意到症状，但大多数儿童直到 4 岁才能诊断为 ADHD。ADHD 通常在小学期间被诊断，那时注意的问题变得明显。在青少年中，多动可能表现为多动、烦躁不安或不耐烦。在成人中，注意力不集中，计划性较差，焦躁感和冲动，可能在生活的所有方面导致问题。

ADHD 患者也可能有**对立违抗障碍**或**破坏性心境失调障碍，特定学习障碍**也常见。

 ADHD

症状必须在 12 岁之前被观察到，持续至少 6 个月。在儿童中，必须存在至少 6 种症状。在年长的青少年和成年人（17 岁及以上）中，必须存在至少 5 种症状。这些症状不能只归因于不听从命令或反叛、违抗、敌意或无法理解任务或指令。这些症状明显破坏或降低了社交、学业或职业功能的品质。

ADHD 发生在有持久和频繁的注意力不集中和/或多动或冲动的模式中，功能或发育受到破坏，如下述症状类型所示：

注意力不集中：经常发生以下症状中的 6 种（对于 17 岁及以上者，或为 5 种）：

- 不能密切关注细节，或在学业、职业任务中犯下粗心大意的错误。
- 难以持续关注任务或娱乐活动，例如，在演讲、对话或长时阅读期间。

- 当别人对其说话时，看似不在倾听（心思似乎在别处）。
- 不听从指令，不能完成学校作业、家务或工作任务（或能开始任务，但很快就不再关注）。
- 难以使任务和工作井然有序（例如，不能很好地管理时间；工作乱七八糟，缺乏组织；错过工作截止时间）。
- 回避或不喜欢需要持久精神努力的任务，例如，学校作业或家庭作业。年长的青少年和成人可回避准备报告，以及完成表格。
- 经常丢失任务或日常生活所需的物品，例如，学校试卷、书本、钥匙、钱包、手机和眼镜。
- 容易分神。
- 遗忘日常任务，例如，做家务、跑腿，年长的青少年和成人或会遗忘回电话，支付账单，按时赴约。

多动和冲动：通常在以下症状中有 6 种（对于 17 岁及以上者，或为 5 种）：

- 坐立不安，拍手跺脚，或在座位上扭动；
- 不能保持坐姿（在教室、工作场所）。
- 在不适合的地方四处奔跑或攀爬。
- 不能安静地玩耍或进行休闲活动。
- 总是"一刻不停地动"，就像上了发条。
- 说话太多。
- 在一个问题完整提出前，将答案脱口而出（例如，可能快速接别人的话，会谈中急不可待地发言）。
- 难以等待轮到自己，例如，排队。
- 打扰或侵犯他人（例如，谈话、游戏或活动中，插嘴或打断；或未经同意使用他人物品），年长的青少年和成人抢过别人正在做的事。

这些症状必须发生在 2 种或更多情境中，例如，学校、家庭或职场，与家人和朋友。它们不可归因于其他障碍，例如，**精神分裂症，焦虑障碍**，或**物质中毒**。基于症状，以及在社交、学业或职业功能上出现的问题多少，此障碍可以是轻度、中度或重度的。

ADHD 是基于发生在过去 6 个月以上的症状类型的诊断：当症状发生的种类和数量同时符合注意缺陷和多动或冲动的诊断标准时，可诊断为**组合型**。当注意症状数量达到诊断标准，但多动或冲动症状不足时，诊断为**注意缺陷型**。当多动或冲动数量达到诊断标准，但注意症状不足时，诊断为**多动/冲动型**。

风险因素

一些因素可能增加此障碍的风险，如下：

- **环境的**。出生时体重低于 3 英镑的婴儿，患 ADHD 的风险增加二到三倍。怀孕时母亲饮酒可能增加儿童患此障碍的风险。感染和接触毒素（例如，铅）的病史，也会有所影响。
- **遗传与生理的**。ADHD 患者更可能有患 ADHD 的一级血亲（父母或兄弟姐妹）。

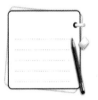

乔希的故事

乔希，一名 19 岁的大学生，到学校咨询室，就学业问题寻求帮助。6 个月前进入大学，他考试成绩差，不能管理好学习时间表。他担心因不及格而退学，导致睡眠情况不好，注意力不集中，感到无望。一个礼拜考试成绩都不佳，之后他回家告诉家人要退学。他妈妈带他到诊所，在那里，他和哥哥年轻时曾治疗过 ADHD。她想知道他的 ADHD 是否可能导致问题，或是否随着年龄的增长他的 ADHD 已经被克服。

乔希 9 岁时去就诊过，被诊断为 ADHD。评估显示，乔希在学校曾身陷麻烦，总是离开座位，丢失物品，不听从指令，不完成家庭作业，不听讲。

评估中，一位心理学家也确认了他的阅读问题。由于乔希的问题未达到学习障碍的诊断标准，他并没有获得特殊教育服务。乔希的基础医疗医生建议药物治疗，但被他妈妈拒绝了。取而代之，她雇佣了一位家庭教师"在集中注意力和阅读方面"帮助儿子。

从上大学开始，乔希说，在阅读和听课时，保持注意力集中是很困难的。由于在学校的压力，他入睡困难、精力不济，不像同龄人那样"有乐趣"。

乔希的哥哥患有 ADHD。乔希爸爸在他 7 岁时就去世了，患有读写困难（一种阅读障碍）。他爸爸在社区大学读书，只待了一个学期就退学了。

　　乔希被介绍给一位心理学家，进行更多测试，医生诊断他为 ADHD。报告说，乔希有特定的阅读流畅性和理解力（快速阅读并正确地理解含义）以及拼写和写作能力的问题。当他 9 岁首次评估时，ADHD 诊断标准需要达到 9 种症状中的 6 种。他被诊断为 ADHD **组合型**，因为专科门诊发现他在注意力不集中和多动/冲动方面存在至少 6 种症状。根据 DSM-5®，17 岁及以上的人只需要 5 种症状就可诊断。19 岁，乔希符合 ADHD 和一种**特定学习障碍**（本章稍后讨论）的诊断标准，他能够获得大学学习期间的学业支持服务。

治疗

行为治疗和药物治疗可改善 ADHD 症状。联合使用两种方法通常效果更好。

- **行为治疗**聚焦于管理 ADHD 症状，帮助儿童学习如何控制他们的行为。它通常包括教导父母和老师如何对所期待的行为给予积极反馈，给不期待的行为以消极反馈。
- **药物治疗**帮助儿童改善注意力的持续时间，更好地执行任务，控制冲动行为。**兴奋剂**提高了特定大脑化学物质的活动，作为医生的处方药，已安全使用了几十年。它们包括利他林和苯丙胺。**非兴奋类药物**作为兴奋剂之外的选择，包括阿托西汀和胍法辛。患有 ADHD 的儿童中，70％到 80％对药物有治疗反应。其他的只有一些缓解，可能需要调整药物或剂量。

对于患有 ADHD 的儿童，正确诊断和适当治疗其症状很关键。未经治疗的儿童产生严重问题的风险更高，例如，学业失败、行为和纪律困扰，社交问题，家庭问题，酒精和毒品使用，抑郁，以及之后职业功能方面的问题。有此障碍的成人可从心理治疗、认知-行为治疗、药物治疗，以及学习使用电子提醒器等工具中受益。

应对方式

作为 ADHD 患儿的家长，是一个挑战。配合常规治疗，下述"贴士"可能有帮助：

- **保持规律生活**。结构化，帮助孩子避免太缺乏组织感、容易分神。制定前后一致的时间表，规范家庭作业、用餐、游戏、睡觉和起床时间。

- **保持条理性**。每天把书包、衣物和玩具放在同样的位置，这样孩子更不容易丢失这些物品。
- **确定指令能被理解**。给予简短而清晰的指导，并确定边界。患有 ADHD 的儿童需要确切了解他人希望他们做什么。
- **避免分神**。当孩子做家庭作业或需要集中注意力时，关闭电视、收音机和电脑。
- **有限的选项**。提供两件事以供选择（这件衣服或那件衣服，这餐饭或那餐饭，这个玩具或那个玩具），这样你的孩子就不会目不暇接，被过度刺激。
- **制订训练计划**。奖赏好的行为，给予不好的行为以不同反应，例如，暂停或剥夺特权。
- **与孩子的老师保持沟通**。留意孩子每天的行为和学校作业完成的情况，这对于追踪其进展很重要。
- **寻求支持**。患注意缺陷/多动障碍的儿童和成人团体（CHADD）提供美国在线社区讨论，提供资源和本地支持团体的目录（www.chadd.org）。
- **帮助孩子找到他们的才能**。所有孩子都需要拥有某种成功才会自我感觉良好。找出你的孩子做得好的事情——支持他或她这些方面的追求——能提升孩子的社交技能和自尊。
- **了解孩子的权利**。失能个体教育方案（IDEA）确保患有 ADHD 的孩子得到照顾。

智力障碍

有**智力障碍**（过去叫精神发育迟滞）的儿童在智力能力和学习、日常生活所需技能方面存在问题。美国人口中，约 1‰患有智力障碍。到 2 岁，迟滞的运动技能（例如，走路）和语言（说话）技巧和社交里程碑，可指向严重的智力障碍，每 1000 个儿童中约有 6 个。轻度智力障碍可能不被注意到，直到孩子上学，学习问题变得更明显。不同类型的智力障碍功能水平，参见表 2。

有智力障碍的人沟通方面很困难，不能清楚地自我表达。别人或许会误解他们的意思，这导致有障碍的人很费力地试图被理解。包括喊叫或过分努力地去沟通。他们可能对于不理解自己的人很霸道。有智力障碍的人由于他们的表现比该年龄的其他人差而被注意到和感到尴尬或羞愧。因此，他们大发脾气、感到担忧，或试图独处和远离他人。由于感到痛苦，他们可能有抑郁症状、进食和睡眠问题。他们也可能被他人误导。这令他们冒着成为被虐待和被欺骗的受害者的风险，或在不知情或并非真正同意的前提下，被卷入犯罪。

在早年儿童期后，此障碍倾向于延续终生，尽管严重程度可能随时间而变化。早期和不断进行的治疗和支持，可改善儿童期和成人期的日常功能。在一些案例中，这些服务带来智力功能的重要改善，以至于不再被诊断为智力障碍。因此，当医生评估婴幼儿时，他们通常推迟诊断智力障碍，直至得到恰当的支持的服务，并持续一段时间。对于年长的儿童和成人，支持服务令他们获得参与完整日常生活的技能，极大改善了其功能。

有智力障碍的人经常有其他精神、神经发育和躯体疾病。例如，脑瘫和癫痫，在有智力障碍的人中，发病率比普通人群高 3～4 倍。最常见的与智力障碍共同出现的精神和神经发育障碍，包括 ADHD、**抑郁和双相障碍，焦虑障碍，自闭症谱系障碍**和**冲动控制障碍**。

 ## 智力障碍

智力障碍始于儿童期，包含了思考、社交和现实中的功能问题。必须有下述症状才能给予诊断：

- 受损的**智力功能**，问题可呈现于推理、问题解决、计划、学术活动，以及从经验中学习（例如，记忆问题，了解词汇的含义，解决问题，数学概念）。
- 受损的**适应功能**，导致无法达到该年龄段独立和承担社会责任的标准（例如，掌握现实生活任务）。在至少一种环境下，例如，学校、职场或社区，需要获得持续的支持。
- 以上两种类型的问题都始于发育期（18 岁之前）。

智力障碍通过心理学家的标准化智力测试来部分地测定。这类测试的平均分是 100 分，通常以 IQ（智商）来定义，65 分到 75 分（基于测试）是智力障碍的范围。测试分数必须用适应功能来均衡。**适应功能**包括与其他同龄儿童相比，自我照顾以及掌握生活所需通用技能的情况。

包括三种类型的技能：概念化的（学术活动）、社交的和实用的（日常生活技能）。对于诊断而言，这些领域的问题必须存在。智力障碍的发生有不同严重程度：轻度，中度，重度和极重度。表 2 提供了不同严重程度的各种技能类型的示例。

儿童的诊断基于医生的检查（例如，儿科医生或儿童精神科医生），标准化智力测验，行为或适应功能的评估。许多医疗卫生服务专业人员也可参与做出诊断，包括神经病学（大脑和神经系统）、特殊教育、听觉、语言和视觉领域的专家。

风险因素

在婴儿出生前后影响其大脑正常发育的任何情况，可能导致或增加智力障碍的风险：

- **遗传的**。染色体障碍，例如，唐氏综合征。
- **环境的**。母亲使用或接触酒精、药物、毒素，以及特定的感染或疾病。
- **婴儿出生时的并发症**。婴儿缺氧或未足月出生。
- **疾病或损伤**。脑损伤、感染、癫痫，严重忽视或虐待，或接触毒素，例如，铅。

治疗

治疗目标聚焦于帮助儿童在家庭中的生存，并参与令人愉快的生活。在智力障碍被诊断后，父母与一个专家团队合作，开展对儿童的照顾计划。这包含了儿童所需的特定服务，例如，语言治疗、职业治疗、躯体治疗以及家庭咨询。如果儿童的失能状况是轻度的，像在大多数案例中那样，通常在家中由父母提供照顾，辅以外界支持和特殊教育。对于失能状况较严重的儿童，医疗卫生服务专业人员会建议由福利院或专业机构提供更多特殊照顾。福利院和得到支持的收容机构也帮助有智力障碍的成人，以达到他们更高的独立水平。

根据失能个体教育法案（IDEA），有智力障碍的儿童通过特殊教育获得训练。这些服务包括对从出生到 3 岁的儿童的早期治疗和支持，由政府基金付费来对 3～21 岁的人群提供"免费而恰当"的特殊教育。

有智力障碍的儿童的父母应该尽可能多地学习此障碍的情况和孩子的法律权益（例如，IDEA 的规定），这样才能获益。与其他家中有智力障碍儿童的父母交谈，可提供想法和支持，也可以帮助父母保持希望，在家中训练孩子的技能，从孩子身上获得快乐、学到东西，改善应对方式。

表 2　每种类型功能的智力障碍的严重程度（举例）

轻度		
概念化的	社交的	实用的
对于学龄前儿童，可能没有明显问题。 　　对于学龄儿童和成人，学习阅读、写作、算术、计时或计算金钱较为困难，一个或多个领域中需要帮助，才能达到他们年龄的标准。 　　在成人中，计划、设定优先事项，短时记忆和日常生活中学术技能的使用（例如，阅读或处理财务）都受损	与他人谈话，知道词语，把握社交线索能力比年龄滞后。 　　可能难以与同龄人一样，控制好自己的感受和行为，在社交情境下，这些问题会被同伴发现	自我照顾和卫生方面的全部功能都存在。 　　在成人中，可能需要帮助才能完成以下任务：到杂货店买东西，交通，照顾家庭和孩子，医疗卫生和法律选择，银行和金钱管理。 　　成人能保持工作和学习工作的技能
中度		
概念化的	社交的	实用的
对于学龄前儿童，可能出现语言发展迟滞。 　　对于学龄儿童，阅读、写作、算术、理解时间和金钱方面的进展落后于同龄人。 　　对于成人，学业技能（例如，阅读和算术）保持在小学水平。在工作和个人生活中，对于这些技能的使用，他们需要帮助	他们可建立与家庭和朋友的联结，也可拥有成人的爱情关系。 　　照顾者必须帮助他们做出生活决定。需要他人帮助以学习和运用社会规范（例如，礼貌和问候）	成年后，自我照顾和家庭任务需要被教导和提醒。 　　成人需要他人以及照顾者给予持续帮助才能保持工作。需要他人帮助以管理工作任务、时间表、交通、医疗保险和金钱

续上表

重度		
概念化的	**社交的**	**实用的**
不理解书面语言或涉及数字、数量、时间或金钱的概念。 一生中都需要照顾者提供大量的帮助以解决问题	说话可能使用单个的词汇或词组。可理解简单的谈话和姿势。与家庭成员和熟人的联结是喜悦和帮助的源泉	全部日常生活功能都需要帮助，例如，用餐、穿衣、洗澡和使用卫生间。任何时候都需要帮助以确保安全和健康。成人期，参与家庭、娱乐和工作任务，都需要持续的支持和帮助。学习技能，需要长期的教导和持续性支持
极重度		
概念化的	**社交的**	**实用的**
他们可学习技能，例如，基于尺寸、形状或颜色来匹配和分类	理解简单指令或姿势。他们多通过非语言沟通，以表达欲望和感受。他们喜欢与熟悉的家庭成员、照顾者、熟悉的其他人联结，通过姿势和情感，启动和响应社交接触	在日常躯体照顾、健康、安全等方面需要他人帮助。尽管他们也能参与其中一些活动。那些没有严重躯体损伤的人，可以在家里帮助完成一些日常任务，例如，把盘子摆到桌子上。 娱乐活动包括听音乐、看电影，出去散步或进行水上活动，都需要他人支持
*如果存在运动和感官（例如，听觉或视觉）的问题，可能会阻碍参与任何功能领域的活动		

其他始于童年期的障碍

当导致痛苦，妨碍发展，或产生儿童自我照顾的、家庭的、社交的或学业任务方面的其他问题时，就可诊断为这些障碍。包括**交流障碍**、

特定学习障碍和**运动障碍**。这些障碍不是由于毒品或药物、脑部疾病或任何其他精神障碍的效应所致，尽管其他疾病或精神障碍也可与这些障碍同时出现。没有治疗或照顾，这些障碍可导致儿童更严重的问题。这些障碍的治疗可令个体完全康复。治疗也可缓解症状，带来更好的应对方式以帮助儿童的现在和未来。

交流障碍

交流障碍是那些始于儿童发育早期的语言、言语或交流方面的问题（任何言语或非言语的行为），包括**语言障碍、语音障碍、口吃和社交（语用）交流障碍**。

语言障碍

有**语言障碍**的儿童有学习和使用语言的慢性问题。他们难以理解他人言词的含义（**理解语言能力**），以及使用言词或手势作自我表达（**表达语言能力**）。他们的语言技能明显低于同龄人的正常水平。他们最初的词汇和短语发展往往是延迟的。听从指令的问题，或许缘于很难回忆起新的词汇和短语。往往存在语言障碍的家族史。此障碍是终生的，但言语治疗可改善技能。心理治疗可减轻任何因此障碍而起的情绪或行为问题。关键症状如下：

- 缩减的词汇表（例如，难以学习新词汇或总是使用相同的词汇和短语）。
- 有限的句子结构（造句时，使用词语和词根不当）。
- 与人对话或解释一个主题时，有使用词汇表不当的问题。

语音障碍

有**语音障碍**的儿童没能学好发音，或不能使用颌、上颚、舌头或嘴唇正确发声。这些问题导致他们说话不能被他人很好地理解，或导致信息的言语沟通问题。当儿童的语言发展低于同龄人的正常水平时，可诊断为此障碍。例如，到 4 岁，大部分儿童说的话都能被理解——到 7 岁或 8 岁，大多数儿童说话都很清楚了。l、r、s、z、th 和 ch 的发音通常是儿童最晚掌握的。往往存在说话或语音障碍的家族史。大多数有此障碍的儿童对于语言治疗有好的反应，而语言问题可随时间推移而改善，以下是核心症状：

- 经常有语音方面的问题导致言语不清或妨碍了言语交流。
- 此问题限制了个体的自我表达，以及妨碍了社交、学业或职业功能。

口吃

有**口吃**的人说话时总有言语的流畅和节奏的问题。此问题不会很快消失，但可能在儿童期自然结束。始于儿童期的口吃，往往发生于 6 岁。此问题可缓慢出现也可突然起病。一旦问题出现，就会变得更频繁。压力和焦虑可恶化症状（例如，学术报告或工作面试）。一级亲属（父母、兄弟）患口吃的风险比普通人高 3 倍。治疗包括语言疗法或认知行为疗法，专注于有关说话的想法。父母有耐心和支持来提醒儿童花更多的时间说话，可给予儿童极大的帮助。以下症状中至少出现一条，就可诊断为此障碍：

- 重复的声音和音节（"你去哪 - 哪 - 哪 - 哪里"）。
- 拉长辅音和元音的声音（"帮我占 - 占 - 占 - 占座"）。
- 破裂的词语（在一个词中间停止）。
- 说话中断，可能是沉默或充填了其他声音。
- 为避免使用导致问题的词汇，取代以别的词（"嗯 - 嗯"）。
- 造词时躯体非常紧张。
- 重复的单音节词（"我 - 我 - 我 - 我看见他"）。

社交（语用）交流障碍

DSM-5® 中有一个新的诊断：**社交（语用）交流障碍**，它涉及语言和非语言交流社交应用的问题。4 岁或 5 岁就可发现问题。较轻形式的此障碍直到青少年早期才会被发现，那时，社交交流变得更复杂。在得到包括家庭、特殊教育老师和心理健康服务在内的说话、语言和行为治疗后，一些儿童会得到极大改善。其他儿童则可能仍然难以应付某些社交关系，直至成年。

由于社会交往中的问题，此障碍看似是**自闭症谱系障碍**，但此障碍并无固定兴趣或重复的行为。那些基于社交交流问题而先前被诊断为**亚斯伯格障碍**或**未特定的广泛性发育障碍**（PDD-NOS）的个体，可能更适合**社交（语用）交流障碍**这一新的诊断。**自闭症谱系障碍，其他交流障碍，**或**特定学习障碍**的家族史，增加了此障碍的风险。以下标准均需符合才可诊断：

- 因为社交的原因而进行交流的问题，例如，问候刚见到的人，或与其聊天。
- 有改变交流方式以符合场所（例如，操场上或教室里）或听众（例如，面对儿童或成人）需要的问题。
- 有遵守对话和讲故事规则的问题，例如，按顺序讲或听，以及了解如何使用口语或非口语的手势来引导人际接触。

- 难以理解幽默、比喻，未被陈述的内容，以及在其他语境中有不同含义的话语。

特定学习障碍

除非获得额外的帮助，有**特定学习障碍**的儿童在学习一种或更多关键性学术技能方面持续存在问题。此诊断包括阅读、写作、算术的问题，远低于年级平均水平。这些问题可损害学业或职业功能和成功。如果此障碍一直未被诊断和治疗，儿童可能不喜欢或讨厌学业，或对其感到不快，可导致低自尊、抑郁及其他问题。学习问题不是由于**智力障碍**、视力或听力问题、低收入、负性的家庭生活、长期旷课、教育缺失、大脑或精神障碍，或不懂英语所致。

做出此诊断需要通过标准化测评，以及由包括心理学家、特殊教育专家以及阅读和语言专家在内的团队进行评估。学习障碍的风险因素包括：未足月出生，出生时低体重，以及在子宫内接触尼古丁（例如，香烟的烟雾）。有患学习障碍的一级亲属（父母或兄弟），其风险增加 4 至 8 倍。此障碍在男孩中更常出现，风险比女孩至少高 2 倍。基于儿童学习所需技能的困难程度，此障碍可以分为轻度、中度或重度。治疗包括基于儿童的强项，学习新的策略和工具以掌握概念。

当以下症状中的一种或多种持续至少 6 个月时，可诊断为特定学习障碍：

- 阅读不准确或速度缓慢，需要巨大的努力（例如，大声朗读词语出错，经常猜词，词的发音有问题）。
- 有理解所读内容含义的困难。
- 有拼词的困难（例如，添字或漏字母）。
- 有书写的困难（例如，按顺序表达想法的问题，许多语法或标点符号错误）。
- 对数字的理解较差（扳着手指头数数，被数学问题弄糊涂）。
- 有数学推理的困难（应用数据或数学概念）。

运动障碍

运动障碍始于早期发育阶段，涉及运动的问题。包括**发育性协调障碍**、**刻板运动障碍**和**抽动障碍**。

发育性协调障碍

有**发育性协调障碍**的儿童坐、爬、走，上楼，扣扣子，拉拉链，骑自行车，都晚于同龄人。即使有了技能，运动可能也看似比其他同龄人尴尬、缓慢或准确度低。年长一些的儿童和成人在执行任务时速度慢、错误多，例如，自我照顾技能或打球、写作、打字和驾驶等方面。

　　此障碍通常直到 5 岁后才能诊断。男孩患病率似乎是女孩的 2 倍。在 5～11 岁的儿童中，患病率可达 5％～6％。出生时低体重，不足月出生，或母亲怀孕时饮酒，可增加风险。在 50％～70％受影响的儿童中，问题持续至青少年期。可能存在低自尊、差的躯体适应、减少的躯体活动，以及伴随此障碍的行为问题。尽管此障碍是终生的，治疗仍可包括体育教育（锻炼）、感知运动训练（帮助训练大脑和躯体以改善协调能力）以及职业治疗（提升对日常生活和自我照顾的适应技能）。此障碍的关键症状包括如下：

- 学习和运用运动技能，远远落后于同龄人也低于年龄的标准。可能显得笨拙，东碰西撞，在使用剪刀或书写时显得很慢或会出错。
- 症状经常妨碍或显著延迟在家或学校的正常日常任务，减少可做的工作量，以及妨碍娱乐和玩耍的任务。例如，在打扮、用餐时，或在上课使用剪刀、铅笔或尺子时存在挑战。
- 症状不是由于**智力障碍**、视觉问题或那些影响运动的脑部疾病（例如，脑瘫）所致。

刻板运动障碍

刻板运动障碍始于生命中的前三年。儿童重复动作，例如，握手或摆手。某些类型的动作可导致自我伤害，例如，自啮或撞头。3 岁前的症状也可能是其他神经发育问题的体征。在发育正常的儿童中（也就是，成长和技能都符合年龄标准），这些运动可能随时间流逝而缓解，或当被给予关注、被要求停止，或将聚焦点转移到其他任务时就能停止，被长期忽略而独处，或家中有其他压力，可能增加此行为的风险。在有**智力障碍**的儿童中，4％～16％可能有此类症状。在这些儿童中，这种行为可持续多年。

　　治疗应聚焦于病因、症状和儿童的年龄。可令儿童周边环境更安全，避免伤害。行为疗法和心理治疗通常有帮助。一些药物治疗，例如，抗抑郁药或纳洛酮，可减少症状。

　　此障碍可以分为轻度、中度或重度。轻度时，儿童可停止此行为。中度时，需要采取措施保护儿童、改变此行为。重度时，需要持续的看护和采取安全措施，以阻止严重的伤害。关键症状包括如下：

- 频繁的一遍遍重复的运动，例如，握手或摆手，晃动身体，撞头，自啮，戳眼睛，拍脸或撞击自己的身体。
- 破坏社交、学业或其他任务的运动，可导致自我伤害（例如，碰擦伤，割伤，断指）。

抽动障碍

抽动是快速、突发的运动或是爆发性的发声，儿童可不断重复。它们并非被有意为之。通常无法控制，但在抽动出现之前，在一定的时间内可阻止其发生。抽动随担忧、兴奋和疲劳而恶化。在平静或放松的时间段，或在执行学业或职业任务期间，可停止或缓解。

抽动障碍在男孩中的发生率是女孩的 2 到 4 倍。它们通常始于 4～6 岁，于 10～12 岁达到顶峰。青少年期症状减轻，少数人的抽动症状会加重或持续至成年期。治疗包括行为疗法、父母训练，如果需要，还可进行药物治疗。

不论抽动发生得少还是多，必须持续至少一年，才能诊断为抽动障碍。不同类型的抽动障碍都在 18 岁前起病（如果有抽动秽语综合征，就不能诊断为其他抽动障碍）。

- **抽动秽语综合征**——包括多种运动抽动（例如，眨眼、转头、耸肩）和至少一种发声抽动（例如，咕哝、清嗓子、重复单词，或无意地咆哮而出冒犯性词语）。
- **持续性（慢性）运动或发声抽动障碍**——有一种或多种抽动，或一种或多种发声抽动，但不会并存。
- **暂时性抽动障碍**——运动和/或发声抽动，存在少于一年。

要点

- **神经发育障碍**影响大脑的生长和发育，始于儿童期。一旦这些障碍被诊断，就可进行治疗。可获得一系列支持性服务。有了治疗和支持，许多有此障碍的儿童可以继续过充实而有价值的生活。随着儿童的成长，未被治疗的障碍会增加发生更严重的问题和困难的风险。
- 这些障碍中的许多种（例如，**自闭症谱系障碍，注意缺陷/多动障碍，智力障碍，**和**特定学习障碍**），令儿童可能获得特殊的服务。一项联邦法律，被称为失能个体教育法案（IDEA），要求为有障碍的儿童提供特殊的服务。此服务包括从出生到 3 岁的早期治疗和支持，也包括对 3～21 岁的由政府基金付费的"免费而恰当"的特殊教育。想了解更多内容，请浏览 http：//ide-a. ed. gov。

- 治疗目标应聚焦于帮助儿童尽可能充实地参与生活。治疗应帮助寻找和健全儿童的强项，同时改善他们落后于同龄人或年龄标准的技能。在大多数案例中，儿童能在与他或她的家庭一起生活时达成这些目标。

- 如果治疗，这些障碍中的一些可只在儿童期持续，其他的则可能是终生的。学习应对方式和构建新技能的需求，可贯穿终生——并带来持续的收获。

- 儿童障碍的治疗计划，还应包括让父母和家庭学习新技能，以适应儿童的障碍。整个家庭的躯体和情绪健康很重要。尽可能多地了解相关障碍并与其他也有此障碍的儿童的父母建立联系。

精神分裂症

分裂情感性障碍

妄想障碍

其他精神病性障碍

    短暂精神病性障碍

    精神分裂样障碍

    紧张症

DSM-5®障碍完整目录，见附录 A。

第 2 章
精神分裂症及其他精神病性障碍

　　精神分裂症及其他精神病性障碍是一类破坏人们对所看到、听到的东西的思考和理解方式的疾病。这些障碍涉及了**精神病性症状**：其症状令一个人很难或不可能理解什么是真实的，难以清晰地思考或与他人交流和联系，以及感受正常的情绪。当这些症状发生时，很难与他人沟通，或很难理解他或她想说什么。通过治疗，许多有这些障碍的人变得更好，可独立工作和生活。

　　精神分裂症是最常见的精神病性障碍。本章所讨论的、不那么常见的障碍有**分裂情感性障碍、妄想障碍、短暂精神病性障碍，精神分裂症样障碍**和**紧张症**。

　　这些障碍的症状在人与人之间是不同的，但一种或更多的以下 5 种关键特征必须出现：

- **妄想**是错误的信念，即使有证据证明这种信念不是真的也不会改变，无论他人怎么说。如果妄想明显太不着边际，不可能在现实生活中发生，并非基于个人文化的信念，则它们被称为**古怪念头**。存在几种类型的妄想：
    - **被害妄想**是最常见的。个体相信他或她被他人或团体（例如，政府）伤害或骚扰。有此妄想的人相信他人以某种方式偷窃或欺骗他们。当有被害妄想时，他们可能被朋友和家人描述为"偏执"（意思是，怀疑他人）。
    - **牵连妄想**也很常见。有这些错误信念的人认为，他人特定的手势和言辞都是针对他们的。相信电视上的人是在向他们传送特殊信息，是一种常见的牵连妄想。

- **夸大妄想**包括相信自己有特别的能力、财富或声誉。
- **钟情妄想**聚焦于错误信念，认为他人爱上了他或她。
- **虚无妄想**是令一个人相信将发生重大灾难，他或她命中注定奄奄一息或已然死去。
- **躯体妄想**涉及有关个人健康和躯体功能的错误信念，例如，认为自己的器官正在腐烂。

- **幻觉**，指的是能够看到、闻到，感受到或听到并不存在的东西。它们对于个体显得很真实。较常见的幻觉类型是幻听。个体可能听到一个或更多声音对其说话或谈论个体本人。当人们有这些幻听时，他们看似在自言自语，其实是在回应他们所听到的声音。这些声音可能在说坏事，例如"杀了你自己"，或它们在点评个体所做的事，例如，"约翰在刷牙……约翰现在出门上街"。

- **紊乱的思维和言语**，描述了发散或跳跃性的想法和谈话。患者不能清晰地思考，说话时听起来也没有逻辑性（不合"逻辑"）。有紊乱言语的人看起来是清醒的，并且能够参与对话，但他们的单词和句子无法以听众能够理解的方式来连接。

- **紊乱的或不正常的运动行为**，描述了看似紧张、不安、发疯似的，或无目的重复的动作运动。或此个体可能有**紧张症**症状（发呆，不运动，或即使在被提问时也数小时不说话）。对于有精神分裂症的个体来说，术语**严重紊乱**表达了严重的问题，不能以正常方式完成日常任务或行为，超出了紊乱的（发散的，低效率的，额外的）运动的范围。

- **阴性症状**，是指在有精神分裂症的个体中，相对于存在什么，如妄想、幻觉而言，缺少什么。有阴性症状者没什么能量，不像平时说话那么多，对过去曾经感兴趣、追求的东西毫无兴趣，对日常目标、社会接触或感情表达缺乏渴望。个体看似对外部世界不感兴趣，且完全不被缺乏兴趣所困扰。这些阴性症状不像抑郁症状，因为那些有精神病性障碍的个体不会由于达到（或没有）日常目标而感到困扰或抑郁。

精神分裂症及其他精神病性障碍几乎总是在青少年晚期或 20 岁早期发病。这些障碍也可以首次出现在 40 岁左右或更晚，甚至在老年人中发病，尽管这种情况是罕见的。还有极少数起病于儿童期。当这些障碍的主要症状出现时，快速获取帮助是关键。

当诊断精神分裂症及其他精神病性障碍时，精神卫生专业人员要观察如文化、宗教、种族背景和社会经济地位等因素。在个体考虑妄想或幻觉时，这些因素起到很大作用。例如，相信巫术可能看起来是妄想，但一些文化相信巫术，而且这种信念对于从属于那种文化的人并非精神病性障碍的体征。"听到上帝的声音"也是一些宗教的正常部分，在那些从属于这些团体的人群中，不能考虑为一种精神病性症状。

尽管对这些障碍来说不能完全治愈，治疗还是能够改善症状。许多人能够过充实而有意义的生活。

精神分裂症

精神分裂症是一种大脑的障碍，能干扰正常思维、言语和行为。一旦发病，它倾向于持续终生，并在日复一日的生活中引发问题。精神分裂症的终生患病率约为 0.3％到 0.7％，在不同国家间有所变化。它均等地影响男性和女性。

精神分裂症可突然或缓慢起病。对于有此障碍的大多数人，是随时间推移而缓慢起病的。个体可有正常的儿童期，功能很好，直到青春期晚期或成年早期症状才开始。男性出现症状，通常比女性早一些。大多数男性在 20 岁早期到中期前出现首次精神病性发作（妄想或幻觉），对于大多数女性，首次发作通常在 20 岁晚期。

青春期前的症状发作是罕见的。儿童可有白日梦或幻想，但并非妄想或幻觉。儿童中精神分裂症的症状（例如，紊乱的言语或行为）与起病于儿童期的其他障碍的一些症状相同（参见第 1 章始于童年期的障碍）。在诊断儿童期精神分裂症之前，这些儿童期的障碍应被仔细地排除。

有精神分裂症的个体在滥用酒精或其他毒品上有高风险。超过半数有精神分裂症的个体是规律的烟草使用者。有精神分裂症的个体可使用酒精、大麻，或其他毒品，以帮助应对一些精神分裂症的症状。这些都可使疾病恶化，使治疗变得更难。**强迫症**和**惊恐障碍**的患病率在精神分裂症人群中也比较高。

那些患有精神分裂症的个体的另一个主要风险是自杀。可能有声音告诉个体结束自己的生命，毒品使用和抑郁障碍也可提高风险，约 5％～6％有此障碍的个体结束自己的生命，约 20％的个体至少有一次自杀企图。自杀风险随着治疗、密切的支持和监督而降低。由于这个原因，尽快找到一个细心的、有技能的精神卫生专业工作者来治疗，是至关重要的。

　　精神分裂症通常要求终生使用药物治疗，发现大多数人经过治疗，症状有所减轻。精神病性症状倾向于随年龄增长而减轻。约 20％的精神分裂症患者有良好的预后，他们的症状随时间推移而减轻，少数患者能够完全康复。大多数有此障碍的个体需要终生的支持以及一定程度的日常需要方面的帮助。

精神分裂症

　　当个体有如下至少 2 种症状，且持续 1 个月时，可诊断为精神分裂症：

- 妄想。
- 幻觉。
- 紊乱的言语。
- 严重的紊乱或紧张症行为。
- 阴性症状。

　　个体必须有前三种症状中的一种。在大多数情况下，症状开始后个体在一个或更多的主要领域内日常功能逐渐恶化，例如，工作、关系或个人卫生。他或她的问题行为的体征会持续至少 6 个月，它们不是暂时性的。精神卫生专业工作者应排除其他障碍，例如，**分裂情感性障碍，抑郁及双相障碍**。如果障碍由毒品、药物治疗或其他躯体疾病所致，就不能诊断为精神分裂症。如果有始于儿童期的**自闭症谱系障碍**或**交流障碍**的病史，只有当个体的妄想或幻觉以及此障碍的其他症状至少持续 1 个月时，才可诊断为精神分裂症。

风险因素

　　以下因素似乎在精神分裂症的起病中发挥了作用：

- **遗传的**。遗传在精神分裂症风险中起了重要作用。然而，许多有此障碍的个体并没有此障碍的家族史。
- **怀孕和出生时的并发症**。出生期间的问题可增加风险。母亲孕期的健康问题，例如，压力、感染、营养不良（不良的饮食）、糖尿病，及其他躯体疾病，也与此障碍有关。同时，大多数有这些疾病的女性所生的孩子后来也并没有患上精神分裂症。

迈里斯的故事

迈里斯是 20 岁的男性，被大学校园警察带到急诊室，几个月前他就被停学了。一位教授曾经报警，报告迈里斯走进他的教室，指责教授拿走了他的学费，而且迈里斯拒绝离开。

尽管迈里斯青少年时学业上很成功，在过去一年，他的行为却变得越来越古怪。他不去看朋友，看似也不再在意他的形象或社交追求。他开始每天穿相同的衣服，很少洗澡。他与几个家庭成员同住，但很少与任何一位说话。当他对他们说话时，他说他发现了线索，有关他的大学正是一个有组织的犯罪行动的前台。他被大学停学，因为逃了很多课。他的妹妹说经常看到他安静地、自言自语地咕哝，有时，看起来与不存在的人说话。他从房间出来，要求家庭成员安静，即使他们并没发出任何噪音。

迈里斯开始经常讨论有组织的犯罪以致他父亲和妹妹把他带往急诊室。检查中发现迈里斯是个不讲卫生的年轻人，看起来注意力不集中且有先占观念。他的家人说，不曾发现他使用毒品或酒精，而且他的毒品检测结果是阴性。他不吃医院提供的食物，表示担心医生很可能在他的食物里下毒。

他父亲和妹妹告诉工作人员，迈里斯的外曾祖母有严重的疾病，在一家州立医院住了 30 年，他们相信那是一家精神病院。迈里斯的妈妈在他很年轻的时候就离开了家。她早已不与他们联系，他们相信她可能正在接受精神健康方面的治疗。

迈里斯同意进行精神疾病的住院治疗。他的故事反映了一个常见的情况，功能水平高的年轻人在日常技能方面出现了严重衰退。尽管家人和朋友可能感到他们失去了一个熟悉的人，但此疾病是可以治疗的，也可能有良好的预后。在迈里斯的案例中，他一直有被害妄想、幻听和阴性症状，持续至少 1 年。所有这些症状都符合**精神分裂症**的诊断。对于治疗的医生来说，最关键的是迅速地排除此问题的其他病因，例如，物质使用、脑外伤或躯体疾病。对这些状况的治疗不同于精神分裂症的治疗，它可能挽救生命。

治疗

精神分裂症无法治愈，但治疗能缓解其症状。药物治疗和心理治疗可帮助精神分裂症患者过上有成就和有价值的生活。一些有此疾病的患者，尽管有治疗和家庭支持，仍然可能在日常生活方面有很多持续的问题。对于大部分有精神分裂症的患者而言，康复包括用药物来治疗疾病。康复可能意味着，尽管一些症状仍然存在但没有严重的残障。

治疗经常始于用药物治疗来减轻或停止妄想和幻觉。当这些症状得到控制时，其他类型的治疗和服务能够帮助有精神分裂症的患者（参见本部分后面的"关键的支持性选择"）。照顾整体健康和状态（例如，吃健康的食物，戒烟，锻炼）是照顾患者的关键部分。

在帮助有精神分裂症的患者变得更好以及保持好的状态方面，家庭成员和所爱的人能起到关键的作用。与有精神分裂症的患者一起，他们应该更多地了解此疾病。在精神卫生专业工作者的帮助下，家庭成员可学习应对策略和解决问题的技能。必要时，家庭成员可确保他们所爱的人坚持治疗和持续用药。

精神卫生专业工作者可帮助家庭成员了解在治疗开始后的警示迹象（例如，个体是否停止用药，看起来停止进食或睡眠，或者看起来没有变好），以及如何更好地理解和与有精神分裂症患者的家庭成员互动。

在治疗开始前

在治疗开始前，医生必须对患者进行全面的躯体检查以排除物质使用或一般躯体疾病，它们的症状与精神分裂症相似。许多有精神分裂症的个体还会有毒品使用的问题，因此需要花些时间令诊断完全清楚。对于有精神分裂症的个体而言，症状必须明确存在，即使个体没有受到物质的影响，也相当长的时间没有使用物质，例如，1 个月或 1 个月以上。症状首先看起来是由于精神分裂症所致，但后来可以是躁狂（期间有极高的能量、危险的行为，或睡眠很少）或抑郁（感到无望或悲伤，没有能量）发作的症状。问题的根源可能是双相障碍或重性抑郁障碍（完整的讨论参见第 3 章双相障碍和第 4 章抑郁障碍）。

精神卫生专业工作者应询问有关酒精或毒品使用的情况。如果个体显示出成瘾的体征，除了针对精神分裂症进行治疗外，还需要有对物质滥用的治疗。酒精或毒品的问题可使精神分裂症的症状恶化，以及与治疗精神分裂症的处方药之间发生问题。治疗酒精或毒品问题是有帮助的，可与治疗精神分裂症同时进行。

有时，很难确定有多少问题是由于物质滥用所致，又有多少问题是由于精神分裂症所致。一般而言，物质使用带来的如妄想或幻觉的症状，只会持续较短的时间。如果所有酒精或毒品使用完全停止，达到数周或 1 个月，那么此后发生的任何症状就可能归因于精神分裂症。

药物

抗精神病性药物用于治疗精神分裂症。这些药物往往每天规律服用以使症状得到控制——同样，许多人每天服药以控制血压或血脂水平。每天服药能帮助其减轻妄想和幻觉并阻止其反弹。如果停止药物治疗，问题有可能复发或变得更严重。

两类抗精神病性药物可帮助改善精神分裂症症状。一类被称为**第一代或典型抗精神病性药物**（其中一些从 1950 年代中期开始就可获得）。常见的典型抗精神病性药物包括氟哌啶醇、氟奋乃静和奋乃静。另一类被称为**第二代或非典型抗精神病性药物**（1990 年代，这些药物就可获得）。常见的非典型抗精神病性处方药包括利培酮、奥氮平和喹硫平。

有时，有精神分裂症症状的个体可能不理解他们患有疾病。他们认为自己的信念和幻觉都是真的，因此他们不理解需要药物治疗。这就使爱他们的人和专业工作者很难保证他们服用了所需的药物。在一些案例中，家庭成员提醒患者需要药物治疗以及确认他们服用了药物是有用的。在其他案例中，抗精神病性药物可通过注射形式，1 个月 1 次或 2 次，使治疗变得容易。了解不同类型的药物及其效果是有帮助的（参见下述"贴士"）。

药物贴士

用于治疗精神分裂症的药物在副作用上各不相同。如果一种药物出现问题，就去咨询医生，是否有其他选择。以下为更多贴士：

- 遵医嘱服药。
- 预期有哪些副作用（有些药物通常的副作用是体重增加或疲倦）。咨询如何更好地应对副作用。
- 建立有帮助的日常规范来确保每天服药。
- 未与医生商量，不要立即停止服药或减少剂量。如果一些药物被立即停止使用或减少剂量，可能导致不健康和不愉快的症状，或令症状恶化。
- 即使随着时间的推移也要密切关注药物如何起作用或不起作用。一段时间后，躯体可能适应药物，症状可改善或恶化，医生可能需要调整剂量或更换药物。

- 即使当症状改善时——或副作用令人不愉快时——仍要了解，药物治疗对症状改善是有帮助的。
- 一定要与你的医生保持联系。药物治疗可导致健康状况随时间而改变（例如，血脂、血压和血糖的水平）。只要规律就医，这些问题中的任何一个都能被安全地处理。

关键的支持性选择

在精神分裂症症状得到控制后，支持服务可能帮助改进那些在患病期间衰退的或没有关注到的技能。服务可提供训练，帮助应对日常压力，构建社交技能，了解复发的早期警示迹象，以及了解在症状恶化前如何管理它们。

由于精神分裂症经常在成年早期发病，那些有此障碍的个体可能需要支持和指导，来帮助构建生活技能，完成学业或训练，以及保持工作。例如，支持性的雇佣项目，能帮助精神分裂症患者在现实社会中准备、发现和保持工作。

复健和社会支持项目可包括咨询、就业咨询和训练，传授管理金钱的技能，帮助使用公共交通，以及实践交流技能的机会。复健项目很有效，当它们既包括工作培训，又包括专门设计，用来改善思维技能的疗法时。这样的项目能够帮助精神分裂症患者保持工作，记忆重要的细节，以及改善他们的功能。

许多有精神分裂症的个体从家庭中获得情感和物质支持。因此，家庭必须得到教育和协助，关于如何更好地管理所爱的人的疾病。这类帮助不仅用于帮助患者，还可避免复发，以及改进家庭整体的精神健康。

认知-行为疗法（以下简称 CBT）是一种聚焦于思维和行为的心理治疗。CBT 帮助有精神分裂症的个体检测其想法和感知的现实性，如何"不听"他们幻听的声音，如何总体上管理他们的症状。与药物治疗一起，CBT 可降低症状的严重程度和复发的风险。

有精神分裂症的个体经常从他们居住的社区获得对他们疾病的照顾。如果症状变得严重，也可能需要住院治疗。当有精神分裂症的个体独居或与家庭成员居住不是一个选择时，经常能够获得支持性的居住（例如，中途之家、团体之家，以及监控之下的合作公寓）。

对于有精神分裂症的个体的照顾者来说，重要的是获得支持以及理解如何帮助他们的朋友或家庭成员。与精神卫生专业工作者谈话，可以让那些照顾所爱的人的人们获益并得到安慰。附录 C 帮助资源，包括了那些支持性团体的名单，它也可能有帮助。

分裂情感性障碍

有**分裂情感性障碍**的个体患有混合的精神分裂症和心境障碍，例如，**抑郁**或**双相障碍**。分裂情感性障碍比精神分裂症更少见。约 0.3% 的个体在其一生中有此障碍，看起来女性多于男性。常见的是，有此障碍的个体有类似精神分裂症的症状。他们的日常生活技能是下降的，其成就少于没有此障碍的个体。这意味着他们可能有与迈里斯相似的人生历程，如上所述，他们无法如期完成大学课程或在职业中达到高水平的成功。分裂情感性障碍可从妄想和幻觉症状开始，很像精神分裂症。在与分裂情感性障碍的个体中，还存在心境低落的问题（如在抑郁中）或一种额外的高涨或欣快的心境（如在躁狂发作中）。

有分裂情感性障碍的个体中，有 5% 的自杀风险。在有抑郁障碍的人中，风险更高。这个风险可以通过就诊和恰当的治疗来控制。

许多有此障碍的人还被诊断为其他精神障碍，尤其是**物质使用障碍**或**焦虑障碍**。

 分裂情感性障碍

当一个人有以下症状时，可诊断为分裂情感性障碍：

- 重性抑郁心境或躁狂心境，同时还有一段时间的以下至少一种**精神分裂症**症状：妄想，幻觉，言语紊乱，严重紊乱的或紧张症行为，或阴性症状。
- 在至少两周没有重性抑郁或躁狂心境时，仍有妄想或幻觉。

心境症状必须在整个病程中的大部分时间（超过一半时间）存在。分裂情感性障碍的症状不与毒品、药物或任何其他躯体疾病相关。

风险因素

分裂情感性障碍的病因尚不清楚，但遗传可能起了作用。一级血亲（父母或兄弟姐妹）中有**精神分裂症**、**双相障碍**或**分裂情感性障碍**的个体，有更高的患分裂情感性障碍的风险。

治疗

治疗分裂情感性障碍很像治疗精神分裂症。治疗可能包括抗精神病性药物和抗抑郁药物，以改善那些与此障碍同时出现的抑郁心境。分裂情感性障碍往往还有躁狂症状，因此那些稳定心境和防止极端"高涨"的药物是需要的。这些药物治疗可能包括碳酸锂或丙戊酸钠。除了药物，那些相同类型的用于帮助有精神分裂症的个体的治疗和康复支持，也能帮助有分裂情感性障碍的个体及其家庭更好地控制此疾病。

妄想障碍

妄想障碍涉及了在一些事情上的错误信念（妄想），它不是真实的，就像有精神分裂症的个体那样。此障碍不同于精神分裂症，因为它不包括幻觉、紊乱的思维、言语或运动；或阴性症状等其他精神分裂症的症状。就像有精神分裂症的个体那样，有妄想障碍的个体可能有非古怪或古怪的妄想。**非古怪的妄想**是关于可能发生在现实生活中的事件的错误信念，但它是不太可能的。这些包括被跟踪、下毒、欺骗或阴谋反对的信念，或是被一个陌生人或名人爱慕。**古怪的妄想**是不可能发生的错误信念（例如，陌生人移除了他们的器官，并用他人的器官替代，且没留下任何伤口或疤痕）。

有妄想障碍的个体可能在现实生活中看起来功能接近正常。在他人眼中，他们可能看起来并没有生病或有任何形式的不正常，除非他们开始谈论他们的妄想或按照妄想来行动。

妄想障碍比其他精神病性障碍更少见——约 0.2% 的成人在其一生中有此障碍。由于有此障碍的个体通常没有其他严重的精神分裂症症状，除了他们的错误信念，他们更可能保持一份工作，且不寻求对其问题的治疗。妄想障碍可发生在年轻人中，但更倾向于发生于成人中期到后期。它对于男性和女性的影响是相等的。精神卫生专业工作者应该询问其信仰和文化，以评估此信念是否是这些系统的一部分或是妄想。

 妄想障碍

当有以下症状时，可诊断为妄想障碍：

- 有一种或更多的妄想，持续至少 1 个月。
- 幻觉、紊乱的言语、紊乱的行为或阴性症状均不存在。

尽管个体有妄想，也可能有由于错误的信念所致的与人交往的问题，通常此人在日常生活中表现尚可，并没有表现出古怪或奇特的行为。其他症状，例如，抑郁或躁狂症状，往往并不随妄想障碍出现。如果它们出现，这些症状也仅仅是此疾病的一个短暂阶段，因为妄想才是主要问题。此障碍不能是由于毒品，或药物，或是其他躯体疾病、其他精神障碍如**强迫症**所致。

风险因素

妄想症状的病因尚不清楚，尽管风险随年龄的增长而增加。此障碍可能受随着年龄增长而出现的脑部变化的影响。

治疗

让有妄想障碍的人接受治疗非常困难。有此障碍是个体经常否认他们有问题，且不信任其他人及其动机。如果他们同意治疗，一对一的心理治疗可能帮助他们注意和改变其错误信念并管理压力感。通常，有妄想障碍的个体能很好地管理日常生活，因为他们并没有其他精神分裂症症状，例如，阴性症状。药物往往对于他们的信念没有作用，这些信念总是顽固地保持，永远不会完全消失。

其他精神病性障碍

简短回顾其他可能出现的精神病性障碍（比精神分裂症更少见），包括**短暂精神病性障碍**、**精神分裂样障碍**和**紧张症**。这些障碍在症状表现上各有差异。紧张症是一种临床急症，它可能与其他躯体疾病和精神障碍同时出现。

短暂精神病性障碍

有**短暂精神病性障碍**的个体有突然的、短期的精神病性行为，持续至少 1 天，但少于 1 个月。他们经常快速恢复，症状完全消失。症状可能看起来像**精神分裂症**。有短暂精神病性障碍的个体可能很困惑和不舒服，且有极端心境并快速改变。他们在自我照顾方面，在家庭、学业、职业和生活功能上存在严重问题。由于妄想或幻觉，他们可能有自杀风险和不良的判断力。

　　这不是一种常见的障碍，尽管女性中的发生率是男性的 2 倍。抗精神病性药物可以被使用，但只使用很短的时间直到发作结束。此障碍可发生在孕期或产后 4 周内。它可能是对于严重压力性生活事件的反应，但有时发生此障碍并无明确原因。往往没有提示可能发生精神分裂症的警示迹象，例如，阴性症状，或在短暂发作前，日常生活技能衰退。一旦短暂发作期结束，往往在数天内，恢复他或她的日常生活，不再出现任何问题的体征。以下前 3 个症状中，至少存在 1 种，至少 1 天，少于 1 个月：

- 妄想。
- 幻觉。
- 紊乱的言语。
- 严重紊乱的行为或紧张症行为。

此障碍并不是由于任何毒品或药物、其他躯体疾病或**重性抑郁障碍、双相障碍**，或其他**精神病性障碍**所致。

精神分裂症样障碍

　　精神分裂症样障碍有类似**精神分裂症**的关键症状，但症状持续时间较短——至少 1 个月但少于 6 个月。一旦症状持续至少 6 个月，诊断就从精神分裂症样障碍变成了精神分裂症。有精神分裂症样障碍的个体失去日常生活技能，且开始在学业或职业上频繁出现问题。有精神分裂症样障碍的个体也会有阴性症状。他们可停止参与日常活动，不再自我照顾，但或许还以正常的方式与他人互动。常见的是，有些被诊断为精神分裂症样障碍的个体可能有精神分裂症，但还没有达到 6 个月的精神分裂症的诊断标准。至少要有以下关键症状中的 2 种，其中必须至少有 1 种症状是妄想、幻觉或紊乱的言语：

- 妄想。
- 幻觉。
- 紊乱的言语。
- 严重紊乱的行为或紧张症行为。
- 阴性症状。

此障碍并不是由于任何毒品或药物、其他躯体疾病，或**重性抑郁障**

碍、双相障碍，或其他**精神病性障碍**所致。

紧张症

紧张症可作为其他躯体疾病（例如，头部创伤和脑部疾病）和严重精神障碍如**神经发育障碍**、**精神病性障碍**、**双相和抑郁障碍**的一种症状而出现。可发生在任何年龄。大多数时候，它发生得相当迅速，数天或数周。问题往往十分严重和紧急。它需要医生照顾，最常见的是住院。主要特征包括对他人的反应减少，以及减少的、极端的，或奇怪的运动。症状可在减少的和极端的运动之间转换。在严重阶段，需要有安全措施和看护，以避免对本人或他人造成伤害。有紧张症的个体至少存在以下 3 种症状：

- 木僵（指的是不能移动，对他或她周围的环境没有反应）。
- 僵直的肌肉或固定的姿势。
- 蜡样屈曲（人的肢体保持在被其他人摆放的位置）。
- 对他人没有或很少有言语反应。
- 极度的抗拒（对指令没有反应）。
- 突然保持一个抵抗重力的位置很长时间。
- 奇怪的运动或言谈举止。
- 持续、反复的毫无目的的运动。
- 激越（无休止的运动，兴奋的运动）。
- 扮鬼脸（面部显出痛苦、厌恶或不悦）。
- 重复他人的话。
- 模仿他人的运动。

有紧张症的个体不能对周围环境有反应，可能停止进食和饮水。基于可能存在的其他疾病，对紧张症的治疗各不相同。有时需要住院获取流质和营养来维持健康，直至制订出最好的治疗方案。治疗，例如电抽搐（ECT），有时能快速改善症状。经过短暂的治疗后，个体可能开始"苏醒"，对他人有反应，以及意识到他或她周围发生了什么（参见第 20 章，更多关于 ECT 的"治疗要点"）。

要点

- 有**精神病性障碍**的个体失去与现实的关联，他们在了解什么是真实的以及清楚地思考方面存在问题。通过治疗，他们的确变得更好，许多人能独立工作和生活。康复意味着，尽管他们仍然有一些症状，但在重要方面并没有受损或失去能力。

• 很多时候，有**精神分裂症**和**其他精神病性障碍**症状的个体可能不理解自己有疾病。他们感到自己的信念和幻觉都是真的，因此不需要治疗。

• 在帮助有精神分裂症或其他精神病性障碍的个体变得更好并趋于稳定的方面，家庭成员和亲人起到了关键的作用。与有此障碍的家庭成员在一起，他们应该更多地了解此疾病。在精神卫生专业工作者的帮助下，家庭成员和亲人能学习应对策略和解决问题的技能。当需要时，他们可以帮助确保能够获得所需要的治疗。

• 关于药物或副作用方面的担忧和问题，任何时候都应该与医生保持沟通。如果立刻停止某些药物，或减少药物的剂量，可能导致不健康或不舒服的症状，或可能令症状恶化。酒精或毒品的使用也能使症状恶化并可能破坏药物的功效。

• 精神卫生专业工作者可以帮助有这些障碍的个体更好地处理他们的感受。他们教会患者如何检验想法和感知的现实性，如何"不听"幻觉中的声音，以及在生活的各方面如何控制自己的症状。心理治疗可帮助降低复发的风险。

双相Ⅰ型障碍

双相Ⅱ型障碍

环性心境障碍

DSM-5®障碍完整目录，见附录 A。

第 3 章
双相障碍

双相障碍是脑障碍，导致一个人心境、能量和功能的显著改变。有这些障碍的个体在明显的**心境发作**期间有极端而强烈的情绪状态。这些不同于日常生活中正常的心境起落。

双相障碍症状可破坏关系，带来职业或学业问题，甚至可能导致自杀。有这些障碍的个体可能感到失控，或被他们极端的心境和行为所控制。尽管他们也可能有心境正常的时期，但如果不治疗，有双相障碍的个体经常持续有这些心境发作。

超过一千万美国人患有双相障碍。双相障碍的分类包括 3 种不同的疾病：**双相Ⅰ型障碍**、**双相Ⅱ型障碍**和**环性心境障碍**。它们有相同的症状，但严重程度和强度不同，因此需要不同的治疗。

尽管一旦起病，这些障碍将终身存在，但治疗还是能减轻症状，带来希望。有这些障碍的个体从药物、心理治疗（谈话疗法），以及健康生活习惯的联合治疗中获益。通过恰当的治疗，有双相障碍的个体可以过上充实而有意义的生活。

双相Ⅰ型障碍

双相Ⅰ型障碍能够引起非常显著和剧烈的心境波动——从感到位于世界之巅的高涨精神状态，到快速被激惹或愤怒，到感受悲伤和无望，通常夹杂着一段时间的正常心境。高涨的阶段被称为**躁狂**发作，而低落的阶段则是**抑郁**发作。也会有**轻躁狂**发作，这些情况像躁狂发作但只持续数天，也不像躁狂发作那么强烈。

双相障碍过去有一个名称是"躁狂抑郁障碍"。对于大多数人来说，一段时间有很好的心境，而另一段时间有低落的心境，是正常的。对于那些有双相障碍的个体，严重的心境波动带来日常生活，以及学业或职业能力方面的重大问题。

超过 90％有一次躁狂发作的个体将有更多次的发作。有时，躁狂发作紧跟着一次重性抑郁发作而出现，但也会有相反的情况。同一年中，4 次或更多次重性抑郁、躁狂，或轻躁狂发作，是双相 I 型障碍的一种形式，被称为**快速循环**。

每年，双相 I 型障碍影响了美国 0.6％的人群。第一次躁狂或抑郁发作的平均年龄为 18 岁，尽管起病期可在儿童早期或成年晚期，例如，在 60 多岁、70 多岁。男性与女性双相 I 型障碍患病率相等。女性比男性更可能有快速循环和抑郁症状。

通常会有其他精神障碍伴随双相 I 型障碍发生，例如焦虑障碍（**惊恐障碍，社交焦虑障碍**），**注意缺陷/多动障碍**（ADHD），或**物质使用障碍**。事实上，超过半数有双相 I 型障碍的个体也有酒精或毒品使用障碍。

有双相 I 型障碍的个体的自杀风险约比普通人群高 15 倍。有此障碍的个体占总自杀死亡人数的 25％。恰当地治疗双相 I 型障碍可以帮助个体更好地控制他或她的情绪和生活。

 ## 双相 I 型障碍

当个体有过一次躁狂发作，就可诊断为双相 I 型障碍。躁狂发作可发生在一次轻躁狂发作或一次抑郁发作之前或之后。这些症状不是由于精神病性障碍所致，例如，**分裂情感性障碍、精神分裂症、分裂样障碍或妄想障碍**。

躁狂发作

一次至少持续 1 周（如是被送到医院治疗症状，则可少于 1 周）的显著发作周期，在此期间个体非常开心，几乎每天的大部分时间内精神高度亢奋，或极度易激惹；比平时活跃得多，或有更多能量；有以下症状中的至少 3 种，也反映了行为上的明显变化：

- 膨胀的自尊或夸大（例如，相信他或她比其他人都好，值得被特殊对待，相信他或她有并不存在的特殊才能）。

- 较少地需要睡眠（例如，只睡 3 小时就感到休息够了或充满能量）。
- 比平时说话更多（例如，大声而快速地谈话，不停止，或不顾他人意愿）。
- 奔逸的思绪，在不同的无任何关联的想法或话题间快速变化。
- 容易分心（例如，不能屏蔽细节，如某人的衣物或背景声音，因此，他或她不能与他人对话或听从指令）。
- 一次采取很多行动（例如，计划太多事情，超过能做的数量，或谈及相互重叠的新项目，经常对谈论的话题知之甚少，并且是在一天中非常规的时间）。
- 增加的风险行为（不计后果的驾驶，疯狂消费，与平时个性大相径庭或轻率的性行为）。

症状严重到足以引起社交或职业功能的问题。有这些症状的个体可能需要入院治疗来防止对自己或他人的伤害。对朋友和家人来说，这些改变是明显的（例如，是否有人告诉此人，他或她的行为不正常）。它们不是由于滥用的毒品、药物或其他躯体疾病所致。

轻躁狂发作

这些发作与躁狂发作相似，但症状只需要连续持续 4 天（而不像躁狂发作是 1 周）。躁狂和轻躁狂之间的关键差异是：心境的改变度能被他人注意到，轻躁狂症状没有严重到足以导致因超速、斗殴而被逮捕之类的问题，或由于说了冒失的话、做了冒失的事，而失去珍贵关系之类的问题——且没有严重到足以需要入院治疗的地步。症状不是由于滥用的毒品或药物的效应所致。

重性抑郁发作

有重性抑郁发作的个体至少出现以下症状中的 5 种，持续 2 周，他或她的正常社交或职业功能下降，且必须有以下前 2 种症状之一：
- 抑郁心境或悲伤情绪，在一天中的大部分时间内持续，几乎每一天（感到悲伤、空虚或无望）。
- 对所有或几乎所有曾经喜欢的活动极大地丧失兴趣或快乐。
- 食欲突然变化，伴随体重增加或减轻。
- 失眠或嗜睡（睡眠太少或太多）。
- 感觉坐立不安或激越（就像走来走去的人那样，或是不断搓手）

或说话和行动迟缓（这种行为必须能被他人观察到）。

- 疲乏或失去能量。
- 感到无价值或内疚。
- 难以集中注意力或做决定。
- 频繁想死或自杀，有自杀计划或企图自杀。

这些抑郁症状引起极度的痛苦，或是损害社交或职业功能。它们不是由于滥用的毒品、药物或其他躯体疾病的效应所致。

风险因素

双相Ⅰ型障碍的家族史是重要的风险因素。在一级血亲（父母、兄弟姐妹）有双相Ⅰ型障碍或Ⅱ型障碍的成人群体中，风险比普通人群高10倍。

安东尼的故事

安东尼，一位30多岁的男性，被警察带到一家城市的急诊室（ER）。他说话很快，称自己为"新耶稣"。他拒绝提供其他姓名。

他拒绝待在检查室，总是走到护士和医生的专属工作区。当他被带回检查室时，会变得不高兴，提高声音，快速地与ER的工作人员说话。

当被问及何时最后一次睡觉，他说不需要睡眠，说他已经"接触了天堂"。医生取血样，给他做了一个毒品测试。他们还注意到他脚下有水泡。回顾他的电子病历，显示他2年前有过这样的行为。当时他的毒品测试结果是阴性。

安东尼的姐姐很快就来了，说1周前他就显得很奇怪。他曾在假期派对上与亲戚整夜谈论宗教，这是他从前不会做的。她知道他们的父亲有双相障碍，但她从儿童期开始就没有见过父亲。她说安东尼不使用毒品。她告诉急诊室团队，安东尼是一个中学数学教师，刚结束了一学期的教学。

在随后的24小时，安东尼变得平静了一些，但他依然快速而大声地说话。他的思维从一个想法跳到另一个想法。血检和毒品测试结果显示他不曾使用毒品或酒精。

安东尼被诊断为**双相Ⅰ型障碍**，当前是**严重的躁狂发作**。

他到达急诊室时有躁狂的典型症状：易激惹的心境，夸大，较少地需要睡眠，奔逸的思维，以及坐立不安的运动。当他被送到急诊室时，他脚上的水泡显示他可能一直在不停地行走。他完全符合 DSM-5® 躁狂发作的诊断标准。

治疗

双相 I 型障碍是完全可以治疗的。在几乎所有的案例中，治疗必须终身维持来避免复发。症状可能随着时间而改善和改变，因此保持与精神卫生专业工作者的沟通，将确保治疗最适合个体及其生活和需要。

药物

心境稳定剂经常被用于帮助控制双相障碍。锂，最古老、最广为人知的心境稳定剂，仍被广泛应用。**抗惊厥类药物**（通常用来治疗癫痫）也可用作心境稳定剂，还包括丙戊酸钠、拉莫三嗪和卡马西平。对于大多数有双相障碍的个体，药物治疗是每天需要的，就像患者每天服药来降低高血压一样。

如果有双相障碍的个体停止服用处方药，另一次躁狂或抑郁发作的风险是高的。药物能够很好地起效以至于一些有双相障碍的个体不再感到有症状，认为他们被治愈了，且相信不再需要药物。即使知道自己过去曾有严重的发作，他们还是会停药。他们可能一段时间内在职业或学业上做得很好，但在某个时点，他们可能又会有另一次功能受损的发作。

为了更好地治疗，在改变或停药前，需要与医生或精神卫生专业工作者讨论。与他分享任何有关药物的想法或担心，将作为一种了解更多关于此障碍的信息，他自己的症状以及药物的方式。关于药物和治疗的信息，参见第 20 章治疗要点。

心理治疗

像所有主要疾病一样，双相障碍可破坏生活，以及与他人的关系，尤其是与配偶和家庭成员。接受药物治疗的有双相障碍的个体经常也会受益于心理治疗。他们可能更多地了解此疾病，处理此疾病所致的问题，并修复被疾病损害的亲密关系。

几种心理治疗聚焦于有双相障碍的个体。包括聚焦于家庭的治疗，人际关系和社交节奏的治疗，生活目标项目，以及已经被调适用于满足有双相障碍的个体的需要的认知-行为疗法。这些形式的治疗共享了很多共同的元素。它们涉及有关疾病的教育，睡眠和其他日常规范的调整，以及聚焦于目前和未来。这些治疗已被证明能够帮助双相障碍的抑郁以及防止症状的复发。

电抽搐治疗

在严重的双相 I 型障碍的案例中，当药物和心理治疗不起作用时，**电抽搐治疗**（以下简称 ECT）可以被使用（它也可来治疗严重的**重性抑郁和精神分裂症、分裂情感性障碍**的案例）。

通过现代技术，ECT 安全而广泛地用于帮助缓解严重的疾病发作。当药物不起作用，或在非常紧急需要的时刻（例如，有持续的自杀想法或在严重抑郁发作期间不吃不喝），可选择 ECT。ECT 是在患者被麻醉的情况下，在头皮上使用短暂的电流。没有疼痛，肌肉也不会痉挛或颤抖。整个程序持续 10～15 分钟。患者通常每周接受 2～3 次 ECT，总共接受 6～12 次治疗。ECT 的使用频率依据症状的严重程度，以及症状改善的速度而定。

ECT 可帮助解决疾病发作问题，但之后需要每日服药。若无药物治疗，有双相障碍的个体可能有另一次发作。如果在心境恢复正常后能持续治疗，双相 I 型障碍可以被更好地控制。即使治疗无间断，仍有可能发生心境的改变，但如果用药，这些改变则更不容易发生。与医生密切合作，直率地讨论症状和担心，可以使治疗效果更好。

家庭治疗和支持团体

双相障碍可以使家庭生活非常紧张，不仅给有疾病的个体带来严重的麻烦，对他们的亲人也一样。不论通过正式的家庭治疗，还是通过精神健康倡导组织或支持团体，整个家庭都可能从精神卫生服务中获益。家庭可以学习如何最好地应对此疾病及其影响。他们可变成亲人治疗中的积极部分。对于已婚的有双相 I 型障碍的个体，婚姻咨询可以帮助修复疾病所致的损害。

健康的精神和躯体

与治疗相配合，健康的生活方式也可以帮助减轻一些双相 I 型障碍的症状：

- **保持规律性作息**。每周 7 天，每天在大致相同的时间起床，用餐和睡觉，已经被证明能够帮助有双相障碍的个体维持健康。

- **做出健康的选择**。营养均衡的饮食，体育锻炼和充足的睡眠，可以改善心境。
- **与同龄人保持联系**。从应对类似挑战的人们那里获取支持，是感受更好的关键因素。治疗中心或精神卫生专业工作者可提供去当地团体的转介，或可以在抑郁和双相支持联盟的网站上找到（www.dbsalliance.org）。
- **了解个人的警示迹象**。理解什么症状表示躁狂或抑郁发作的开始，当它们出现时，通知你的精神卫生专业工作者。

双相 II 型障碍

有**双相 II 型障碍**的个体至少有一次重性抑郁发作和至少一次轻躁狂发作（参见"双相 I 型障碍"的定义）。双相 I 型和 II 型障碍之间主要的不同是，在双相 II 型障碍中没有躁狂期。

轻躁狂发作并不引起躁狂发作所致的那么多问题。例如，他们不需要住院治疗（如果需要，诊断就从一次轻躁狂发作变成一次躁狂发作）。许多有双相 II 型障碍的个体在两次发作期间，恢复完整的功能。轻躁狂症状可导致随机的心境改变、社交或职业功能的破坏，或此人的正常行为有所改变，能够被他人观察到。但它们不会严重损害个体，不像躁狂发作那样。亲密的朋友或家人可以提供有用的信息，以帮助精神卫生专业工作者做出是否存在轻躁狂发作，或已经出现了轻躁狂发作的结论。

尽管双相 II 型障碍通常始于青春期晚期或 20 岁早期，它也可开始于生命晚期。其起病比双相 I 型障碍晚一些。

在美国，双相 II 型障碍每年影响 0.8% 的人群。此障碍倾向于以重性抑郁发作开始。直到晚些时候才能明确个体有双相 II 型障碍——当首次出现轻躁狂症状时。有**重性抑郁障碍**的人群中，12% 之后出现轻躁狂症状，诊断变成双相 II 型障碍。

有双相 II 型障碍的个体中，经常由于抑郁症状（感到低落、无价值或内疚），而首次寻求精神卫生专业工作者的治疗，这种症状可能是很严重的。抑郁症状似乎比轻躁狂症状带来更多问题，后者或许并不会困扰个体。有双相 II 型障碍的个体比有双相 I 型障碍的个体的抑郁期更长。

其他障碍经常与双相 II 型障碍同时出现。有双相 II 型障碍的个体中约有 75％有**焦虑障碍**，约 37％有**物质使用障碍**。进食障碍，例如**暴食障碍**也很常见。有双相Ⅱ型障碍的个体中约 60％有 3 种或更多的其他精神障碍。

　　对于有双相Ⅱ型障碍的个体的其他担忧，是自杀风险。他们更容易冲动行事，可能增加自杀风险。有此障碍的个体中约三分之一至少一次企图自杀。对双相Ⅱ型障碍的任何症状的帮助，是减轻生活问题和降低自杀风险的关键。

 ## 双相Ⅱ型障碍

　　在双相Ⅱ型障碍中，至少发生过一次轻躁狂发作和一次抑郁发作（就像在双相Ⅰ型障碍中描述的那样）。轻躁狂症状不导致躁狂症状经常带来的严重问题（例如，拘捕、关系破裂、失去工作）。躁狂发作从来没有在这个诊断中出现过。有双相Ⅱ型障碍的个体已经有：

- 一次轻躁狂发作（参见之前），持续至少 4 天。
- 一次重性抑郁发作（参见之前），持续至少 2 周。

　　这些症状不是由于滥用的毒品、药物，或其他躯体疾病的效应所致，或由于其他精神病性障碍如**分裂情感性障碍**、**精神分裂症**、**精神分裂样障碍**、**妄想障碍**所致。

风险因素

　　有双相Ⅱ型障碍血亲的个体有发生此障碍的最高风险。在 10％～20％的女性中，生育孩子可成为轻躁狂发作的诱发因素。可发生在产后早期（生育之后），在抑郁发作之前发生。警惕这一风险，治疗抑郁，可缓解症状。

切尔西的故事

　　切尔西 43 岁，是已婚的图书管理员，她带着长期的抑郁病史，来到一个精神健康门诊。她描述从开始一份新工作以来，抑郁了 1 个月。她担心新老板和同事认为她的工作干得糟糕又迟缓，以及不够友善。她在家无能量也无热情。不再像以前那样和孩子们玩耍或与丈夫交谈，取而代之的是数小时地看电视，过度进

食，长时间睡觉。她仅仅 3 周就增重 6 磅，这令她感到自己更糟糕。她整个礼拜哭好多次，报告说这是"抑郁回来了"的迹象。她也常常想到死，但并没有过企图自杀。

切尔西说她关于抑郁的记忆不太清晰，因此带上了她的先生，他从大学时代就认识她。他们一致认为她从青春期就开始抑郁，成年后至少有 5 次不同的抑郁。这些发作涉及抑郁心境、失去能量、深深的内疚感、失去对性的兴趣，以及某些认为日子不值得过下去的想法。有时切尔西也有"太多"能量的、易激惹和思维奔逸的时期。这些能量过度的发作可持续数小时、数天或数周。

切尔西的丈夫也描述了她看似兴奋、快乐和自信的时刻——"像一个不同的人"。她会快速说话，看似充满能量、兴高采烈，做所有的日常杂务，以及开始（往往完成）新计划。她几乎不需要睡眠，第二天仍然能够起来。

由于低落心境和死的想法，她从青春期中期就开始求助于精神卫生专业工作者。心理治疗对她有一些帮助。切尔西说它"有一些作用"——直到她出现另一次抑郁发作。随后她不能再参加治疗，就停止了治疗。她已经尝试过三种抗抑郁药。每种都令她的抑郁暂时缓解，接着又复发。一位姑姑和祖父曾住院治疗躁狂，尽管切尔西很快就指出"我跟他们不同"。

切尔西被诊断为**双相Ⅱ型障碍**，目前为抑郁发作。她丈夫对她有关**轻躁狂发作**时刻的信息，为医生做出诊断提供了帮助。

治疗

对于许多用于治疗**双相Ⅰ型障碍**的方法，双相Ⅱ型障碍经常也有反应（参见双相Ⅰ型障碍的"治疗"部分）。治疗双相Ⅰ型障碍的药物经常用于稳定心境，这些药物可帮助预防轻躁狂发作。包括心境稳定剂或抗抑郁药物。在目前的轻躁狂或抑郁中，最严重的症状将影响选择何种药物。

重要的是，要与医生商量用药多长时间。最安全的是每天用药，用较长时间，以预防更多发作。每个人都是独特的，医生和患者应讨论症状和需求以找到更好的疗程。没有与医生商量就停止或改变药物的剂量会首先引起问题，可能使症状更严重。

有双相Ⅱ型障碍的个体可能有严重的抑郁发作。对这些重度抑郁的治疗可能需要住院。如果药物不能缓解症状，那么可能需要选择 ECT。

一些用于缓解双相Ⅰ型障碍的心理治疗和健康生活方式的"贴士"，可能帮助有双相Ⅱ型障碍的个体。其目标是过一种充实而有意义的生活，防止复发，以及当症状出现时，改善应对方式。

环性心境障碍

环性心境障碍是双相障碍中较轻的形式，其中，轻躁狂和抑郁症状等许多心境波动经常出现且保持着相当的一致性。不存在足够的症状，以符合完全的轻躁狂和重性抑郁发作（如"双相Ⅰ型障碍"章节中所定义的）。有此障碍的个体，在他人看来，显得情绪化。即使症状没有严重到需要住院治疗，此症状也会导致巨大的痛苦，且损害社交、职业及其他关键方面的功能。有此障碍的个体可能寻求治疗，以缓解持续的心境波动。

在美国，环性心境障碍影响 0.4%～1% 的人群。通常始于青春期或成人早期。被诊断为此障碍的儿童第一次有症状的年龄通常在六七岁。此障碍倾向于在没有先前的问题的迹象或症状时出现。

患此障碍的男女风险比例相同。被诊断为环性心境障碍的个体中，15%～50% 之后可发展为**双相Ⅰ型或Ⅱ型障碍**。**物质使用障碍和睡眠障碍**在有环性心境障碍的个体中，也很常见。有此障碍的儿童还可能有**注意缺陷/多动障碍**（ADHD）。

 环性心境障碍

环性心境障碍发生在：

- 至少 2 年（儿童和青少年为 1 年），多次出现轻躁狂症状和抑郁症状。从未符合轻躁狂和重性抑郁发作的诊断标准（如**双相Ⅰ型障碍**中描述的那样）。

- 在相同的 2 年内（儿童和青少年为 1 年），轻躁狂和抑郁心境波动持续至少一半时间（成人为 1 年，儿童和青少年为 6 个月）。症状从未停止超过 2 个月。

- 从未出现过躁狂发作（如**双相Ⅰ型障碍**中的定义）。

这些症状导致巨大的痛苦和社交、职业和其他关键方面功能的问题。它们不是由于滥用的毒品、药物、其他躯体疾病（例如，甲状腺问题）的效应所致，或其他精神病性障碍如**分裂情感性障碍**、**精神分裂症**、**精神分裂症样障碍**或**妄想障碍**所致。

风险因素

一级血亲（父母或兄弟姐妹）有**双相Ⅰ型障碍**的个体中，患环性心境障碍的风险比普通人群更高。**重性抑郁障碍**和**双相Ⅱ型障碍**在有环性心境障碍的个体的一级血亲中也很常见。

治疗

环性心境障碍的治疗包括心理治疗、药物治疗，以及生活方式的改变，似乎能帮助个体达到最好的生活质量。有此障碍的个体和他们的精神卫生专业工作者合作，在此障碍的整个病程中，找出最好的治疗组合。对于环性心境障碍，最好去思考，是什么症状导致最大的麻烦——是轻躁狂还是低落的心境症状——并选择治疗方法。

有环性心境障碍的个体，在其一生中可能停止和开始治疗。他们可能没有被症状足够困扰而不去寻求治疗。当症状活跃时，他们仍然有功能，尽管不是很好。当有轻躁狂症状时，一些人可能感到他们能做更多，且对结果感到快乐。他们需要很仔细，不以那些可能引起职业、人际关系问题的方式来过度地做那些活动。在他们低落或抑郁的心境期，一些个体能够忍受其症状，选择不服药，对他们来说，心理治疗可能是一个有帮助的选择。

有此障碍的个体可从针对**双相Ⅰ型障碍**使用的同样类型的一对一的心理治疗中受益（如在其"治疗"部分所描述的那样）。夫妻和家庭治疗，例如聚焦于家庭的治疗，可能对那些因此障碍的起起落落而产生的问题有所帮助。很常见的是，最好的治疗计划包括心理治疗，以帮助处理与心境高低相关的日常压力。

相同的治疗双相Ⅰ型障碍的药物通常对环性心境障碍也有帮助。其中，锂是有帮助的主要药物之一。需要服药 3~4 个月，才能对环性心境障碍产生好的效果，想要效果最佳，需要使用 1 年用于心境波动的其他药物——丙戊酸钠，卡马西平和拉莫三嗪——可能也有帮助。在服药若干年后，一些个体或在医生的治疗和建议下，可能尝试停药。他们及其医生应该观察，他们是否在没有药物的日常生活中，能够做得很好。

在双相 I 型障碍中有用的相同的健康生活方式的"贴士"也能帮助改善环性心境障碍的症状。这些健康的方式和习惯包括，保持规律的日常作息；获得规律的睡眠，每天锻炼，充足的日照；健康饮食；避免使用毒品和酒精。

要点

- 有**双相障碍**的个体有极端和强烈的心境（例如，在非常开心积极，或感到十分低落、缺乏能量之间转换）。这些不同于日常生活中心境的正常起落。
- 这些有障碍的个体可能感到失控，或被其极端心境和行为所控制。此障碍可能破坏关系、带来职业或学业问题，甚至导致自杀。
- 双相障碍的类别包括 3 种不同的疾病：**双相 I 型障碍，双相 II 型障碍**和**环性心境障碍**。他们共享许多相同的症状，但在严重程度和强度上各不相同，因此需要不同的治疗。
- 尽管一旦起病，这些障碍将伴随终身，但它们是可治疗的。有这些障碍的个体从药物、心理治疗（"谈话疗法"）以及健康生活方式习惯的联合治疗中获益。只要治疗得当，有双相障碍的个体能够过上充实而有意义的生活。
- 症状可能随着时间改善和改变，因此，保持与精神卫生专业工作者的联系，将确保治疗最好地适应个体、个体的生活及其需求。

重性抑郁障碍

持续性抑郁障碍

经前期烦躁障碍

破坏性心境失调障碍

DSM-5®障碍完整目录，见附录 A。

第 4 章
抑郁障碍

在日常生活中，"抑郁"或"抑郁的"这两个词往往用于表达某人某个时间不快乐或悲伤。例如，当人们因为他们的运动队输了比赛而感到难过时，可能会说"我抑郁"。作为对比，真的抑郁是一种重性的医学问题，会对一个人的安全和健康产生深刻而复杂的影响。**抑郁障碍**通常具有的特质是，导致一个人感到悲伤、空虚，或易激惹（容易生气或处于坏心境）。有抑郁的人可能难以好好睡觉、思考或执行曾经很正常的日常功能。这一类的障碍在症状的持续时间、起病时期及病因上都各不相同。

抑郁障碍包括**重性抑郁障碍、持续性抑郁障碍、经前期烦躁障碍和破坏性心境失调障碍**。抑郁障碍有时由于某些药物、酒精和毒品、一些躯体疾病（如甲状腺疾病）所致。

抑郁不同于正常的忧伤和悲哀。爱人的死亡、失业，或一段关系的结束，可能痛苦地难以忍受，但对大多数人而言，它们并不会触发重性抑郁。抑郁可令人感到无望、无价值或内疚，持续数周、数月，甚至数年。好消息是，通过治疗，可减轻抑郁。经过治疗，80％～90％的抑郁人群得到某种症状的减轻。治疗可包括药物、心理治疗（"谈话疗法"），或二者兼具。对许多人来说，两种治疗的联合已经证明比单独任意一种更有效果。在发现对他们最有效的药物之前，一些人可能需要尝试几种不同的药物。

重性抑郁障碍

重性抑郁障碍是一种严重的疾病，令人感到深深的悲伤（或完全没有感觉），一天中大部分时间，几乎每天，至少 2 周。此障碍不同于"忧郁"，后者只持续数天。许多人偶尔感到忧郁。有重性抑郁障碍的个体往往失去对曾喜欢的事物的兴趣。他们的睡眠发生变化，发现难以思考或专注，感到无价值。有重性抑郁障碍的个体可描述为"感到沮丧"。对于有重性抑郁障碍的个体，这种感受持续很久，他们没法简单地将其挥去。

在任何一年，美国人群中约有 7% 患有重性抑郁障碍。年龄 18～29 岁的年轻人中，比起 60 岁以上人群，患此障碍的比例可能高 3 倍。

女性比男性患重性抑郁障碍更多。自青春期早期开始的抑郁，女性患病几率比男性高 1.5～3 倍，但其症状和治疗方法，男女都一样。

任何有重性抑郁障碍症状的个体都应得到帮助。精神上的痛苦和所伴随的希望丧失，可导致自杀的想法，甚至企图自杀。还可以出现紧张或惊恐的感觉。老年人更倾向于感到紧张或担忧。当他们有重性抑郁障碍时，他们会更注意躯体症状。

重性抑郁障碍有时也与其他障碍同时出现。包括**物质使用障碍**（有时称作"成瘾"）、**惊恐障碍**、**强迫症**、**神经性厌食**和**神经性贪食**。

 重性抑郁障碍

当一个人有 5 种或更多以下症状，几乎每天，至少 2 周，就可诊断为重性抑郁障碍：

- 抑郁心境或悲伤。
- 对于曾喜欢的活动，失去兴趣或愉悦。
- 突然或近期体重增加、体重减轻，食欲改变。
- 失眠（入睡困难）或嗜睡（睡得过多）。
- 感到不安或烦躁（例如，走来走去、搓手），或言语和运动迟缓。
- 疲乏或失去能量。
- 感到无价值或内疚。
- 难以集中注意力或做决定。
- 经常想死亡或自杀，计划自杀，或企图自杀。

必须出现最前面 2 个症状之一，且行为的改变引起巨大的痛苦或损害社交、职业或其他关键方面的功能。儿童和青少年可能不是悲伤，而是易激惹。此症状并不是由于毒品、药物、精神病性障碍或任何其他躯体疾病所致。从未发生过躁狂或轻躁狂发作（参见第 3 章"双相障碍"，了解更多细节）。此障碍可以是轻度、中度或重度，基于症状数量和功能受损的程度。尽管严重的丧失可导致类似抑郁的感觉，但正常的丧痛不同于抑郁（参见下述"贴士"）。

重性抑郁障碍 vs. 丧痛

　　亲人死亡的丧痛可以引起空虚和失落感，通常像波浪一样时高时低，随着一周周、一月月时间流逝，变得不那么频繁。这些感受的浪潮有时被称为"丧痛之苦"，经常聚焦于失去的亲人。通常也会有积极的想法和快乐的回忆。

　　作为对比，有重性抑郁障碍的个体悲伤和绝望的感受持续地更久，即使有喜悦或愉快的想法，也很少。丧痛通常不引起低自我价值感或内疚，而它们经常与重性抑郁障碍同时出现。如果这些感受伴随丧痛出现，可能聚焦于对死者有亏欠，例如，没有更经常地去看望死者，或不曾告诉死者自己有多爱他（她）。在这样的案例中，内疚感与没有采取特定的行为相关，而不像抑郁中出现的整体的低自尊。经常想到死，希望死去，因为感到无价值或无望，这不会经常发生在丧痛中，而会经常发生在重性抑郁障碍中。当丧痛的人有重性抑郁的 4 种或 5 种症状（相对于丧痛的症状），至少 2 周，则此人应该考虑去看医生了。

风险因素

尽管重性抑郁障碍可影响任何人，但有几个因素还是会起作用：

- **气质的**。有低自尊的人应对压力有问题，或有悲观的态度，有更高的风险患此障碍。
- **环境的**。有压力的儿童期或生活事件，例如暴力，忽略，虐待，或低收入，可导致重性抑郁障碍。
- **遗传的**。有重性抑郁障碍近亲（如父母、兄弟姐妹或孩子）的个体，患此障碍的风险增加 2～4 倍。
- **生物化学**。尽管人们并不太了解有关大脑中的化学物质是如何导致抑郁的，仍相信两种化学物质即 5 - 羟色胺、去甲肾上腺素，可能起到了作用。

当个体有**双相障碍**时，也可能出现重性抑郁发作。有双相障碍还可能出现**躁狂发作**。躁狂发作的症状包括感到极度快乐、易激惹或活跃；需要很少的睡眠来做更多的事情，或比平时说话更多、更快（参见第 3 章，了解更多细节）。

翠西的故事

翠西是一位 51 岁的女性，被丈夫送到急诊室。她说，"我感觉想自杀。"约 4 个月以来，她对生活失去了兴趣。那期间，她每天几乎大部分时间都报告自己抑郁。几个月以来，症状越来越严重。她并没有节食，但体重减轻了 14 磅，因为她不想吃饭。她几乎每天晚上都入睡困难，每周有几次凌晨 3 点就醒了（她正常醒来的时间是早上 6：30）。她能量很低，难以集中注意力，难以做好在一家狗粮制作公司的办公室工作。她确信自己犯了个错误，可能导致上千条狗的死亡。她认为自己很快会被逮捕，与其坐牢，不如自杀。

翠西显示出重性抑郁障碍的全部 9 种症状，至少 2 周：抑郁心境，兴趣或愉悦的丧失，体重减轻，失眠，不安，失去能量，极度内疚，注意力难以集中，以及想自杀。医生诊断她为**重性抑郁障碍**。

治疗

重性抑郁障碍是最可治疗的精神障碍之一。绝大多数人对治疗都反应很好，几乎所有人的症状都有所减轻。

翠西的状况是重性抑郁障碍的严重案例，因为她有错误信念（妄想），即她导致了上千条狗的死亡。这种类型的重性抑郁障碍伴妄想或自杀想法，需要紧急治疗。为了安全，也为了治疗，这位患者需要住院。

在医生建议某些治疗之前，需要完整评估患者的问题和症状。包括对问题和症状进行询问，进行体检，可能还要与患者的基础治疗医生进行讨论。心理治疗和药物，在治疗中度和重度重性抑郁障碍时是有用的。轻度重性抑郁障碍往往只需要心理治疗。参见第 20 章"治疗要点"，可了解更多下面要讨论的治疗类型。

心理治疗或"谈话治疗"，可以与精神卫生专业工作者一对一进行，也可以包括其他人。某些类型的心理治疗在重性抑郁障碍中是有用的，包括如下：

- **人际关系治疗**，目标是改善人际关系和人际间技能。
- **支持治疗**，目标是保持或重建最高水平的功能，尽可能解决问题，给予建议和其他方法。

- **认知 - 行为治疗**，寻找和改变无助的思考和行为模式。
- **家庭或配偶治疗**，可帮助解决出现在家庭或配偶之间的问题。
- **团体治疗**，涉及有类似疾病的个体。

药物也能帮助减轻重性抑郁障碍的症状。抗抑郁药可用于调整因抑郁而"失衡"的脑部化学物质。最常使用的抗抑郁药的类型如下：

- 选择性 5 - 羟色胺再摄取抑制剂（SSRIs）
- 5 - 羟色胺、去甲肾上腺素再摄取抑制剂（SNRIs）
- 多巴胺 - 去甲肾上腺素再摄取抑制剂
- 三环类抗抑郁药
- 单胺氧化酶抑制剂（MAOIs）

这些抗抑郁药以略微不同的方式起作用。当选择最可能起作用的药物时，医生要考虑如症状、其他健康问题、特定的担心（如体重增加）、副作用和费用等因素。

抗抑郁药可能引起一些副作用，例如，恶心、体重增加、乏力、性欲丧失。如果这些副作用变成了问题，医生可改变药物的剂量或类型。对于一些抗抑郁药，剂量必须缓慢减少，因为突然停药可导致抑郁恶化。当躯体适应药物之后，副作用可能消失或减轻。医生在找到效果最好的药物之前，可开一些不同的药物，并对其益处和风险提出建议。

大多数人在开始治疗的 2～4 周之后开始感觉变好。只用药 2～3 个月不一定令患者充分受益，老年人甚至需要更长一些时间。如果数周后成效较小或没有成效，医生将改变药物的剂量，或是增加或更换为其他抗抑郁药。重要的是，即使在症状开始改善之后，也要按医生处方服药，假以时日，令其发挥作用以避免抑郁复发。医生们经常建议患者，一旦症状改善，还需持续用药 6 个月或更久。

曾有过抑郁发作，大大增加了另一次发作的风险，但是治疗可降低这种风险。心理治疗可降低抑郁复发的几率或复发时的强度。对于那些至少有过两次抑郁发作的个体，在第二次抑郁发作后用药，降低了抑郁复发的风险。在重性抑郁两次或三次发作后，建议长期维持治疗。

维持治疗的目标，不像治疗的第一阶段那样致力于帮助个体变得更好，而是令个体保持现在较好的状态。通过服药、心理治疗，或两者共同使用以达到这个目标。在维持治疗期间，使用这些方法，个体可以更少地去看自己的精神卫生专业工作者，与此同时，患者及其家庭成员、朋友，对两次就诊之间可能的复发迹象应保持警觉。

健康的精神和躯体

家庭和朋友的支持可帮助个体预防或克服抑郁。他们鼓励有抑郁的亲人坚持治疗，并使用他们通过治疗学到的应对技术和解决问题的技能。健康的生活方式也能帮助缓解一些重性抑郁障碍带来的痛苦：

- **锻炼**。尽管有重性抑郁的个体很难有动机去锻炼，但规律的锻炼可帮助应对抑郁。大部分类型的锻炼，例如，步行、慢跑、跳舞和瑜伽，改善了躯体战胜痛苦的能力，可减轻压力，提高自尊，帮助不同年龄的人改善睡眠。
- **健康进食**。治疗期间食用平衡的餐食，是保持健康的关键。食用蔬菜、水果、低脂肪蛋白的餐食，可提供好的营养，帮助抵消治疗的副作用。饮酒可恶化抑郁。虽然酒精一开始能减轻通常伴随抑郁的焦虑，但之后会令焦虑恶化。它还会破坏缓解抑郁所需要的半夜的深度睡眠。
- **参加支持性团体**。与他人一起处理抑郁，可对减轻"完全孤独"的感受大有裨益。支持性团体成员可彼此鼓励，得到如何应对抑郁的建议，并分享类似的经历。治疗中心或医生可提供去当地团体的转介，或可以在抑郁和双相支持联盟的网站上找到（www. dbsalliance. org）。
- **社交**。尽管独处可能感到更舒服，但离群索居会令抑郁更糟糕。与家人和朋友的密切关系可以提供安慰，参与社交活动能够获取一些愉悦或乐趣。
- **得到虚拟的帮助**。参与面对面的支持性团体会谈并非适合每一个人。一些组织为喜欢进行在线论坛交流的患者和家庭成员提供支持。精神疾病全国联盟（www. nami. org）与抑郁和双相支持联盟提供虚拟的社区团体和课程，可以传授针对抑郁的应对技能。

持续性抑郁障碍

持续性抑郁障碍曾被称为"心境恶劣障碍"，指的是一种慢性或长期持续的抑郁类型，其中个体的心境通常长期低落。症状持续至少两年——也可持续更长时间。持续性抑郁障碍可在儿童早期或青春期、成人早期起病。如果这些症状变成个体日常生活的一部分，他或她可能不告诉亲人或精神卫生专业工作者自己的感受，并假设那就是生活本身的样子。

在任何年份，美国成年人中约有 1.5% 有持续性抑郁障碍。症状出现在 21 岁前的个体中，同时有**人格障碍**或**物质使用障碍**的风险更高。这些障碍可以与抑郁同时治疗。

　持续性抑郁障碍

当**重性抑郁**症状经常出现，达到 2 年，可诊断为持续性抑郁障碍。当个体出现如下症状，就可能是此障碍：
- 在大部分的日子有抑郁心境，至少 2 年。
- 当抑郁的同时，有以下 2 种或更多症状：
  - 不良饮食习惯，吃得太多或太少。
  - 难以入睡或睡得太多。
  - 低能量。
  - 低自尊。
  - 难以集中注意力或做决定。
  - 感到无望。
- 没有任何缓解的症状，每次持续超过 2 个月。

这些症状导致巨大的痛苦或损害社交、职业或其他关键方面的功能。儿童和青少年可能易激惹，而不是抑郁，且其症状持续至少一年。症状不是由于毒品、药物、**精神病性障碍**，或其他躯体疾病所致。从未发生过躁狂或轻躁狂发作，或**环性心境障碍**（参见第 3 章"双相障碍"，了解更多细节）。这种障碍可以是轻度、中度或重度，基于症状的数量和功能的受损程度。

风险因素

在持续性抑郁障碍中起作用的因素是：
- **气质的**。有悲观态度和有社交、职业生活问题的个体（例如，没有或很少有朋友，不能工作或不能保持一份工作，难以与他人相处），有患长期抑郁的高风险。

- **环境的**。有压力的儿童期事件，例如，失去父母或与父母分离。
- **遗传的**。近亲（例如，父母、兄弟姐们或孩子）中有重性抑郁障碍的个体，更可能患此障碍。

海瑟的故事

海瑟，35 岁，在一次正性的年度绩效回顾上，她受到了轻微的批评，变得眼泪汪汪，之后被她的雇主转介来进行精神疾病治疗。她告诉精神科医生她已经"多年来感觉低落"。听到她的工作被负性评价，她觉得"太难以承受了"。在获得化学博士学位之前，海瑟离开了研究生院，开始做实验室技术员的工作。她对工作感到挫败，觉得是个"死胡同"，但是她又害怕缺少找到更满意工作的才能。结果，她总是为她在生活"做得不够多"而感到内疚。海瑟有时难以入睡。尽管她的浪漫关系倾向于"不能持续很久"，但她感到性欲正常。她注意到症状会时轻时重，但在过去 3 年没有变化。在成长过程中，海瑟与父亲关系密切，第一次抑郁发生在高中，那时父亲常常在医院治疗白血病。那时，她做了心理治疗，反应很好。

海瑟被诊断为**持续性抑郁障碍**。她的症状持续超过 2 年，损害了她的社交和工作。经过几个月的治疗后，她透露，在儿童期她曾被一个家庭的朋友性虐待过。并且发现她的女性朋友很少，与男性朋友经常是一种不健康的、虐待的模式。

治疗

如**重性抑郁障碍**，持续性抑郁障碍的两种主要治疗方法是药物治疗和心理治疗。

大多数人在用药 2～4 周后，开始感觉变好。然而，药物的完全效应可能要 2～3 个月才能呈现，在老年人身上需要的时间更长。如果在数周后很少或没有进展，医生会改变药物的剂量，或加入或替换为其他抗抑郁药。即使症状开始改善，也应坚持服药。

心理治疗也是促进好转的重要工具。一种形式的心理治疗叫做**心理治疗的认知行为分析系统**（CBASP），已经被证明可以极大地帮助那些有持续性抑郁障碍的个体。CBASP 结合了认知、行为和人际关系心理治疗的方法。其他类型的心理治疗也可能有帮助（参见第 20 章，"治疗要点")。

　　持续性抑郁障碍的性质是它可以持续多年。许多人可以完全康复，其他人仍然有一些症状，即使在治疗期间。应对此障碍最好的方式是坚持遵守精神卫生专业工作者制订的治疗计划。同时，有持续性抑郁障碍的个体也可以使用那些帮助改善有重性抑郁的个体的精神和躯体健康的相同的生活方式"贴士"。

经前期烦躁障碍

　　在 20 多年的科学研究后，经前期烦躁障碍（PMDD）如今被确认为是一种障碍。有 PMDD 的女性在月经开始前一周有严重抑郁、易激惹、紧张的症状。月经开始后几天，这些症状就减轻了，在月经结束后一周，症状消失。主要症状包括心境、焦虑和睡眠问题。有此障碍的女性也有躯体症状，例如，乳房疼痛或肿胀。

　　PMDD 在女性行经的若干年里，任何时间都可能出现。1.3%～1.8%的女性有此障碍，一些人说，临近绝经期，她们的症状会恶化。一旦女性绝经，症状就会停止。

　　一些女性可能有 PMS（经前期综合征）或"月经期综合征"，这种状况描述了范围宽泛的情绪和躯体症状，发生在月经来潮前，但这些症状没有严重到破坏日常生活。作为对比，PMDD 的诊断需要数种特定的症状，足以严重到导致关系、工作、学业或社交功能的问题。

 经前期烦躁障碍

　　有 PMDD（经前期烦躁障碍）的女性会出现以下症状中的 5 种（前 4 种中至少有一种必须出现）：

- 突然的心境波动。
- 易激惹、发怒，或与他人冲突增加。
- 抑郁心境或无望感。
- 焦虑或紧张。
- 对日常活动兴趣下降。
- 难以集中注意力或专心思考。
- 疲乏。
- 食欲改变或对食物的渴求发生改变。

- 难以入睡或比平常睡得更多。
- 感到不堪重负或失控。
- 躯体症状。例如，乳房疼痛，关节或肌肉疼痛，体重增加，肿胀。

此诊断要求在之前一年大多数月经周期中都发生了这些症状。症状发生在月经开始（出血那天）前一周，在月经开始后数天感觉变好。在月经停止后一周，症状消失。症状必须导致巨大的痛苦或破坏职业、学业、日常活动或关系，且不是由于其他障碍如**重性抑郁障碍**的恶化所致。需要进行至少两个月经周期的每日症状自评才能确诊，例如，抑郁心境、焦虑或紧张，感到喜怒无常或易激惹、缺乏能量，以及睡眠改变。

风险因素

PMDD 的风险增加受以下因素影响：

- **环境的**。压力、创伤史、季节变化，以及女性独特角色的文化信念。
- **遗传的**。有经前期烦躁障碍的女性中，30%～80% 有同样患此障碍的近亲。

治疗

抗抑郁药可用于缓解心境症状。在许多案例中，女性从心理治疗中，了解到如何更好地应对此障碍带来的压力和焦虑，因而症状得以缓解。口服避孕药和其他激素治疗对某些女性可能有帮助。经过治疗，大多数有 PMDD 的女性会发现症状消失或减轻。

健康的精神和躯体

治疗期间，生活方式的改变可帮助缓解症状。

- **健康饮食**。改变饮食，减少咖啡因、盐、糖的摄入，可能帮助减轻症状。
- **尝试用非处方药减轻症状**。镇痛药，例如阿司匹林、布洛芬，可帮助减轻乳房胀痛、背痛和抽筋，利尿剂可帮助缓解肿胀。
- **锻炼**。尽管并不清楚锻炼是否可缓解更严重的 PMDD 症状（而且当症状最严重时，可能难以锻炼），规律性的有氧锻炼——例如，步行或骑自行车——可帮助缓解疲乏、提升心境，改善睡眠。
- **写日记**。记下症状类型、严重程度、持续时间，可帮助健康专业工作者诊断此障碍，选择最好的治疗方法。

破坏性心境失调障碍

　　破坏性心境失调障碍在儿童中被诊断，他们严重易激惹或容易愤怒，经常大发脾气。DSM-5®中加入了此障碍，因为许多儿童有这些严重的症状。它们并不符合任何其他障碍的模式，那些治疗方法也不适用于这些儿童。

　　有破坏性心境失调障碍的儿童会发脾气，情况很特别，不同于正常的发怒。这些脾气爆发强度更大、时间更长，超过了情境刺激的程度。有破坏性心境失调障碍时，大发雷霆的情况频频出现，在一年中每周3次。与儿童亲密接触的人可观察到这种行为。没有爆发时，有此障碍的儿童仍然易激惹或几乎每天都生气。

　　此障碍的症状必须在儿童10岁前出现。在儿童中，首次诊断至少要6岁但不能晚于18岁。据估计，2%～5%的儿童和青少年患有破坏性心境失调障碍。在男性和学龄期儿童中，比在女性和青少年中更多见。

 ## 破坏性心境失调障碍

　　当一个儿童有以下症状至少12个月时，可诊断为破坏性心境失调障碍：
- 严重而频繁地大发雷霆，例如，言语暴怒和对人身或财物的躯体攻击。
- 脾气的爆发与儿童的发育阶段不匹配。
- 脾气爆发每周3次或更多。
- 几乎每天都易激惹或愤怒。
- 脾气爆发和愤怒的心境出现在两种不同的情境中。例如，在家里，在学校，以及与朋友在一起。

在有脾气爆发和愤怒心境的同一年内，儿童不能3个月或长时间连续没有这些症状。症状不是由于毒品、药物或其他躯体疾病所致。父母应认识到，破坏性心境失调障碍的一些症状可能看起来像其他障碍的症状，例如，抑郁、双相障碍和对立违抗障碍。一些有破坏性心境失调障碍的儿童还会有第二种障碍，例如，注意力或焦虑方面的问题。

治疗

如果儿童有破坏性心境失调障碍的症状，父母应该尽快向精神卫生专业工作者寻求帮助。获得诊断并开始治疗，对于儿童未来的正常发育至关重要。积极的家庭关系也能帮助支持治疗。

破坏性心境失调障碍可以被成功治疗。治疗类型基于儿童及其家庭的特定需要而定。单独对儿童的以及对家庭的心理治疗是第一步。药物有时可以帮助解决特定的症状，尽管对于儿童来说，一些药物使用的建议会基于健康专业提供者而不同。父母和其他家庭成员的支持，对于缓解症状、学会如何应对行为问题是关键的。

应对方式

患破坏性心境失调障碍的儿童，对家长可能是有挑战的。帮助儿童应对此疾病的最好方法是遵守精神卫生专业工作者制订的治疗计划。采取以下各项也有帮助：

- **尽量多学习**。询问专业工作者关于此疾病的、可获得的、更多的额外信息。在决定最好的方案之前，如果担忧特定的治疗选择的风险和利益，则要毫不拖延地询问问题。
- **与其他父母交谈**。参加有其他父母的支持性团体可帮助你更少地感到孤单。彼此分享经验，得到建议，对于缓解家里的压力和挫败感大有用处。如果你所在区域没有支持性团体，可试着在线与那些虚拟团体联系。精神疾病全国联盟（www.nimi.org）为有精神疾病的儿童的父母和家庭成员提供支持。

要点

- 抑郁比所有人都会偶尔感到的"忧郁"更严重。抑郁可令人感到无望、无价值或内疚，持续数周、数月，甚至数年。它是一种严重的医学问题——但也是最可治疗的精神障碍中的一种。

- 快速寻求帮助，可预防此障碍恶化或长期持续。治疗通常是有帮助的，包括心理治疗（"谈话治疗"）、药物治疗，或二者兼用。

- 抑郁障碍的常见症状，包括对从前喜爱的事物失去兴趣、睡眠问题（太多或太少）、吃得过多或过少、低能量或感觉疲倦、注意力不集中，经常感到无价值、悲伤或内疚。

- 抑郁的人可能看起来不是悲伤无望的。儿童、青少年或老年人，可能大多数时间看起来担忧、愤怒，或易激惹。

- 多社交，构建与朋友和家庭的密切联系，食用健康食物，进行锻炼，都可帮助改善抑郁。尽管对于一个有抑郁障碍的个体，很难采用这些健康的生活方式，但即使是小的进展，也有利于健康发展。饮酒可以使抑郁恶化。

惊恐障碍

场所恐怖症

广泛性焦虑障碍

特定恐怖症

社交焦虑障碍

分离焦虑障碍

DSM-5®障碍完整目录，见附录 A。

第 5 章
焦虑障碍

每个人在受到压力时，都有过短期的担心——或是在首次参加派对或面对新问题时，可能紧张。孩子们离开父母时，有正常的害怕情绪，往往在较短的时间后就能平息。**焦虑障碍**不同于这些正常的、偶尔的担心、不安或害怕的感受。有这些障碍的个体有过度的害怕或担心，损害到他们的生命功能，超过了与他们的年龄和环境相匹配的正常程度。

本章将讨论最常见的焦虑障碍：**惊恐障碍，场所恐怖症，广泛性焦虑障碍，特定恐怖症，社交焦虑障碍，以及分离焦虑障碍**。焦虑障碍，根据导致严重恐惧或焦虑的事物、情境类型的不同而彼此有差异。不像短期的压力和担心，焦虑障碍的症状往往持续 6 个月或更久。因为他们的恐惧，个体可能限制他们的工作选择，晋升的前景，日常规范、社交生活和居住地点。

所有焦虑障碍都有过度恐惧和焦虑的症状。即便真正的威胁或危险并不像个体所期待的那么严重，感受到的症状仍可能很强烈。有时候，或许完全不存在真正的危险。恐惧和焦虑的状态会叠加，但它们也有不同：

- 当有危险时，会感到**恐惧**。恐惧通常与躯体症状相关联，包括**战逃反应**。这个反应在有真实的或感受到的对生命或安全的威胁时出现，它引起心跳加快、呼吸急促和出汗。
- 这些躯体的恐惧症状也出现在**惊恐发作**中。惊恐发作是一种突然的汹涌的强烈恐惧，它可能在有焦虑和其他精神障碍时出现。惊恐发作可能伴随突发的危险的想法，感到迫切需要逃跑。
- 当个体预期到未来的危险时就会感到**焦虑**。这些症状不同于恐惧，因为通常包含肌肉紧张、害怕的感受，或准备应对未来危险的意识。有时，有焦虑的个体倾向于回避那些触发或恶化他们症状的场所，例如，独自一人在公共场所。

在 DSM-5® 中，焦虑障碍这一章出现了一些主要的改变。例如，其中一个是，**分离焦虑障碍**从先前的"始于童年期的障碍"一章放到了这一章中。虽然分离焦虑障碍的症状往往始于 12 岁之前，但成年人也可以患此障碍，即使儿童时期没有此障碍。在 DSM-5® 中，焦虑相关障碍的其他改变，是将**强迫症**和**创伤后应激障碍**各自列为独立的一章，如在这本书中那样。焦虑是这些障碍的关键症状，但它们有明显的特征，可以与焦虑障碍相区别。这些特征包括强迫思维（重复和令人不安的想法或担心），强迫行为（重复的行为来处理强迫思维，例如，洗手），或经历过创伤或应激事件。

治疗

大部分焦虑障碍对治疗反应很好。通常，对焦虑障碍的治疗涉及了心理治疗（"谈话治疗"）和药物治疗的组合。治疗能够使症状得以显著缓解，教给个体健康的应对技能，但它并不是总能将障碍完全治愈。有焦虑障碍的个体也能从健康的生活方式中受益。参见下一页"健康的精神和躯体"贴士。

认知-行为治疗

这种心理治疗（也称 CBT）包括帮助改变不健康的思维和行为模式。精神卫生专业工作者可能与个体一起制订出一个行动计划，来帮助减少恐惧，改善思维习惯。CBT 可包括放松的方法、呼吸训练，以及分散和重新聚焦焦虑和恐惧的方法。通过 CBT，许多焦虑症状可以被显著改善。在精神卫生专业工作者的指导下，个体通过进入那些使他们紧张的场所来停止回避恐惧的情境。当个体有特定的恐惧，例如，看到蜘蛛或身处高处（在后面"特定恐怖症"一章中有所描述），CBT 可包括练习那些使个体能够待在所害怕的事物附近的技术。当没有紧急的危险时，这些方法可以帮助个体处理恐惧反应。

药物

药物治疗通常需要数周或更长时间，个体的症状才开始减轻。医生需要仔细跟踪患者的进展并根据需要调整药物。

治疗抑郁的药物也有助于焦虑障碍。这些药物是**抗抑郁药**。术语"抗抑郁药"有一些误导，因为这些药物也可以叫做抗焦虑药。有几种不同类型的处方抗抑郁药。包括选择性 5 - 羟色胺再摄取抑制剂（SS-RIs），例如，氟西汀和帕罗西汀，5 - 羟色胺和去甲肾上腺素再摄取抑制剂（SNRIs），例如，文拉法辛。

其他类型的药物也可用于治疗焦虑症状，因为它们有更强烈的"镇静"效果，可减轻恐惧、惊恐、焦虑、紧张和应激症状。这些是**苯二氮䓬类**，包括阿普唑仑、安定和劳拉西泮。这些药物可被使用不同的名字来称呼，例如，**镇静剂**或**镇定剂**。由于这些药物的使用可形成习惯（造成依赖），因此医生可能将它们用于患者的短期使用。

健康的精神和躯体

选择健康的生活方式可帮助缓解焦虑障碍所带来的痛苦：

- **学习基本的放松技术**。在恐怖症和惊恐障碍的治疗中，放松很有帮助。几种类型的技术帮助个体应对压力，例如冥想、想象和按摩。这些技术可包含在 CBT 的项目中。
- **锻炼**。规律的有氧锻炼（步行，骑自行车，跳舞）是最好的减轻焦虑和压力症状的方法之一。与那些不爱锻炼的个体相比，爱锻炼的个体的焦虑和抑郁的几率更低。瑜伽是一种受欢迎的心身运动，也能帮助放松和管理压力。
- **避免使用咖啡因**。咖啡因存在于咖啡、茶、可乐类饮料中，甚至在某些非处方的感冒药中都有，可导致焦虑症状的恶化。
- **加入支持团体**。与其他有焦虑障碍的个体一起，会有帮助。支持团体的成员可相互鼓励，得到如何应对的建议，并分享相似的经验。

惊恐障碍

惊恐障碍的核心症状是惊恐发作，它在没有预警的情况下反复出现。**惊恐发作**是突发的强烈恐惧和不适，包括胸痛、呼吸急促。无论个体平静或焦虑，都可能发生，开始看起来像心脏病发作。当首次惊恐发作时，它引起巨大的警觉，通常匆忙到急诊室（ER）就诊。在医院，检测结果显示正常。惊恐发作有时把个体从睡眠中唤醒，它们往往在起病数分钟内达到峰值。

有惊恐发作的个体经常先去寻求对躯体症状的治疗，包括那些可能威胁其生命的症状，例如，心脏病发作。当惊恐发作复发时，会带来许多类型的痛苦。这些痛苦包括由于症状的窘迫带来的对社交的担心，对精神功能的担心（感觉自己"要发疯了"），对职业功能的担心，以及改变日常安排来回避那些可能出现惊恐发作的公共场所。

惊恐发作出现的频率有所不同。可以每周发生一次，持续数月，也可以每天都发生，持续数周，然后数月都没有任何发作。

惊恐障碍影响了约 600 万美国成年人，女性的发病率是男性的 2 倍。惊恐发作经常起病于青少年晚期或成人早期。很少在 14 岁前及 64 岁后起病。尽管惊恐发作是此障碍的主要症状，但并非每个有惊恐发作的个体后来都患上惊恐障碍。许多个体只有过一次惊恐发作，不会再发生第二次。

有惊恐障碍的个体更可能有其他精神障碍，例如，**其他焦虑障碍**、**重性抑郁障碍和双相障碍**。

 惊恐障碍

出现以下症状时，可诊断为此障碍：

- 没有预警地复发一次以上的惊恐发作。惊恐发作指的是突然的强烈恐惧或不适汹涌而来。发作期间，至少出现以下症状中的 4 种：
  - 心跳加速。
  - 出汗。
  - 颤抖或摇晃。
  - 呼吸急促。
  - 窒息感。
  - 胸痛。
  - 恶心或腹痛。
  - 头昏眼花或感觉轻飘飘。
  - 发冷或发热。
  - 麻木。
  - 感觉不真实或与外界无关联。
  - 害怕失控或"发疯"。

- 害怕死去。
- 在一次突然的惊恐发作后，至少有以下 1 个或全部 2 个症状，至少 1 个月：
  - 一直担心再次惊恐发作，担心发作时，会发生什么事（例如，担心失控，"发疯"）。
  - 正常行为的显著改变，努力避免再一次发作（例如，不再锻炼，或不再去不了解的地方）。

惊恐发作不是由于其他躯体疾病；毒品、酒精或药物的使用；或其他精神障碍，例如**强迫症**、**创伤后应激障碍**及其他**焦虑障碍**所致。

风险因素

惊恐障碍的病因尚不清楚。以下因素可能增加风险：

- **气质的**。经常焦虑的，有悲观的思维模式，或相信焦虑障碍是有害的个体有更高的惊恐发作的风险。
- **环境的**。儿童期受到躯体和性虐待，在有惊恐障碍的个体中常见。吸烟增加了惊恐发作和惊恐障碍的风险。与躯体健康和心理健康有关的压力事件（例如，爱人生病或去世），同样可增加惊恐发作的风险。
- **遗传的**。一级血亲（父母，兄弟姐妹）中有**焦虑**、**抑郁**或**双相障碍**的个体，风险增加。

劳拉的故事

　　劳拉是一位 23 岁的单身女性，被心脏病医生转介来做精神疾病评估。在过去两个月里，她到急诊室（ER）4 次，抱怨心跳加速，呼吸急促，出汗，害怕自己马上就会死去。这些情况每次都是突然发作，症状在几分钟内达到高峰，令劳拉恐惧、精疲力竭，确信自己是心脏病发作。在急诊室，所有检查和实验室结果都是正常的。

　　劳拉说她在近 3 个月里有 5 次这样的发作，有时在上班，有时在家，有时在开车。发作期间，她确定自己的健康状况很危险，因为她感到心脏病发作的症状。当症状消失，她看到正常的检查结果，知道自己不曾处于危险中，并为自己急忙赶往急诊室而尴尬。由于发作如此可怕，她害怕自己会再次发作，因此请了很多天的假，并回避锻炼、开车和喝咖啡。她有一次睡到半夜时惊恐发作，于是同意去见精神科医生。

劳拉说她没有精神障碍的病史，除了儿童期有焦虑病史，曾被诊断为"学校恐怖症"。

当劳拉还是个孩子时，她妈妈曾因**重性抑郁**住院。她多年来一直服药，并且非常有规律地去看精神健康专业工作者。劳拉否认她是抑郁，但总是担心这些惊恐发作会影响她的职业和工作绩效。

劳拉被诊断为**惊恐障碍**。她有惊恐发作，有 13 种惊恐症状中的 5 种：心跳加快，出汗，颤抖，胸痛，害怕死去。惊恐障碍的诊断，还要求在两次发作间，惊恐发作也会影响到个体。劳拉不仅频繁地担心再次惊恐发作，她还回避可能刺激再次发作的情境和任务。她也有儿童期的焦虑病史和"学校恐怖症"。她妈妈长期抑郁同样在劳拉身上产生了影响。

场所恐怖症

有**场所恐怖症**的个体对于可能发生在家之外许多地方的现实的或预期的问题有强烈的恐惧或焦虑。这些包括那些他们害怕无法逃离、得不到帮助或可能出现令人尴尬的健康或惊恐症状的地方（症状参见"惊恐障碍"）。他们开始回避触发恐惧的情境，例如，公共交通、开放的空间（例如，停车场或桥梁），或人群。他们往往改变日常生活以回避待在这些情境中。

未经治疗的有场所恐怖症的个体，其症状可以非常严重，以致于他们拒绝离家。他们因此要依赖他人来完成基本任务，例如，到杂货店购物。他们通常要在自己信任的朋友，或精神卫生专业工作者的陪同下，才能进入害怕的情境。

如果他们有其他躯体疾病，例如，炎性肠病或帕金森氏病，恐惧或回避就会非常极端。在肠病的案例中，由于极度害怕当自己有需要时会无法到达厕所而当众排便失控，他们可能避免离家。如果他们有帕金森氏病，他们可能害怕在该疾病的"冻结"发作时无法得到药物。或者他们担心不能快速移动，以致于无法在正确的出口离开汽车或火车。

美国每年约有 1.7％的青少年和成人被诊断为场所恐怖症。女性患此障碍的几率是男性的两倍。大部分有场所恐怖症的个体在 35 岁之前发病，首次症状出现在青少年晚期和成人早期的风险最高。场所恐怖症很少始于儿童期。

大部分有场所恐怖症的个体也有其他精神障碍，例如，其他**焦虑障碍**、**抑郁障碍**、**创伤后应激障碍**和**酒精使用障碍**。

 ## 场所恐怖症

当发生以下症状时，可诊断为此障碍：

- 强烈的害怕或焦虑，以下情境中至少有 2 种：
    - 使用公共交通（汽车，火车，轮船，飞机）。
    - 在开放的空间（停车场，桥上）。
    - 在密闭的空间（商店，剧院）。
    - 排队或在拥挤的人群中。
    - 独自离家在外。
- 个体恐惧或回避这些情境，是由于担心在尴尬的健康事件（呕吐，膀胱失控）中，或出现惊恐症状（出汗，颤抖）时，难以逃离或难以获得帮助。
- 在这些情境下，需要有可信任的同伴在场，否则就要忍受强烈的恐惧或焦虑。
- 恐惧或焦虑，超出了该情境下真正的危险。

恐惧、焦虑，或回避，必须持续至少 6 个月，才能诊断为场所恐怖症。恐惧、焦虑或回避导致严重的痛苦，损害社交、职业或其他重要方面的功能。如果存在躯体疾病，那么恐惧、焦虑或回避则明显超出了正常担心的程度。症状不是由于其他精神障碍所致，例如，其他**焦虑障碍**或**强迫症**。

风险因素

以下因素可增加场所恐怖症的风险：

- **气质的**。经常离开或回避未知情境的个体，经常担心的个体，有悲观思维方式的个体，或认为焦虑症状有害的个体，患此障碍的风险可能会增加。

- **环境的**。儿童期负性事件（例如，父母死亡），其他负性生活事件（例如，被攻击或抢劫），或儿童期家庭生活缺少温暖，以及父母高水平的控制，都可增加风险。
- **遗传的**。场所恐怖症有强烈的遗传关联，61％有场所恐怖症的个体也有患此障碍的父母。

广泛性焦虑障碍

有**广泛性焦虑障碍**的个体对很多主题、事件或任务感到严重的焦虑或担心。这些频繁的、强烈的担心超过了预期事件的现实影响。持续的担心破坏了日常功能，令人难以聚焦于任务。有此障碍的个体感到无法控制这些担心。这些担心从一件事情转移到另一件事情，包括担心他们的工作、家庭、健康和财务方面。此障碍经常与睡眠困难、肌肉疼痛和紧张，以及头痛同时出现。

美国每年约 0.9％ 的青少年和 2.9％ 的成人（680 万人）有广泛性焦虑障碍的症状。女性受影响的比例似乎是男性的 2 倍。此障碍经常在 30 岁左右的人群中被诊断。很少发生在青春期之前。如果发生在青少年身上，他们的担心经常聚焦于能否很好地完成学业和运动。

广泛性焦虑障碍的症状发展缓慢。症状在整个一生中可以时有时无。感到担心的核心症状的表达方式在不同的文化中有所不同。例如，有些个体表达更多的与担心的想法和恐惧相关的症状。在首次确诊时，其他人可能表达更多的与失眠或肌肉紧张有关的躯体症状。有广泛性焦虑障碍的个体更可能有其他**焦虑障碍**或**重性抑郁障碍**。此障碍也可能与那些常见于中年和老年的躯体症状重叠，例如，糟糕的睡眠。

 广泛性焦虑障碍

当存在以下症状时，可诊断为此障碍：

- 对于很多主题、事件或任务有严重的焦虑或担心（例如，健康，家庭和工作），发生在至少 6 个月的大部分日子里。
- 个体发现难以控制这些担心。
- 在过去 6 个月的大部分日子里（儿童只需要 1 个症状）焦虑或担心的发生伴随至少 3 个以下症状：

- 坐立不安。
- 疲乏。
- 思维难以聚焦。
- 易激惹。
- 肌肉紧张。
- 睡眠问题。

焦虑、担心或躯体症状导致严重的痛苦或损害社交、职业或其他重要方面的功能。症状不是由于其他躯体疾病；毒品、酒精或药物的使用；或其他精神障碍如其他**焦虑障碍**、**强迫症**、**创伤后应激障碍**、**神经性厌食**或**妄想障碍**所致。

风险因素

广泛性焦虑障碍的确切病因尚不清楚，但一些因素可能起到作用：

- **气质的**。经常离开或回避未知情境，以及有悲观思维模式的个体风险更高。
- **环境的**。负性儿童期事件和过度保护的养育，可能发生在有广泛性焦虑障碍个体中。
- **遗传的**。一级血亲（父母，兄弟姐妹）中有焦虑或抑郁障碍的个体，患广泛性焦虑障碍的风险增加。

特定恐怖症

有**特定恐怖症**的个体极端地害怕特定的物品、地方或场所，尽管它们并不像感受到的那么有害。他们可能知道，他们的害怕超出了任何实际的危险，但他们还是难以平静下来。

特定恐怖症可能聚焦于害怕动物、昆虫、高处、雷电、针（或打针）、飞行、电梯。许多个体在飞机起飞时感到紧张，而有特定恐怖症的个体可能拒绝乘飞机旅行。强烈的恐惧经常令有此障碍的个体改变他们的生活和日常安排，以回避处于害怕的场所或靠近害怕的物品。例如，有飞行恐怖症的个体，可能拒绝那些需要乘飞机旅行的工作机会。其他个体可能会远离或选择更远的交通路线，以回避所害怕的物品。

特定恐怖症可发生在一次创伤性事件之后（例如，几乎窒息或淹死）。许多有此障碍的个体不能回忆为什么开始有这些恐惧。对于大部分个体，特定恐怖症始于 10 岁之前的儿童期。在儿童中，作为成长的正常一部分，恐惧是常见的，但恐怖症中极度的害怕是长期的。

美国约 7％～9％的成人有特定恐怖症。女性比男性受影响的比例高 2 倍。特定恐怖症也发生在美国 3％～5％的老年人中。这一群体中，恐怖症更可能聚焦于躯体担心，例如，呼吸问题和窒息，并与躯体疾病有关。这些极端的害怕，加上躯体疾病可能显著降低生活质量。在有特定恐怖症的个体中，约 75％有 1 种以上的害怕的物品或场所（例如，害怕雷阵雨和害怕飞行）。

自杀，是对有特定恐怖症的个体的主要担心，因为他们比没有此障碍的个体企图自杀的比例高出 60％。那些有此障碍的个体也更可能有其他障碍，例如，**抑郁障碍**和其他**焦虑障碍**。这些其他障碍，可解释那些特定恐怖症的个体企图自杀的高比例。这些事实正是他们需要寻求精神健康服务的原因。

 ## 特定恐怖症

当存在以下症状时，可诊断为此障碍：
- 对有关特定的对象物品（例如，针，动物），或环境场所（例如，飞行，高度）极度的害怕或焦虑。儿童会哭泣、发脾气、吓呆或缠着成人。
- 几乎总是在出现所害怕的物品或场所时，立即产生害怕或焦虑。
- 强烈回避所害怕的物品或场所，或是忍受了强烈的害怕或焦虑。
- 害怕或焦虑超过了实际的危险程度。

害怕、焦虑或回避必须至少存在 6 个月，才能诊断。害怕、焦虑或回避的症状导致了严重的痛苦，损害学业、职业或其他重要方面的功能。这些症状不是由于其他精神障碍如**场所恐怖症**或**分离焦虑障碍**、**社交焦虑障碍**、**强迫症**、**创伤后应激障碍**所致。

风险因素

特定恐怖症的病因尚不清楚。以下因素可增加患此障碍的风险：
- **气质的**。经常离开或回避未知情境的个体，经常担心的个体，或有悲观思维方式的个体，患特定恐怖症的可能性更高。
- **环境的**。被过度保护的父母抚养，父母死亡或与父母分离，受到躯体或性虐待，可增加患此障碍的风险。涉及所害怕的物品或场所的创伤事件也可导致特定恐怖症。

- **遗传的**。一级血亲（父母或兄弟姐妹）中有患特定恐怖症的个体，更容易患上相似的恐怖症。

社交焦虑障碍

有**社交焦虑障碍**——也叫**社交恐怖症**——的个体，对他人可能观察、研究或评价他们的社交场所有强烈的害怕。可能包括当众演讲、与陌生人会面，与他人一起进餐，或使用公共卫生间。他们害怕会冒犯他人，身陷尴尬，会被看低。他们强烈地担心被他人拒绝，或不被喜欢。这些害怕包括，认为他人会发现他们紧张、脆弱、疯狂、愚蠢、乏味或肮脏。害怕的程度超过了实际的风险，或超过了任何所谓负性评价的后果。

由于这些强烈的害怕，有此障碍的个体通常回避社交场所，因为在那儿他们害怕这样的评价。这种行为可能限制他们生活的丰富性，因为可供选择的活动变少了（例如，不参加派对或其他社交活动），交友范围也缩小了。他们可能回避那些需要会见人或讲话的工作——或忍受这些伴随害怕和焦虑的任务，他们很少有友谊和浪漫关系。

美国成人中有 1500 万人（约 7%）有社交焦虑障碍。首次症状出现的平均年龄是 13 岁，75% 的个体首次出现症状的年龄在 8～15 岁之间。

社交焦虑障碍通常发生在害羞的，或忍受过压力或尴尬性事件（例如，被欺负，或在公共演讲中呕吐过）的个体中。此障碍可发生得相对更缓慢，随着时间的推移症状加重。在成人中，发生得相对更少。它与重要的角色改变相关，例如，更高层次的工作，或与更高社会阶层的人结婚。有此障碍的个体更可能有其他**焦虑障碍**和**物质使用障碍**（例如，在参加派对前饮酒来镇定他们的神经，可能增加饮酒量来减轻频繁的社交害怕）。由于有社交焦虑障碍，所以通常独自一人，缺乏支持，可导致**重性抑郁障碍**。

 社交焦虑障碍

存在以下症状时，可诊断为此障碍：

- 对一种或更多种社交场所的极度害怕或焦虑，因为在这些情境中，他人可能观察、研究或评价个体。这些情境可能包括与他人谈话，会见新认识的人，与他人一起进餐或演讲。儿童与同伴在一起时也表现出症状，而不仅是与成年人在一起时。他们可能会哭泣、发脾气、发呆或缠着成人。

- 害怕他们的行动会被他人羞辱或拒绝，或表现出焦虑症状（例如，出汗或发抖）。
- 社交场所几乎总是导致害怕或焦虑。
- 回避社交场所，或忍受着强烈的害怕或焦虑。
- 害怕或焦虑超过了社交场所带来的实际危险。

害怕、焦虑或回避通常必须持续至少 6 个月才能诊断。害怕、焦虑或回避的症状导致了严重的痛苦，损害社会、职业，或其他重要方面的功能。症状不是由于其他躯体疾病；毒品、酒精或药物的使用；或其他精神障碍如**惊恐障碍**、**躯体变形障碍**或**自闭症谱系障碍**所致。

风险因素

以下因素可增加患社交焦虑障碍的风险：

- **气质的**。经常离开或回避未知情境的个体，风险较高。
- **环境的**。儿童期的虐待、忽略，或其他负性生活事件。
- **遗传的**。一级血亲（父母，兄弟姐妹）中有社交焦虑障碍的个体患此障碍的几率增加 2～6 倍。

分离焦虑障碍

分离焦虑障碍是当儿童与亲人，例如，父母或其他照顾者分离时——或预期分离时，有不舒服的感觉。这种焦虑对于 10～15 个月的婴儿而言，是成长的正常一部分。当这种害怕是极端的，并出现在年长的儿童、青少年或成人中时，以及损害了正常的生活或家庭功能，则可能是更严重的分离焦虑障碍。

有分离焦虑的儿童可能缠着父母，无法独自前往或独自待在一个房间。他们可能难以在上床睡觉的时间独自入睡，想要父母陪伴，直至睡着。他们也会拒绝上学，因为害怕离开父母。

有此障碍的青少年和成人可能害怕与家人分离时，会有伤害降临，威胁到家庭或自己，例如，被抢劫、被绑架，或发生车祸或空难。他们如果独自旅行，会感到非常不适。一些有分离焦虑的个体还会患思乡病，当离家时，会充满悲痛感。一些青年可能由于焦虑而选择不读大学。有此焦虑的成人可能持续担心他们孩子的健康，整天查看孩子的情况。这会破坏他们的工作，以及孩子的日常生活。

分离焦虑影响了美国 4% 的 12 岁以下的男孩和女孩。在青少年中更少见，只有 1.6% 的发生率。成人患此障碍的几率在 1%～2% 之间。

有分离焦虑障碍的儿童更可能也有**广泛性焦虑障碍**和**特定恐怖症**。有此障碍的成人也可能有其他障碍，例如，**其他焦虑障碍、强迫症、创伤后应激障碍**和**抑郁、双相及人格障碍**。

分离焦虑障碍

当发生以下至少 3 种症状，超出个体年龄的正常范围时，可诊断为此障碍：

- 与家庭或亲人（父母或其他照顾者）分离或预期分离时，经常有频繁的和极度的痛苦。
- 频繁地、极度地担心失去亲人，或亲人可能受伤，例如，患病或死亡。
- 频繁地、极度地担心那些导致与亲人分离的有害的或创伤性事件，例如，走失或被绑架。
- 坚决拒绝或不愿意离开家，因为害怕分离，例如，上学或上班。
- 频繁地、极度地害怕在家或其他场所没有亲人的独处。
- 坚决拒绝或不愿意离家睡觉，或不愿意不在亲人旁边睡觉。
- 频繁地做关于分离的噩梦。
- 因为害怕分离，频繁地主述躯体症状，例如，头痛和胃痛。

害怕、焦虑或回避，在儿童和青少年身上，必须持续存在至少 4 周，在成人中必须持续存在 6 个月，才能诊断。症状导致严重的痛苦，以及损害社交、学业、职业，或其他重要方面的功能。症状不是由于其他精神心理障碍如**自闭症谱系障碍、精神病性障碍、广泛性焦虑障碍**或**疾病焦虑障碍**或**场所恐怖症**所致。

风险因素

分离焦虑障碍的病因尚不清楚。以下因素可增加患此障碍的风险：

- **环境的**。分离焦虑障碍通常出现在涉及了与亲人分离的压力性生活事件之后。这些情况涉及了亲人或宠物的死亡，转学，父母离异，自然灾害，或搬家到新的社区或其他国家。在青年中，生活压力可能涉及离开父母的家或成为父母。过度保护或侵入性的养育模式也可增加患此障碍的风险。
- **遗传的**。此障碍有家族史。有患焦虑障碍的亲属的个体有更高的风险。

乔伊的故事

乔伊是一个 12 岁男孩，由于长期焦虑，担心会失去父母而被转介到精神健康部门。他从小时候就开始有焦虑，开始上幼儿园时出现严重的困扰。他一直害怕离家去上学。在 3 年级时，他曾在短期内被欺辱，令其焦虑恶化。

乔伊的父母注意到他"总是有新的担心"。他最持续的害怕围绕着父母的安全。当父母都在上班或在家里时，他通常还好，但他们在途中，或在其他地方时，他就害怕他们会意外死去。当父母下班晚了，或尝试一起外出时，乔伊就变得发狂，不断打电话、发短信给父母。乔伊最担心妈妈的安全，她已逐渐减少独自的活动到最低的程度。她说，感觉"他想要跟着我进入卫生间"。乔伊对父亲的需求少一些，父亲说，"如果我们一直安慰他，或呆在家里，他永远不能变得独立。"他觉得妻子太软弱和过度保护孩子了。

乔伊的成绩很好。老师认为他是安静的，但有几个朋友，与其他孩子相处很好。他们注意到，他看起来对自己"被责备"的任何暗示都很敏感。

10 岁时，乔伊和家人进行了几个月的心理治疗。父亲说，治疗帮助他妻子变得没那么过度保护，乔伊的焦虑看起来也有所改善。乔伊的妈妈有**惊恐障碍、场所恐怖症**和**社交焦虑障碍**的病史。他的外婆被描述为和乔伊妈妈一样焦虑。

乔伊被诊断为**分离焦虑障碍**。他至少有 8 种症状中的 4 种：长期存在对预期分离、父母受伤害、可导致分离的事件、被独自留下等极度害怕。她的妈妈有惊恐障碍、场所恐怖症和社交焦虑障碍病史，父母同意母亲自己的焦虑影响了她的养育方式。乔伊的害怕看起来得到了犒赏：父母待在家里，很少让乔伊一人独处，对他所有的电话和短信都快速回应。

要点

- **焦虑障碍**不同于正常的担心、不安、特定而短暂的害怕等正常的感受。有焦虑障碍的个体存在极度的害怕或担心，损害了他们的生活功能，超过了年龄或环境场所的正常范围。不像短暂的压力和担心，焦虑障碍的症状通常持续 6 个月或更长时间。
- 大部分焦虑障碍的治疗效果良好。焦虑障碍的治疗通常包括心理治疗（"谈话治疗"）和药物治疗的组合。治疗能显著缓解症状，教会健康的应对技能，但并不总是能治愈。
- 认知 - 行为治疗（CBT）包括帮助改变不健康的思维和行为模式。精神卫生专业工作者可与个体一起，制订出行动计划，帮助减轻害怕，改善思维习惯。
- 治疗抑郁的药物也可帮助治疗焦虑障碍。这些药物包括抗抑郁药，例如，选择性 5 - 羟色胺再摄取抑制剂（SSRIs），5 - 羟色胺和去甲肾上腺素再摄取抑制剂（SNRIs）。苯二氮䓬类药物减轻害怕、惊恐和焦虑。这些药物也可短期使用。
- 有焦虑障碍的个体还可从健康的生活方式中受益。锻炼，限制咖啡因摄入，加入支持团体，可以增强应对和减轻症状的努力。

强迫症

躯体变形障碍

囤积障碍

其他强迫障碍

　拔毛癖

　皮肤搔抓障碍

DSM-5®障碍完整目录，见附录 A。

第 6 章
强迫障碍

强迫障碍涉及了频繁的害怕、担心、冲动或想法（**强迫思维**），它能使患有这些疾病的个体分心和感到痛苦。强迫思维往往与仪式化的行为（**强迫行为**）相组合，强迫行为被不断重复，以应对那些不想要的强迫思维。在这一类别中，其他相关障碍包括反复聚焦于躯体的行为（例如，拔毛或皮肤搔抓），即使尝试减少或阻止这些行为都无济于事。

这些障碍组成了 DSM - 5® 中新的一章或障碍群。包括**强迫症（OCD）、躯体变形障碍、囤积障碍、拔毛癖和皮肤搔抓障碍**。尽管焦虑是这些障碍中常见的症状，但强迫观念和行为才是其独有的特征，从而将这些障碍聚合到同一章内。

有时个体会重复检查门锁，不喜欢面部的新生皱纹，收集存放一些特定的物品，拔出一根零散的、灰白的毛发，或抠一处皮肤上的瑕疵。这些正常的行为是生活中不时出现的一部分，人们安排自己的日常任务，而不必对这些事担心太多。作为对比，有强迫及相关障碍的个体时常被他们的强迫思维和行为所控制。他们反复的行为和过分的担心可控制其日常生活，带来健康问题，损害他们的社交关系，以及学业或职业功能。

对于这些所有的障碍，可使用相似的治疗方法。治疗有助于减轻和控制强迫思维和行为，预防障碍恶化。治疗经常包括抗抑郁药和一种被称为**认知-行为治疗**（CBT）的心理治疗（"谈话治疗"）。CBT 教授有这些障碍的个体应对其压力，减轻恐惧和担心，并管理他们的强迫行为。通过治疗，大多数有这些障碍的个体能过上充实而满意的生活。

健康的精神和躯体

关于应对强迫及相关障碍，保持健康的生活方式很重要。除了遵循精神卫生专业工作者制订的治疗方案外，以下贴士也有帮助：

- **学习基本的放松技术**。放松帮助缓解这些障碍所致的压力和焦虑。几种放松技术可以帮助减轻压力和担心，包括冥想、想象、瑜伽和按摩。
- **注意警示迹象**。学习是什么触发了强迫症状，以及当它们再次出现时如何处理。
- **避免毒品和酒精**。使用这些物质可令强迫症状恶化，可能延迟治疗的成功。

强迫症

大多数有 OCD 的个体一天中既有强迫思维，又有强迫行为。这会破坏他们的日常生活，令上学、上班、进行正常的社交生活，都很困难。许多有 OCD 的个体知道或怀疑，他们的强迫思维可能不是真的。这种知道被称为**自知力**。其他有 OCD 的个体可能认为他们的信念是真实的（自知力差），要么他们强烈地确信，他们的信念是真实的（缺乏自知力）。无论自知力水平如何，有 OCD 个体难以把注意力从强烈的强迫思维转移开，以及停止他们的强迫行为。

强迫思维（带来痛苦的想法、冲动、画面）引起的担心或压力，导致患者努力用其他想法或行为忽略或压制它们（也就是说，采取一种强迫行为）。常见的强迫思维包括担心伤害自己或他人，害怕脏东西或细菌导致疾病，对于性或宗教之类的话题有被禁止或禁忌的想法。强迫行为可包括持续检查（例如，门锁），经常洗手直到皮肤疼痛，以及数数，或一遍遍默念语句。

强迫行为还可用于预防可怕的事件（有 OCD 的儿童或许不能解释他们强迫行为的目的）。这些行为并不能预防现实生活中的可怕事件（例如，把物品按一定顺序摆放在架子上来预防父母出车祸）。或者这些行为明显是过度的（例如，离家上班前，检查门锁 30 次）。采取这些行为，是由于相信它们会有用，会令想法、冲动或害怕变得无害。尽管强迫行为会给强迫思维所致的担心和压力带来短时间的减轻，但强迫思维还会回来，强迫思维和行为的循坏会一遍遍重复。有 OCD 的个体感到被驱使去从事他们的强迫行为。

虽然大多数人有时会有担心的想法或重复的行为（"我检查了门锁吗?"），但它们并不破坏生活，只是暂时地导致担心。对于许多人来说，少许规范为他们的日常生活加入了所需的结构，以及使一定的任务变得容易。这些日常安排是有帮助的，如果有新事件发生，也易于调整，例如，有客人来访时。对于有 OCD 的个体，他们的日常安排是固执不变的，如果他们不能努力去这样做，就会十分痛苦。他们的强迫行为可成为一种生活方式。

OCD 影响了 1.2％的美国人。在儿童期，它影响更多的男孩，但在成年人中，女性受影响的几率比男性高。症状首次出现的平均年龄是19 岁。此障碍很少首次出现在 35 岁以后。儿童期或青春期起病可导致OCD 症状持续终生，这些症状可通过治疗来控制。在儿童期或青春期起病的个体中，有 40％可能在成人早期就没有症状了。

有 OCD 的个体还可能有**抽动障碍、焦虑障碍，或重性抑郁障碍，**在制订治疗计划时，与 OCD 同时出现的任何其他精神障碍也有必要考虑在内。

 强迫症

当存在以下症状时，可诊断为 OCD：

- 强迫思维，强迫行为，或二者皆有。
- 强迫思维或强迫行为是耗时的（每天超过 1 小时），导致严重的痛苦，或损害社交、职业或其他重要方面的功能。

症状不是由于其他躯体疾病，毒品或药物的使用，或其他精神障碍例如**焦虑障碍、其他强迫障碍、进食障碍，或重性抑郁障碍所致。**

风险因素

特定因素可增加个体患 OCD 的风险。

- **气质的**。儿童时经常隐藏感受，总是担心，或思维方式悲观的，或者倾向于从未知的环境中退缩的个体。

- **环境的**。一些儿童在暴露于链球菌感染，例如，脓毒性咽喉炎或猩红热之后，突然起病的 OCD。儿童期遭遇躯体或性虐待，或其他压力性事件，也会增加 OCD 的风险。
- **遗传的**。一级血亲（父母，兄弟姐妹）中有 OCD 的个体患此障碍的风险，比近亲中没有患 OCD 的个体风险高 2 到 5 倍。亲属在儿童期或青春期就有 OCD，这种个体患 OCD 的风险更高。

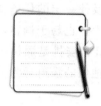

艾伦的故事

艾伦，是 22 岁的同性恋男性，到心理健康诊所治疗焦虑。他全职工作，做清洁工，除了工作之外很少参加活动。当被问及焦虑时，艾伦说他担心感染上疾病，例如，HIV。

闻到强烈的消毒水气味，精神卫生专业工作者问艾伦他是否有特别的清洗行为，与担心传染上 HIV 相关。艾伦说他避免触碰家以外的几乎任何东西。他说即使接近那些他认为能够接触病毒的东西，也不得不多次用漂白剂洗手。他通常一天洗手多达 30 次，在这一常规事务上花费数小时。躯体接触很困难。到杂货店买东西、乘地铁都成了大问题，而且他几乎已放弃参加社交活动，放弃参与浪漫关系。

当被问到是否有其他担心，艾伦说他很困扰，头脑中会突然出现击打某人的画面，还会害怕说冒犯他人或错误的话，担心令邻居不快。为了缓解这些想法带来的焦虑，他经常在脑子里重播那些先前的对话，在日记里记下他说的话，总是为害怕显得冒犯而致歉。当沐浴时，他必须确信浴缸里的水只能处于特定水平。他害怕如果不够仔细，可能水会淹了邻居家。

艾伦在上班时使用手套，而且工作干得很不错。他在家里度过大部分闲暇时间。尽管他喜欢与他人相处，但害怕一旦被邀请共同进餐或去别人的家，会碰触到某些东西，这对于他来说太过分了，没法处理。他知道他的担心和冲动"有点疯狂"，但他感到那些是他控制不了的。

艾伦被诊断为 OCD。他有许多强迫思维，包括与污染相关的（害怕染上 HIV），与攻击相关的（击打他人的侵入性画面），以及与对称相关的（准确的水深）。这些令艾伦在他的 OCD 日常活动上花数小时，而且避免离开公寓，从事社交关系，以及外出处理基本杂务。

他还有许多强迫行为：过度洗手，检查（持续记日记），重复（经常澄清他说的话），以及精神上的强迫行为（在脑子里重播先前的对话）。

症状还影响了艾伦每天的正常任务，尽管他能上班，但他的工作选择被其症状改变了（很少有其他的工作允许他总是戴手套和使用消毒水）。不仅他的症状消耗了他许多时间，而且他看似是一个孤单的、不合群的人，他的生活质量被 OCD 严重影响了。

治疗

与过去相比，现在对于 OCD 的治疗已经得到改善了。许多有 OCD 的个体从药物、心理治疗中，或二者的联合治疗中获益。

治疗 OCD 最常使用的处方药是**选择性 5‑羟色胺再摄取抑制剂**（SSRIs）。这些抗抑郁药广泛应用于治疗抑郁、焦虑和其他情况，在治疗 OCD 时也有很好的疗效。被批准治疗 OCD 的 SSRI 类药物包括氯丙咪嗪、氟西汀、氟伏沙明、帕罗西汀、舍曲林。选择使用哪种药物是基于医生的偏好。尽管所有药物都有效，但一些个体对于一种药物而不是另一种药物有更好的反应。如果一种药物没有效，那么与医生的交谈是关键，以便找到另一种药物来改善症状。药物起效通常需要 6～12 周的时间。有 OCD 的个体会注意到，强迫思维不再那么困扰了，他们在强迫行为上花的时间更少了，他们能更好地控制此障碍，尽管一些症状仍然存在。

对于有 OCD 的个体来说，CBT 也是一种有效的治疗。通过 CBT，精神卫生专业工作者会教个体更有效地战胜强迫思维，挑战仪式化的行为。在治疗期间，个体可能被暴露于那些能够产生焦虑和诱发强迫行为的强迫思维。他们可能写一个描述了强迫思维的"手稿"，然后反复朗读手稿。这一技术对于那些强迫行为能够引起严重问题的个体，很有作用。例如，对于过度洗手，精神卫生专业工作者可让个体触碰一个"脏的"物品，例如门把手，然后不允许他洗手。这种**暴露和反应预防治疗**被证明是有效的。它让个体短暂暴露于所害怕的事物中，随着时间逐渐增加，个体对恐惧进行反应的强迫行为冲动被延迟或被阻止。对于十分焦虑的个体，精神卫生专业工作者可从一个更简单的任务开始，例如，想象自己触碰门把手，然后不洗手。暴露和反应预防的方法，教有

OCD 的个体减少然后停止那些影响他们生活的仪式或行为。

　　CBT 能帮许多有 OCD 的个体显著减少其症状。然而，只有当他们遵守治疗方法时，才会有效。一些个体可能因为它所涉及的焦虑而不同意参加 CBT，其他有抑郁的个体，必须同时治疗。

　　那些接受恰当治疗的有 OCD 的个体功能变好，生活质量得以改善。治疗不仅可以减轻症状，还可以改善个体上学、工作，建立和享受关系，以及追求闲暇活动的能力。OCD 的症状不再控制他们的生活。

躯体变形障碍

　　有**躯体变形障碍**的个体总认为自己的外形有瑕疵或有缺陷。他们认为这些缺陷会令他们丑陋，没有吸引力或变形。然而，其他人并没看见这些缺陷，或是看上去很轻微。

　　有此障碍的个体发现很难停止或控制负性想法。他们不相信那些告诉他们"你看上去很好"的人。他们极度的担心可能聚焦于一个或多个躯体部位，通常是皮肤、头发或鼻子。任何躯体部位都可能是焦点：眼睛，眉毛，牙齿，体重，腹部，脸的尺寸或形状以及其他。如果他们能支付整形手术，就会反复手术，去修正感受到的缺陷——但很少对结果满意。

　　有关外貌的强迫思维可令有躯体变形障碍的个体严重地痛苦，可能持续数小时，甚至整天。他们感觉被驱使着重复特定的行为，去藏匿或改善缺陷。这些频繁的行为只能加重压力和焦虑。重复发生的行为的例子如下：

- 不断照镜子来检查。
- 不断打扮自己。
- 藏匿或遮盖特定躯体部位或感受到的缺点（频繁使用化妆品，或选择特定类型的衣物、发型、帽子等）。
- 将自己的躯体部位与他人进行对比。

　　躯体变形障碍影响了 2.5% 的美国成人，男性、女性患病率大致相等。大多数有此障碍的个体在 18 岁之前首次出现症状。此障碍最常起病的年龄为 12～13 岁。

　　此障碍可导致低自尊。有此障碍的个体可能回避社交场所。一些个体由于极度的担心而辍学。自杀想法和企图自杀在有此障碍的个体中比例是高的，是由于关于他们外貌的痛苦。青少年的自杀风险最高。

尽管此障碍可持续多年，但已被证实的治疗可减轻症状（参见"治疗"部分）。有躯体变形障碍的个体还可能有**重性抑郁障碍、社交焦虑障碍、OCD 或成瘾障碍**。

 ## 躯体变形障碍

当有以下症状时，可诊断为躯体变形障碍：

- 频繁地、强烈地关注一种或更多感受到的或轻度的外貌缺陷，其他人都看不到，或看上去很轻微。
- 重复的行为来藏匿或改善"缺陷"，或是作为对强烈担心的反应，从事一些精神活动（例如，将自己与他人对比）。

这些症状导致严重的痛苦或损害社交、职业，或其他重要方面的功能。它们不是由于对体重的担心，或来自**进食障碍**的对躯体脂肪的担心所致。

风险因素

一级血亲（父母或兄弟姐妹）中有 OCD 的个体患躯体变形障碍的风险更高。有此障碍的个体通常在儿童期被忽略或虐待。

治疗

就像 OCD 一样，治疗躯体变形障碍依赖于 CBT，SSRI 抗抑郁药，或是两者的组合。经过治疗，随着时间推移，症状会减轻。那些有此障碍的个体还可以从本章开始部分的"健康的精神和躯体"的生活方式"贴士"中获益。

囤积障碍

囤积障碍的特点是有长期难以扔掉或放弃所有物的问题，无论物品是否有价值（"囤积"）。囤积的个体通常收集物品，因为他们相信将来需要这些物品，或物品在未来会有价值。他们还会强烈地依恋这些物品。

个体最常收集的物品是报纸、杂志、衣服、包、书、垃圾邮件和纸质品。但是，任何物品都可以囤积。有价值的物品与无价值的物品混杂在一起。

囤积不同于收藏。收藏者寻找有明确、可知价值的特定物品，例如，邮票或硬币。这些物品被整齐地排序，有时被陈列。囤积者往往收集随机的物品，无序地储存。

由于杂乱无章，有囤积障碍的个体家里的工作台、书桌、桌面、门厅、楼梯和大部分地面都不能使用。**杂乱无章**，指的是大堆大堆混杂在一起的物品，把作为其他用途的生活空间塞满了。杂乱程度如此严重，以至于家里生活空间都无法使用。例如，无法在厨房做饭，无法在床上睡觉，无法坐在椅子上。随着堆积的物品增加，压力也会增加，以及功能会受损。有此障碍的个体可能不报告他们的痛苦，但那些知道他或看到其生活空间的人，很清楚他们的痛苦。

扔东西或放弃物品时，有囤积的个体会感到巨大的痛苦。失去东西时，显示出的感受不是焦虑就是悲痛。他们可能倾向于给所有物赋予人格的特质，感到物品是"我的一部分"。大量的杂物也能提供舒适和安全感。想到会失去物品看起来会扰乱那些感受。

严重时，此障碍可能威胁到住在家里的人的安全。失火，跌倒，不干净的空间和腐烂的食物，都是一些可能出现的健康风险。它可能破坏家庭纽带，导致与邻居和当地政府的不和谐。

在美国，人口中约 2% 到 6% 的个体有囤积障碍，对男性和女性都有影响。囤积的习惯可从生命早期开始——从 11 岁到 15 岁。然后到 20 岁中期，开始破坏日常功能，到 30 岁中期损害功能。随着年龄的增长，会变得更严重。此障碍在年龄超过 55 岁的成人中，患病率几乎高 3 倍。

约 75% 的有囤积障碍的个体还有抑郁或焦虑障碍。最常见的是**重性抑郁障碍、社交焦虑障碍**和**广泛性焦虑障碍**。约 20% 的有囤积障碍的个体也有 OCD。

 囤积障碍

当有以下症状时，可诊断为囤积障碍：

- 长期有难以扔掉或放弃所有物的问题，无论它们是否具有实际价值。
- 这些问题是由于感受到的积攒物品的需要，以及与那些物品分离相关的痛苦。
- 物品充满、阻塞正在使用的生活空间，使其杂乱不堪，以至于这些空间无法被使用，或其使用被大量物品所妨碍（如果生活空间是干净的，那是由于他人的帮助）。

这些症状导致了严重的痛苦，或损害社交、职业或其他重要方面的功能。它们不是由于其他躯体疾病（例如，脑损伤）或其他精神障碍（例如，OCD，**重性抑郁障碍，精神分裂症，或自闭症谱系障碍**）所致。

风险因素

囤积障碍的病因尚不清楚，但许多因素可能增加风险：

- **气质的**。难以做决定的个体容易囤积。
- **环境的**。压力或创伤性生活事件可激发囤积，例如，亲人去世、离婚，或被逐出。
- **遗传的**。约半数有囤积的个体，其家庭成员中也有囤积。

动物囤积

囤积物品的个体中有近 40％也囤积动物。动物囤积是一种强迫性需求，收集和拥有动物，有意向照顾它们。囤积动物的个体研究动物收养网站，参观收容站，或在小巷里搜索流浪动物。这些习惯令家里或院子里充斥着宠物。不久，囤积动物者的生活空间变得一团糟，到处都是动物排泄物和杂物。动物经常被忽略或虐待。

囤积动物的个体经常忽视自己的健康和社交生活，因为他们花费时间和金钱照顾动物。他们很少自己寻求治疗，需要家庭成员或朋友参与，以及通知政府。

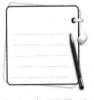

莱妮的故事

莱妮是 47 岁单身女性，被转介到社区精神健康团队，治疗**抑郁**和**焦虑**。她从未使用过任何治疗精神疾病的药物，但 5 年前有过对抑郁症的 CBT 治疗。

莱妮大学毕业，在一家慈善旧货店做兼职销售助理。她说大学时曾约会，但近年来"太忙了"。她明显心境低落。她抱怨注意力很不集中和做事没有条理。她说不曾使用任何物质。

精神卫生专业工作者注意到莱妮的口袋塞满账单和其他纸张。当开始被问及时，她否认，说她"在办公室需要带着"，但被再次问到时，莱妮承认自己很难丢弃商业纸张、报纸和杂志，从她记事以来就是如此。她感到这在她 12 岁、妈妈扔掉她的旧玩具时就开始了。现在，许多年后，莱妮的公寓充满了书、文具、工艺品、塑料袋、纸箱，以及各种其他物品。她说她知道那有一点疯狂，但这些物品总有一天会有用。她还说，她的许多物品是漂亮的、独特的、不可替代的，或有着强烈的情感价值。扔掉任何物品的想法都令她感到十分痛苦。

经过一系列访谈，精神卫生专业工作者发现，从她 30 岁出头，莱妮公寓的房间就开始充满物品，到访谈的那段时间，她已经没有空间生活。她的厨房几乎全部是满的，因此她使用一个迷你冰箱和一个烤箱，挤在走廊成堆的纸张中间。她在唯一一张空椅子上用餐。晚上，她把一堆纸从床上移到那张椅子上，这样才能睡觉。莱妮一直从她工作的慈善旧货店买东西，还会带走每天的免费报纸，她计划将来阅读。

对于公寓的状况她感到羞愧，但没告诉任何人自己的行为，也至少 15 年没有邀请任何人到公寓来。她同样回避社交活动和约会，因为——虽然她很友好且很孤单——但她知道她不能邀请任何人到家里。她不想让精神卫生专业工作者去她家，但出示了手机相机拍的一些照片。照片显示了家具、纸张、箱子和衣服，堆积如山，从地板堆到天花板。

莱妮被诊断为**囤积障碍**。自有记忆以来，她就难以丢弃物品，以至于很难住在自己的生活空间中。

治疗

治疗可以帮助有囤积障碍的个体减少收集物品，过上更安全、更愉快的生活。对于这些个体来说，严重的囤积很难完全停止，即使治疗，也可能继续。通过有规律的帮助，症状可以减轻。那些有此障碍的个体也可从本章开篇"健康的精神和躯体"的生活方式"贴士"中受益。

帮助有囤积障碍的个体主要的两种治疗方式是 CBT 和 SSRI 抗抑郁药，例如，帕罗西汀。通过治疗，个体学会扔掉不需要的物品时压力较小，学会减轻囤积的需求或渴望。他们还学会改善技能，例如，组织、做决定，以及放松。

一些个体可能受益于雇佣专业的整理者，帮助他们"整理"家里的东西。因为囤积者经常很难与收集的物品分开，所以他们必须信任整理者。因为即使在打扫以后，囤积还是可能持续，整理者应该不时去帮助他们维护家里的整洁。

其他强迫障碍

有这些障碍的个体有巨大的痛苦，或社交、职业或损害其他重要方面功能。有**拔毛癖**或**皮肤搔抓障碍**的个体经常感到羞耻，对他们拔毛或皮肤搔抓的极度行为感到失控。他们可能回避社交和其他公共场所，在那里，这些行为的结果可能被发现。他们掩盖那些由于拔毛而没有毛发的部位，或由于搔抓而损害的皮肤部位。拔毛和皮肤搔抓经常不会在其他人面前进行，除了家庭成员。如果症状是由于其他躯体疾病或其他精神障碍所致，则不能诊断为这些障碍。如不治疗，这些障碍可发生和消失，反反复复，数周，数月或数年。在青春期女孩和女性中更常见：拔毛癖在女性中比男性中发生率高 10 倍，有皮肤搔抓障碍的个体中有75％是女性。

拔毛癖

有**拔毛癖**的个体经常从头皮、睫毛、眉毛或身体的其他部位——也就是说，长毛发的任何区域拔毛。拔毛的区域可随着时间而改变。大多数有拔毛癖的个体拔掉了太多毛发，以至于头上出现秃处，他们试图梳理发型，用丝巾、假发或化妆品来掩盖。

这种行为经常是反射性的，做的时候并无目的或想法。另一些时候，则是有目的的或有计划的。当有以下症状时，可诊断为此障碍：

- 经常拔毛，导致毛发缺失。
- 反复尝试减少或停止拔毛行为。

拔毛可能对毛发的生长和质量产生持久性的损害。吞咽毛发可在胃部集结成团，导致贫血症（低铁）、胃痛、恶心、呕吐、肠梗阻，在最严重的案例中，还导致肠破裂。

治疗经常由药物和 CBT 组合而成。SSRI 抗抑郁药经常被使用，帮助减轻拔毛的冲动。在治疗中，个体学会对拔毛行为有所觉察。他们还学会有用的**习惯逆转**技术。这包括学会用危害更小的行为替代拔毛，例如，挤压一个球。有些个体学会通过戴手套或帽子，来阻止拔毛行为，也对行为有所改善。

皮肤搔抓障碍

有皮肤搔抓障碍的个体通常抓、擦、刮他们的皮肤。他们可能搔抓健康皮肤、粉刺、老茧或痂。许多有此障碍的个体每天至少花 1 小时在搔抓皮肤，想着这个事，或是试图克服这一冲动上。

脸是最常见被搔抓的部位，但手、手指、躯干、手臂和腿也是常见的目标。指甲盖、小刀、镊子或大头针，都可能被用到。搔抓可带来疤痕和严重的组织损害，以及医疗问题，例如，皮肤或血液感染。

皮肤搔抓最常始于青春期，痤疮可能触发症状。当个体感到紧张或乏味时，可能发生搔抓。搔抓可带来放松感或愉悦感。每天可持续数小时。当出现以下症状时，可诊断为此障碍：

- 频繁地搔抓皮肤，导致皮肤损害或疼痛。
- 反复尝试停止或减少皮肤搔抓。

由于大量时间用于搔抓，个体报告耽误了上班、上学或上班上学迟到，或社会功能受损。这个问题也会扰乱个体的工作或学业任务。

皮肤搔抓障碍的治疗与拔毛癖相似。SSRI 抗抑郁药可帮助减轻冲动，提高对搔抓的控制。通过治疗，个体可学习变得对搔抓行为更有觉察，并学会如何停止。

要点

- 有**强迫障碍**的个体内心充满扰乱性的害怕、担心、冲动，或想法（强迫思维）。这些经常与那些强烈地试图处理不想要的强迫思维的行为（强迫行为）相结合。
- 强迫思维和行为经常制约了有这些障碍的个体。他们反复的行为和极度的担心占据了生活，损害了他们的社交关系、学业或职业功能。
- 有这些障碍的个体经常接受相似的治疗。这些包括抗抑郁药和一种叫做**认知-行为治疗**（CBT）的心理治疗（"谈话治疗"）的组合。通过治疗，大多数有这些障碍的个体能过上充实而满意的生活。
- CBT 传授如何应对压力，管理害怕和担心，并改变应对强迫思维的方法。最常见的用于治疗这些障碍的药物是抗抑郁药，叫做选择性 5-羟色胺再摄取抑制剂（SSRIs）。包括氯丙咪嗪、氟西汀、氟伏沙明、帕罗西汀和舍曲林。

- 保持健康的生活方式对于应对这些障碍是很重要的。以下"贴士"可能有帮助：学习基本的放松技术以减轻压力和焦虑，觉察警示迹象，避免使用毒品和酒精（这些可令症状恶化）。

创伤后应激障碍

急性应激障碍

适应障碍

其他创伤及应激障碍

　　反应性依恋障碍

　　脱抑制性社会参与障碍

DSM-5®障碍完整目录，见附录 A。

第 7 章
创伤及应激障碍

创伤事件是人们经历或看到的可怕的事情。它会扰乱、惊吓和打扰那些经历过或知道此事件的个体。**应激**是常见的经历，包括感到紧张或压力。对于某些个体，严重的应激可令人感到被压垮或难以应对。

约 60％的男性和 50％的女性生命中历经至少一次创伤事件，例如，事故、躯体攻击、性虐待、自然灾害和战争。不同年龄的个体以许多不同的方式对创伤做出反应。他们经常有强烈的情绪，例如，感到很悲伤，惊吓，内疚，羞耻或愤怒。这些感觉可随时间的推移而淡化。

对于一些个体来说，问题可能持续数周，数月或数年。约 30％的灾难幸存者有一些精神疾病症状。5 个女性中有近 1 个（18％）曾报告被强奸和性虐待，这些个体中，又有约 30％有精神疾病症状。

创伤及应激障碍是 DSM-5® 中一个新的障碍群。这些障碍都由压垮个体的事件或环境所致，经常是威胁性的，或导致严重的伤害、忽视或死亡。**创伤后应激障碍**和**急性应激障碍**是被那些能够导致痛苦的创伤事件所触发，例如，噩梦、闪回，以及生动的、令人不安的记忆。**适应障碍**是对压力性生活事件的一种反应，它不是威胁生命的，例如离婚、破产或配偶有外遇。

这一章中有两种障碍只在儿童中诊断，**反应性依恋障碍**和**脱抑制性社会参与障碍**发生在曾受过虐待或忽略的儿童中，两种障碍都有终生的影响。

创伤后应激障碍

作为创伤的后果，有**创伤后应激障碍**（PTSD）的个体有一系列症状。PTSD 的症状因人而异。个体可能看起来不悲伤或害怕，但可能显得愤怒、冒失、麻木、退缩、神经分分（敏感），健忘，或难以跟人交谈和相处。当个体的症状超过 1 个月时，可诊断为 PTSD。

DSM-5® 明确规定，创伤必须包括真正的或威胁性的死亡，严重伤害或性攻击（例如，强奸）。获悉一位家庭成员由于自然的原因死亡，或在晚间新闻中看到恐怖分子的攻击，并不符合诊断标准。它可影响从战争中归来的士兵，还会影响经历过其他创伤事件的男性、女性和儿童。

有 PTSD 的个体经常通过突发的、令人困扰的记忆重新经历这些体验，它重复或涉及了他们曾经看到的、感受到的、听到的或闻到的，就像事件再次发生一样。他们可能有痛苦的梦境，强烈的害怕、无助、恐怖，噩梦和睡眠问题，以及感到冷漠或遥远。看到的，听到的，以及其他情境都可能触发症状，这些刺激源经常被回避。高达 30％的灾难受害者会发展成 PTSD。

有此障碍的其他个体在思维和心境上都有变化。他们可能对自己或他人有模糊和过度负性的见解，例如，"我总是判断力很差"或"有权威的人都不可信任"。他们可能因为创伤而责备自己或他人。

PTSD 可发生在任何年龄。症状经常在创伤后的头 3 个月发生，也可能更晚才出现。那些有 PTSD 的个体首次对创伤的反应通常符合**急性应激障碍**的诊断标准，持续不超过 1 个月。有 PTSD 的成人中，约有一半在 3 个月内完全康复，但也有一些个体的症状超过 1 年，有时超过 50 年。

儿童也会发生 PTSD，在创伤性事件后，一开始会不安或迷惑。他们也会表现出强烈的害怕和悲伤。他们的游戏经常反映他们经历或目睹的创伤。DSM-5® 为有此障碍的 6 岁和更小的儿童制定了诊断标准，来探测他们独特的症状。

大多数有 PTSD 的个体有至少一种其他精神障碍。最常见的是**抑郁障碍、双相障碍、焦虑障碍和物质使用障碍**。近半数从伊拉克和阿富汗战场回来的美国退伍军人，被诊断为 PTSD 和轻度创伤性脑损伤。

 创伤后应激障碍

当以下症状出现在成人、青少年和 6 岁以上儿童中时，可诊断为 PTSD（6 岁和更小的儿童的症状随后列出）：

- 以以下至少 1 种方式接触威胁性的或真实的死亡，严重伤害，或性攻击：

- 经历创伤性事件。
- 当事件发生在他人身上时，亲眼目睹此事件。
- 获悉创伤性事件发生在家庭成员或亲密朋友身上。在家庭成员或朋友威胁性的或真实的死亡中，事件必须是暴力的，或因意外而发生。
- 反复接触创伤的恐怖的细节（例如，急救员收集人体遗骸；警察接触虐待儿童的细节）。通过电脑、电视、电影或图片观察事件并不适用，除非它与工作相关。

- 在创伤性事件发生后，有以下至少一种侵入性症状，持续一个月或更长时间。
  - 创伤记忆无预警地再次出现，导致痛苦（"侵入"当前生活）。在 6 岁以上的儿童中，扮演游戏可能重复创伤所表达的主题和各方面内容。
  - 反映创伤中细节或感受的噩梦（在儿童中，可怕的梦或许并无与创伤清晰关联的内容）。
  - 那些引起个体的感觉或行动的闪回，好像创伤再次发生一样（在儿童中，这些可能表达在游戏里）。
  - 当接触反映创伤各方面情况的想法、记忆或其他提示物，例如，物品、声音和景象时，有强烈的或持续的痛苦。
  - 对想法、记忆或那些反映创伤事件的其他提示物，例如，物品、声音和景象,有躯体反应(例如，快速心跳，感到眩晕，出汗)。
- 频繁地回避此事件的任何提示物，持续 1 个月或更长时间，表现为以下一种或两种症状：
  - 回避或试图回避有关此事件的记忆、想法或感受。
  - 回避或试图回避那些作为此事件提示物的场所或任务（例如人、地点、物品或对话）。
- 在信念和感受的负性改变方面，表现出以下至少 2 种，1 个月或更长时间，在创伤后开始或恶化：
  - 不能回忆起事件的关键部分（不是由于脑损伤、酒精或毒品所致）。
  - 关于自己、他人或世界的频繁的和极端的负性信念（"我很糟糕"，"没有人可以信任"）。
  - 关于创伤的原因或结果的持续的畸形的想法，导致责备自己或他人。

- 频繁且持续的害怕、恐怖、愤怒、内疚或羞耻。
- 对于曾经喜欢的活动，兴趣显著减少，或不去参加。
- 感到与他人脱离接触或有距离感。
- 经常没有正性、快乐、愉悦或爱的感受。

- 在觉醒（紧张）和反应方面表现出至少两种主要的改变，持续 1 个月或更长时间，在创伤后开始或恶化：
  - 易激惹或愤怒的爆发（甚至在没有被挑衅时），经常表现出针对人或物品的语言或躯体的愤怒。
  - 冒失或自我破坏性行为。
  - 过度警觉（对威胁或危险高度警觉，持续监视环境）。
  - 对大的噪音或惊讶的事情有显著的惊跳反应。
  - 难以聚焦想法或注意力。
  - 睡眠困难（例如，难以入睡或难以保持睡眠；休息不充分的睡眠）。

这些症状导致严重的痛苦，损害社交、职业或其他重要方面的功能。它们不是由于毒品、酒精、药物，或其他躯体疾病所致。一些有 PTSD 的个体可能有分离症状：他们感到对自己的想法或躯体是一个外部的观察者，就像在梦里一样。他们还会感觉他们周围的世界是不真实的、梦幻的，或遥远的。分离症状还包括闪回，以及不能回忆起创伤事件的关键部分（如在上述标准描述的那样）。

6 岁或更小儿童的创伤后应激障碍

对于 6 岁或 6 岁以下儿童，PTSD 诊断包括以下特征：
- 至少以一种下述的方式接触威胁的或真实的死亡，严重的伤害，或性攻击：
  - 经历创伤事件。
  - 亲眼目睹事件发生在他人身上，例如父母或重要照顾者（不包括通过电脑、电视、电影或图片看到的事件）。
  - 获悉父母或照顾者身上发生了创伤性事件。
- 至少有以下**侵入性**症状之一，创伤事件后延续一个月或更长时间：
- 创伤记忆无预兆地再次出现，导致痛苦（"侵入"当前生活）（在一些儿童中，突发的记忆可能不引起痛苦，可能在游戏中表现出来）。
  - 反映创伤中细节或感受的噩梦（在儿童中，可怕的梦或许并无与创伤明确关联的内容）。

- 那些引起儿童感觉到的或行动的闪回，好像创伤再次发生一样。这可能在游戏中表现出来。
- 当接触反映创伤各方面情况的想法、记忆或其他提示物，例如，物品、声音和景象时，产生强烈的或持续的痛苦。
- 有作为对创伤提示物反应的躯体症状（例如，快速心跳，感到眩晕，出汗）。

- 至少存在以下一种症状，反映出对创伤提示物的持续回避，或思维、心境上的负性改变。这些症状在创伤后开始或恶化，持续 1 个月或更长时间：
  - 回避或试图回避活动、地点或物品，它们能够唤起事件记忆。
  - 回避或试图回避人、对话或情境，它们是事件的提示物。
  - 更频繁的害怕、内疚、悲伤、羞耻或困惑的感受。
  - 对于曾经喜欢的活动，兴趣显著降低，或不去参加，例如更少地玩乐。
  - 与他人交往时退缩。
  - 很少表现出快乐、正性或爱的感受。

- 在**觉醒**（紧张）和反应方面表现出至少两种主要的改变，持续 1 个月或更长时间，在创伤后开始或恶化：
  - 易激惹或愤怒的爆发（甚至当没有受到挑衅时），经常表现为针对人或物品的语言或躯体的愤怒（例如，在极端的脾气爆发中）。
  - 过度警觉（对威胁或危险高度警觉，持续监视环境）。
  - 对大的噪音或惊讶的事情有显著的惊跳反应。
  - 难以聚焦想法或注意力。
  - 睡眠困难（例如，难以入睡或难以保持睡眠；休息不充分的睡眠）。

这些症状导致严重的痛苦；损害与父母、兄弟姐妹、朋友或其他照顾者的关系；或影响学业行为。它们不是由于毒品、酒精、药物，或其他躯体疾病所致。一些有 PTSD 的儿童可能有**分离症状**：他们感到对自己的想法或躯体是一个外部的观察者，就像在梦里一样。他们还会感觉他们周围的世界是不真实的、梦幻的，或遥远的。在儿童中的分离症状还包括闪回（如在上述标准描述的那样）。

风险因素

PTSD 的风险因素分为 3 类：创伤前（发生在创伤前），创伤中（发生创伤时），以及创伤后（发生在创伤后）。儿童的社交支持和稳定的家庭有助于避免或减少此障碍的风险。

创伤前因素：

- **气质的**。6 岁前有儿童期情绪问题的个体。这些可包括创伤性事件或精神障碍，例如**惊恐障碍、重性抑郁障碍**，或**强迫症**。
- **环境的**。较低的社会经济地位，较低的教育程度，过去的创伤史，离婚，家庭成员的死亡，精神健康问题的家族史等背景。
- **遗传的**。女性和年轻人的风险更高。

创伤中因素

- **气质的**。在创伤期间或之后有分离症状的个体可能风险增加。
- **环境的**。发生 PTSD 的几率是基于事件的严重程度，感受到的生命威胁，个体受到的伤害，或人际间的暴力。例如，儿童被父母伤害，士兵看到同伴的死亡，那么，风险会有所增加。

创伤后因素

- **气质的**。缺乏健康应对技能的个体，或有急性应激障碍的个体。
- **环境的**。在此事件持续提示物的周围，更进一步的生活危机，以及来自创伤的财务或其他损失。

杰瑞德的故事

杰瑞德是一个 36 岁已婚的从阿富汗战场回来的退伍军人，在那儿，他曾作为一个军官服役。他到退伍军人精神健康门诊，抱怨"容易发脾气"和"容易被触发"。

杰瑞德的症状包括在受到惊吓时控制不住的愤怒，持续的与死亡相关事件的想法和记忆，每周都出现栩栩如生的战斗的噩梦，导致睡眠困难，焦虑，以及对朋友们曾经共同的爱好缺乏兴趣。

尽管所有这些症状令人很痛苦，但杰瑞德最担心的是他极度的愤怒。他"一触即发"的脾气引起与挡路司机打架，诅咒排队结账时站得离他太近的陌生人，在同伴偶然惊吓到他时转入"攻击模式"。最近一次就诊时，他在测试台上睡着了。护士轻触他的脚，他爬了起来，诅咒并威胁她——令护士和他自己都感到可怕。

他在车里放了一把手枪来保护自己。但杰瑞德并不想伤害别人。在一次威胁性事件后，他深深懊悔，担心自己会不小心伤害别人。

这些事情使他想起了在军队时在前门站岗的经历。当他困乏时，敌人的火力令他大吃一惊，立刻投入行动。

杰瑞德在一个充满爱的家庭长大，是中西部农场主，苦苦挣扎，量入为出。20 岁时，他参加美国陆军，被派往阿富汗。他描述，在加入军队之前，自己曾乐观而开心。他说喜欢基础训练，喜欢在阿富汗的前几周，直至他的同伴被杀死。那时，他最在意的，是让最好的朋友和自己活着回家，即使这意味着要杀死其他人。他的人格改变了，他说，从那个快乐幸运的农家男孩变成了害怕的、极度自我保护的士兵。

回归平民生活之后，他获得了大学学位和一个商业研究生学位。他选择做一个自我雇佣的管道工，因为他需要独自工作。他结婚 7 年，是两个年幼女儿的父亲。他希望退休后做木工，阅读，获得一些"和平与安宁"。

杰瑞德被诊断为**创伤后应激障碍**。他主要的担心起源于恐惧症状，以及被别人惊吓时产生的攻击，杰瑞德十分紧张不安，总是在观察是否有危险。他还有侵入性的记忆、噩梦和闪回。

杰瑞德试图降低那些能够减少他社交和职业机会的冲突风险。例如，他决定做个管道工，而不是利用自己的工商管理学位，看上去，他十分努力地控制自己的私人空间。

治疗

有 PTSD 的个体在不同阶段可能需要不同类型的帮助。有些在家庭、朋友或牧师的帮助下康复。但许多个体需要精神健康治疗才能变好。精神科医生和其他精神卫生专业工作者在治疗 PTSD 的痛苦效应上取得了很大成功。一系列的治疗方法被用于帮助有此障碍的个体，处理他们的创伤和痛苦（参见第 20 章"治疗要点"，获取更多细节）：

- **药物**。选择性 5-羟色胺再摄取抑制剂（SSRI）抗抑郁药，例如，帕罗西汀和舍曲林，可有助于治疗 PTSD 症状，例如，噩梦和闪回。苯二氮䓬类镇静剂，例如，氯硝西泮或劳拉西泮，可以短期用于减轻短期焦虑。α-肾上腺能受体拮抗剂，例如哌唑嗪（盐酸哌唑嗪），有助于减少噩梦和改善睡眠。
- **认知-行为治疗（CBT）**。这种形式的心理治疗通过给个体传授放松技术，聚焦于改变痛苦的行为模式和侵入性想法。CBT 还能指出、回顾和挑战那些引起问题的想法。
- **催眠**。帮助增强控制分离状态和体验，对有 PTSD 的个体有很大的益处。创伤的能量和在催眠中集中注意的状态，可用于唤起创伤记忆，面对它们，并在更清晰和宽广的视野中审视它们。
- **暴露疗法**。此行为治疗是在安全和受控的环境下，使用仔细的、反复的和细节性的重新经历创伤（暴露）来"触发"症状。这能帮助幸存者面对和获得对来自创伤的极度害怕和痛苦的控制。在一些案例中，可以立刻面对所有的创伤记忆（"冲击"）。在另一些案例中，最好先慢慢处理最严重的创伤，或每次只处理一部分创伤（被称为"脱敏"）。

用于军人及其家庭：PTSD 的应对

讨论它
- 寻求家庭成员的支持。
- 向经历过类似情境的其他军人诉说。
- 向精神卫生专业工作者诉说（不论一对一还是一个家庭同时进行）。
- 从你信任或尊重的人那里获取建议。

寻求平衡
- 避免极端的个人行为，例如，酗酒。
- 找到能支持你的、正性的人。

照顾好你自己
- 参与健康行为，例如，锻炼，充分休息，以及平衡的饮食。
- 避免酒精和毒品。它们不能改善你的症状，只能短期遮盖它们。

照顾好你的亲人
- 与所爱的人、孩子或其他家庭成员共度更多时光。
- 集聚一些你的能量来帮助家庭应对他们的问题。

给自己一段休息时间

- 减少接触令你痛苦的新闻报道和暴力的电影或游戏。
- 聚焦更多的时间在你喜欢的事情上。

帮助他人

- 给其他正在应对创伤的军人或家庭提供帮助。
- 帮助他人也有利于帮助你自己应对。找到并参与你喜欢的志愿者活动。

帮助儿童应对创伤

　　当儿童经历创伤或应激事件时，他们经常害怕此事再次发生。得到早期治疗和帮助是必要的。来自父母或照顾者、学校、同伴的支持是关键的。独自或与其他家庭成员一起进行心理治疗，还可帮助儿童讲述、扮演、画出或写出事件，以及处理他们的恐惧。重要的是，让儿童确信他们是安全的，他们的感受是正常的。父母在那里倾听和关注、给予爱和时间，对儿童是有帮助的。**美国儿童与青少年精神医学学会**（www.accap.org）提供给家庭应对生活危机的资源，以及如何寻找到本地儿童和青少年精神科医生。这个网站上还有帮助性"贴士"，例如，避免家庭暴力或令人不安的电视画面，以及如何安排日常生活，帮助儿童感到安全。

健康的精神和躯体

　　照顾好你的身体和情绪，可对减轻由创伤事件带来的压力和焦虑大有帮助。一些生活方式的改变可能有所裨益：

- **与家庭和朋友保持联系**。当你处理 PTSD 时，尽量通过与那些能够提供情绪支持的亲人谈话和在一起，来保持密切的联系。
- **参加一个创伤幸存者的支持团体**。团体治疗或互助团体鼓励类似事件的幸存者分享他们的体验和对体验的反应。团体成员互相帮助来意识到许多人会做同样的事情，感到同样的情绪。
- **锻炼**。几乎任何类型的锻炼，例如，步行、慢跑、骑自行车、举重，都可提振心境、减轻紧张、改善自尊。
- **避免毒品和酒精**。许多有 PTSD 症状的个体转向酒精和毒品，寻求放松。这些只是令症状恶化并延迟治疗的成功。

急性应激障碍

在创伤事件后，一些个体会出现**急性应激障碍**。可能导致急性应激障碍的创伤事件与可导致 PTSD 的事件一样。这包括受威胁的或真实的死亡、严重的意外、暴力的人身攻击，性攻击或虐待、灾难和战斗。急性应激障碍的症状比 PTSD 持续的时间更短。

创伤事件导致强烈的焦虑、害怕、无助或恐怖感。有急性应激障碍的个体经常会重新体验创伤。一些个体可能有**分离症状**：他们感觉麻木、茫然或与他们自己分离。他们可能看见事物以慢动作发生。

此障碍可能在创伤事件 3 天后被诊断。当症状持续超过 1 个月时，此障碍可发展为 PTSD。压力反应也可能在 1 个月后很快结束。有急性应激障碍的个体约 50％可能发展为 PTSD。

有急性应激障碍的个体的数量在不同类型的创伤中各有不同。车祸幸存者中有 13％～21％的患病率。攻击、强奸或群体枪击案中幸存的个体有更高的患病率，在 20％～50％之间。女性被诊断为急性应激障碍的几率比男性更高。这可能是由于针对女性的个人暴力更常见所致。

 急性应激障碍

必须出现以下症状，才能诊断为急性应激障碍：
- 以以下至少一种方式接触威胁性的、真实的死亡、严重的伤害或性攻击：
  - 经历创伤事件。
  - 亲眼目睹事件发生在他人身上。
  - 获悉创伤事件发生在家庭成员或亲近朋友身上。在家庭成员、朋友威胁性的或真实的死亡中，事件必须是暴力性的或归因于意外。
  - 反复地接触创伤事件的可怕细节（例如，急救员收集人体遗骸；警察接触虐待儿童的细节）。观看电脑、电视、电影或图片中的这些事件，不适用于此，除非是与工作相关。
- 至少有以下 5 种类别中的 9 种症状。在创伤事件后，症状开始或恶化。在创伤后持续至少 3 天，最多 1 个月：

  侵入性症状
  - 创伤记忆无预警地再次出现，引起痛苦。在儿童中，扮演游戏可重复表现创伤主题或内容。

- 反映创伤中的细节或感受的噩梦（在儿童中，可怕的梦或许并无与创伤清晰关联的内容）。
- 那些引起个体感觉到的或行动的闪回，好像创伤再次发生一样（在儿童中，可能通过游戏表现出来）。
- 当接触反应创伤内容的想法、记忆或其他提示物，例如物品、声音和景像时，有强烈的或持续的痛苦。

负性心境

- 经常没有正性、快乐、愉悦或爱的情感。

分离症状

- 一种在个体的环境或自我中，改变了的、什么是真实的感觉（例如，看自己就像从房间另一边观察自己，从而陷入茫然）。
- 不能回忆起创伤的重要情况（不是由于脑损伤、酒精或毒品）。

回避症状

- 试图回避有关事件的记忆、想法或感受。
- 试图回避那些引起关于事件的记忆、想法或感觉的提示物（例如，人、地点、物品、任务或对话）。

觉醒症状

- 睡眠困难（例如，入睡困难或难以维持睡眠；休息不充分的睡眠）。
- 易激惹或愤怒爆发（甚至当没有挑衅时），也经常表现为针对人或物品的语言或躯体的愤怒。
- 过度警觉（对威胁或危险高度警觉，持续监视环境）。
- 难以聚焦想法或注意力。
- 对大的噪音或惊讶的事情有显著的惊跳反应。

这些症状导致严重的痛苦或损害社交、职业或其他重要方面的功能。它们不是由于毒品、酒精、药物、其他躯体疾病或**短暂精神病性障碍**所致。

风险因素

几种因素可增加个体发展为急性应激障碍的风险：

- **气质的**。其他精神障碍的病史，频繁的悲观的想法，感到内疚或无望，对事件有更多的威胁感，以及基于回避想法和感受的应对方式。
- **环境的**。接触其他创伤。
- **遗传的**。女性（和女孩）风险更高。

玛丽和罗伯特的故事

创伤事件

玛丽到电影院看电影首映。当她坐下时，屏幕前突然出现一个戴滑雪面具的年轻男子。手持攻击步枪，向人群开火。她看见许多人被击中，包括坐在她身边的女人。周围的人们开始尖叫，出口处聚集了混乱蜂拥的人群。她受到惊吓，奋力挤到出口。她逃到停车场，没有受到伤害，而警车也正好到达。

罗伯特同一时间也在同一家电影院。他也害怕丧命。他躲在一排椅子后面，爬到过道，快速冲到出口。尽管身上沾了血，但他身体没受伤，逃脱了。

两天后，玛丽和罗伯特都认为自己成了"极度精神紧张的人"。很高兴还活着，没有受伤，但他们觉得自己还是很焦虑不安。他们听到最轻的声音都会惊跳。他们一直观看电视上关于此次枪击事件的最新报道。每次一看到真实的事件视频，他们就会惊恐发作，大汗淋漓，不能平静，难以停止想这个创伤。他们晚上不能睡觉，因为有噩梦惊扰，而在白天，他们不断有枪击、喊叫，以及在此事件中他们个人的恐惧的、侵入性和不受欢迎的回忆。

玛丽——两周后

两周后，玛丽的感觉和行为像她自己正常的时候一样了。尽管有时枪击的提示物会导致短暂的惊恐或躯体反应，但它们不能控制她的清醒时间。她不再做噩梦。她知道她永远不会忘记电影院里发生的一切，但就大部分情况而言，她的生活已经回归正常。

罗伯特——两周后

两周后罗伯特还没有恢复。他感到不能表达感受，不能有快乐或积极的感受。他听到最轻微的声音就会惊跳，不能聚焦他的工作，而且，他还有噩梦。他试图回避枪击的提示物，但仍记得当他躲在椅子后面时的枪声、喊叫，还有血液从邻座的人的胸腔喷射而出，喷到他身上黏糊糊的感觉。他感到环境与自己隔绝。他认为他的生活已经被创伤改变了。

诊断

玛丽对创伤有正常的反应，因而不能被诊断。然而，罗伯特则被诊断为**急性应激障碍**。在创伤事件后，几乎所有人都不安。他们通常在 2～3 天内感受变好，期待正常康复。枪击后，玛丽的反应对于创伤是正常的：震惊，害怕，悲痛，混沌，难以集中注意力，疲乏，睡眠困难，容易有惊跳反应，心跳加速，恶心和食欲丧失。这些症状在 2 周后消失。

罗伯特发展为急性应激障碍。包括在枪击后一个月中，出现了更多强烈的症状。他有 14 种可能的症状中的至少 9 种，包括噩梦、闪回、睡眠困难和过度警觉。

治疗

CBT（参见"创伤后应激障碍"中的描述）已经被证明是治疗急性应激障碍最成功的方法。它能够阻止症状恶化及发展为创伤后应激障碍。

其他疗法也有帮助。支持性心理治疗可处理对创伤或应激的情绪反应。自我催眠训练可诱导愉悦流动的轻盈感受去取代痛苦。放松技术，例如，渐进式肌肉放松和**生物反馈**，也有帮助。生物反馈，是一种助人获得对躯体功能的控制的技术。当仪器记录信息，例如，肌肉张力、皮肤温度和呼吸频率时，可以学习想要的反应。生物反馈可以帮助个体做出特定的改变（例如，呼吸频率）来创造出想要的反应（例如，更深度的呼吸以减少张力）。一些推荐给 PTSD 的相同的健康生活方式的改变也是有帮助的。

一些处方药也可以短期降低焦虑的症状。这些包括 SSRI 抗抑郁药和苯二氮䓬类镇静剂。

适应障碍

生活中的改变经常引起压力——无论是单个的事件，例如，找到一份新工作或离家上学，还是一系列的事件，例如，婚姻问题，经济困难，或家庭成员死亡。压力性的改变也可能是一个持续的问题，例如，严重的疾病，或儿童待在持续争斗的父母身边。一些个体在几个月内可以适应这样的改变。

当他们在更长的时间内感到痛苦、悲观，这些症状就可能导致适应障碍。那些有此障碍的个体难以适应他们生活中的改变。他们会出现一系列的症状。这些包括抑郁心境、自杀想法、焦虑和职业功能受损。这些"貌似伤势不重的人"可能有些症状，严重到需要治疗或照顾。

在压力性事件或环境出现后，适应障碍的体征经常在 3 个月内出现，在 6 个月后消失。美国 5%～20% 寻求精神卫生治疗的个体有此障碍的症状。

如果个体的症状导致更特定的障碍，例如，**重性抑郁障碍**或**惊恐障碍**，那就要给予这些诊断。即使是应激源看起来引起了这些症状，也不能诊断为适应障碍。

 ## 适应障碍

当出现以下症状中的 1 种或 2 种，并在应激事件后 3 个月开始，可诊断为此障碍：

- 极度和持久的痛苦，超过了应激源可致的限度。包括抑郁心境，焦虑，或抑郁心境和焦虑的混合。
- 社交、职业或其他重要方面功能的严重问题。

这些症状不是由于其他精神障碍所致。它们反映的不是对亲人死亡的正常悲痛。一旦应激事件过了，症状不会再持续超过另 6 个月。

风险因素

那些来自于不利环境（例如，贫穷，一直被寄养，或受到较少的教育）的个体，患适应障碍的风险更高。他们会面对许多应激性压力事件，可能增加风险。

治疗

大多数有适应障碍的个体治疗效果良好，经常只需要治疗较短的时间。有两种治疗适应障碍的方法——心理治疗（咨询或"谈话治疗）和药物。

短程心理治疗，无论是单独的还是团体的，都可以帮助个体了解为什么应激性事件对他们产生如此大的影响。把痛苦的感受和恐惧说出来，减少了应激源带来的压力，帮助有此障碍的个体处理得更好。当他们明白了这样的关联，也会学习应对技能，帮助自己处理任何未来的应激事件。

团体治疗包括了有相似问题的个体。在团体中，个体可以对自己的问题了解更多，得到新的观点，面对情绪问题，释放封闭起来的情绪，感到不那么孤单。

药物也能减轻症状，可以短期使用。大部分处方药，被证明是有帮助的，是抗抑郁药和抗焦虑药。大多数个体只需要服药数月。

其他创伤及应激障碍

两种障碍描述了一些儿童是如何对严重忽视的痛苦做出反应的（也就是，在婴幼儿期没得到足够的爱和照顾）。即使这些障碍共享同样的病因，它们所反映的儿童的表现，却既可以是向内的（反应性依恋障碍），又可以是向外的（脱抑制性社会参与障碍）。在 9 个月以上的儿童中，症状存在如果超过 1 年，就可诊断为这些障碍。

这些障碍还可能与营养不良和语言、思维技能发育迟缓相伴随。它们有一个共同的关键特征——儿童极端缺乏所需的照顾，至少表现为以下 1 种情况：

- 社交忽略（缺乏来自父母或照顾者的安慰、联系和情感）。
- 主要照顾者频繁改变，例如，在寄养照顾中。这限制了儿童与熟悉的照顾者形成稳定的依恋（联系）。
- 在与特定照顾者建立密切的依恋关系的机会显著受限的环境中长大（例如，在有许多儿童和很少照顾者的机构）。

家庭治疗和养育技能，可帮助父母和照顾者给予孩子更频繁、稳定和爱的照顾，例如，经常抱孩子。与儿童建立健康、关爱的纽带，以及精神卫生专业工作者也能够提供帮助。

反应性依恋障碍

反应性依恋障碍会影响婴幼儿。其关键特征是，在孩子和提供照顾的重要成人之间，没有或很少有依恋。当痛苦烦恼时，有此障碍的儿童很少转向这些成人寻求安慰、支持、滋养或保护。当给予安慰时，儿童看似没有反应，或反应很少。儿童表现出较少的快乐感受，有逃避的行为，以及抑郁的症状。儿童缺乏正常的安慰、拥抱和联结，此障碍的体征可能持续多年。在机构或寄养环境下，此障碍在少于 10% 的儿童中出现。只有 5 岁以上的儿童，才能给予谨慎的诊断。这些行为不是由于**自闭症谱系障碍**所致，且以下症状在 5 岁前就出现：

- 面对父母或其他成人照顾者时，频繁有退缩和限制性的行为模式，有以下表现：
  - 当痛苦时，几乎不或很少努力寻求安慰。
  - 当痛苦时，几乎不或很少努力对安慰做出反应。
- 频繁有社交和情绪问题，表现为以下至少 2 种：
  - 对他人很少有社交和情感反应。
  - 很少有积极的情感（例如，微笑）。
  - 当与成人照顾者在一起并没有威胁或伤害存在时，有突然的易激惹、悲伤或害怕的行为。

脱抑制性社会参与障碍

有**脱抑制性社会参与障碍**的儿童与陌生人的交往方式，与跟父母或其他成人照顾者的交往方式是一样的。他们不害羞或不犹豫——而且太过友好——对陌生成人。此障碍出现在寄养或机构里约 20% 的儿童中。当此障碍持续到青春期时，社交联结可能还是处于一个表面水平，有更多同伴冲突的风险。此障碍在成人中没有报告。这些包括以下症状：

- 儿童与陌生人接近或互动的频繁模式，至少表现为以下 2 点：
  - 与陌生人接近或互动时，很少或没有害羞。
  - 与陌生人非常健谈或有身体接触（喜欢搂搂抱抱）。
  - 冒险后，很少或不与父母或照顾者打招呼，即使在不熟悉的环境中。
  - 愿意跟不认识的成人走，很少或没有警惕心。

要点

- **创伤事件**是人们经历过或见过的、可怕的事。它令那些幸存者或获知事件的个体不安、害怕、受困扰。压力是常见的经历，包括紧张或有压力的感觉。对于一些个体来说，严重压力会带来招架不住、无法应对的感觉。

- 不同年龄的个体以许多不同方式对创伤做出反应。他们经常有强烈的情绪，例如，感到很悲伤、害怕、内疚、羞耻或愤怒。这样的感觉可能随着时间的推移而减轻。还会发生更多的持续性的问题。**创伤和应激障碍**都是由那些压垮个体的事件或情境引起，经常是威胁性的，或导致严重的伤害、忽略或死亡。

- 许多治疗选择可以帮助那些有创伤和应激障碍的个体。这些包括认知 - 行为治疗（CBT）、催眠、暴露治疗和药物，例如，抗抑郁药、抗焦虑药和帮助减少噩梦的药物。

- 当寻求治疗时，那些**创伤后应激障碍**（PTSD）的疗法可以分步骤地缓解症状和压力。这些包括与家人和朋友保持联系，参加创伤幸存者的支持团体，进行锻炼，避免恶化症状的毒品和酒精。

- 当儿童经历创伤或应激事件时，他们经常害怕它再次发生。早期的治疗和帮助是阻止在一生中造成持续影响的关键。让儿童确认他们是安全的，他们的感受是正常的。**美国儿童与青少年精神医学学会**（www.aacap.org）为正在应对生活危机的家庭提供资源，还有有关如何找到本地儿童和青少年精神科医生的信息。

分离性身份障碍

分离性遗忘症

人格解体/现实解体障碍

DSM-5®障碍完整目录，见附录 A。

第 8 章
分 离 障 碍

分离障碍引起人们正常的觉知感，影响他们的身份、记忆或意识。**分离**是一种觉知的改变，改变了人对身份或自我的感受。它影响个体连接记忆与知觉的能力。在分离障碍中，正常记忆里有关联的事件被彼此隔离开来。正常的个体生活的一部分可能包括轻度的分离行为。例如，对于一个个体，偶尔思维迷失，或驱车到某地，却回忆不起旅途的细节，也是正常的。然而，分离障碍包括严重的个体精神状态的改变，以及一些可能引起记忆中的巨大间隙。它们可能变成个体回避现实的不健康的方式。

本章将讨论三种分离障碍：**分离性身份障碍**、**分离性遗忘症**和**人格解体/现实解体障碍**。人们会将自己的这些症状保密，因为感到尴尬或困惑。创伤（例如，持续或过度的虐待或暴力，不论最近发生的还是过去发生的）是所有这些障碍的风险因素。有分离性身份障碍或分离性遗忘症的个体自杀风险增加。

分离障碍可采取几种不同的治疗方法。没有单一的、标准的治疗，治疗都是针对每一个人的情况而定。治疗应该总是由理解个体所经受的生活事件和压力及其环境和人格的精神卫生专业工作者指导。这些治疗包括心理治疗、催眠和能够缓解焦虑症状的药物。焦虑或抑郁问题，可能与分离症状同时出现。特别有帮助的药物包括通常用于治疗抑郁的选择性 5-羟色胺再摄取抑制剂（SSRIs）。

分离性身份障碍

在过去，此障碍被称为"多重人格障碍"。有**分离性身份障碍**的个体，在行为和感受上，似乎他们有一种以上的"身份"。有时，他们与他人交往，似乎他们有超过一种类型的人格。有此障碍的个体可能说，他们感到自己身上存在一种或更多种不同的身份。这些身份可能感觉为在他们身上有不同的个体，影响他们思考和与他人交往。

一些有分离性身份障碍的个体可能感到，他们忽然变成外部的观察者，观察自己的谈话和行为，他们对此感到无力停止。在一些文化中，这被理解为"附体"——好像一个精灵或超自然的力量以一种痛苦的方式控制了此个体。

相比于男性，有更多女性被诊断为分离性身份障碍。有此障碍的男性可能否认其症状和受虐史。有此障碍的个体中，约 70％企图自杀。频繁的虐待、严重的躯体疾病以及其他精神障碍可能导致症状恶化。

 分离性身份障碍

当出现以下症状时，可诊断为分离性身份障碍：

- 存在至少两种不同的身份（或"人格状态"），控制了个体的行为。
- 在回忆日常事件、个体信息或创伤事件时，出现持续的间隙，超过了正常的遗忘。
- 这些症状导致痛苦，或损害社交、职业、学业或其他重要方面的功能。

当此行为是个体文化或宗教中，被广泛接受的实践的一部分时，以及当此实践不引起痛苦或破坏日常生活（例如，一些信仰有一种可以被接受的实践，感受到指导个体的思想和行为的精灵存在）时，不能诊断为分离性身份障碍。当记忆中的间隙是由于药物、躯体疾病或毒品使用，例如酒精使用所致时，也不能诊断为此障碍。

不同的人格状态，基于环境而改变（例如，在家里或在派对上），以及偶尔做白日梦，这都是正常的。但当这些人格和觉知上的改变引起学业、职业或关系问题时，寻求帮助就是至关重要的。与精神卫生专业工作者会面，讨论症状，可能是有帮助的。对于一些个体而言，需要特别的治疗来帮助他们思考，过去是如何管理压力事件的，以及现在如何考虑那些事件。与心理治疗一起，抗抑郁药可以缓解抑郁症状，防止惊恐发作，如果它们出现的话。

分离性遗忘症

分离性遗忘症是记忆丧失，个体不能记起正常应该都知道或能回忆起来的个人信息。**失忆**或记忆丧失，可能非常极端，以至于个体不能回忆起自己的姓名。它通常是短期的，超过了正常的遗忘。有分离性遗忘症的个体通常很迷惑和糊涂。他可能不知道或只是轻微地觉知自己的记忆问题。它可发生在儿童、青少年或成人中。此障碍破坏个体构建和保持关系的能力。

有不同类型的分离性遗忘：

- **局部遗忘**是最常见的，阻止个体回忆起在特定时间段发生的事件。
- **选择性遗忘**阻碍了某些记忆，但并非针对特定期间的所有事件。或者，个体可能只能回忆起事件的一部分。
- **广泛性遗忘**导致个体完全失去全部的生活记忆。
- **系统性遗忘**是特定类型信息的记忆丧失（例如，与某个人有关的所有事件）。
- **持续性遗忘**，包括遗忘每一个新发生的事件。

 分离性遗忘症

当出现以下症状时，可诊断为分离性遗忘症：

- 个体不能回忆起通常是创伤或应激性质的个人信息。回忆的缺失超过了正常的遗忘。
- 这些症状导致痛苦，或损害社交、职业、学业或其他重要方面的功能。

当遗忘是由于外伤或疾病引起的脑损伤所致时，就不能诊断为此障碍。药物或毒品使用，其他躯体疾病，或其他精神障碍，例如，**急性应激障碍**或**创伤后应激障碍**，也可导致遗忘。如果遗忘是由于任何这些病因所致，就不能诊断为分离性遗忘症。

极度的精神压力可能引发此障碍（它出现在 5％～14％ 参战后被诊断有精神障碍的军人中）。遗忘可能自行结束，安全的环境可以促进恢复。记忆回归可带来巨大的痛苦或**创伤后应激障碍**。当记忆回归时，精神卫生专业工作者可以帮助个体管理任何压力症状，理解记忆丧失的原因，以及学会健康的应对方式。

人格解体/现实解体障碍

有**人格解体/现实解体障碍**的个体，感到与自己或周围环境脱离或隔绝，就像他们是自己生活的外部观察者。这种感觉持续并导致很大的痛苦。

人格解体是一种从自己的整个自我（"我不是任何人"）、想法、感觉、躯体或行动中被分开的感觉。一些个体经历了像梦一样的状态。其他人可能感觉像机器人。他们可能显得呆板，对他人没感觉，即使内心十分痛苦。

人格解体可能与**现实解体**同时出现，感觉与外部世界分开。时间似乎慢下来，外部世界显得不真实。

有人格解体/现实解体症状的个体，可能感到他们经历着的日常生活，就像在看电影一样。他们可以看到周围的人们和事件的发生，但自己并不是电影的一部分。

人格解体/现实解体的发作可能是短暂的（数小时或数天），也可能时有时无数周、数月或数年。此障碍倾向于不是出现在 40 岁后。它可以由于压力、恶化的心境或焦虑症状、新环境或缺乏睡眠而触发。

 人格解体/现实解体障碍

当出现以下症状时，可诊断为人格解体/现实解体障碍：
- 有持续的人格解体、现实解体，或二者兼具的发作。
  - **人格解体**：不真实、分离，或作为外部观察者观察自己的想法、感受、躯体或行为的体验。
  - **现实解体**：不真实的或与个体的环境分离的体验（个体或物品看起来不真实、像梦境或没有生命的）。
- 在这样的发作期，个体可以区分在他自己脑子里发生的事，以及在外部世界发生的事。
- 这些症状引起严重的痛苦，或损害社交、职业、学业或其他重要方面的功能。

在日常生活中，有时个体可能感到与周围事件分离，这是正常的。

如果不真实或分离的感觉破坏了日常生活或导致有此症状的个体产生严重的痛苦或焦虑，就可诊断为人格解体/现实解体障碍。一些药物或毒品可以导致人格和现实解体感，例如，用于医疗程序或手术的麻醉剂。如果存在药物或毒品使用，其他躯体疾病（例如，癫痫），或其他精神障碍，例如**急性应激障碍**或**创伤后应激障碍**，导致了这些症状，则不能诊断为此障碍。

- 对于一些个体，需要特别的治疗帮助他们思考，他们如何感受周围的世界。它可以帮助他们确定和回避那些容易带来症状的环境。这些治疗的选择如下：**认知-行为治疗**可以帮助面对扭曲的想法和挑战不真实的感觉。
- **自我催眠**可以帮助以轻盈流动的愉悦感替代痛苦感。
- **放松技术**，例如，渐进式肌肉放松和生物反馈也可能有帮助。
- **生物反馈**是一种帮助个体获取对躯体功能的控制的技术。渴求的反应可以通过仪器记录的信息，例如，肌肉紧张度、皮肤温度、呼吸频率来学习。这一反馈可以帮助个体做出特定的改变（例如，呼吸频率）来创造出渴求的反应，例如，用深呼吸来缓解紧张。
- **SSRI 类药物**可能有帮助，但也可能带来风险。人格解体和现实解体可能是这些药物的副作用。

要点

- **分离**是那些改变个体自我感的觉知上的改变。它破坏了个体联结记忆与感知的能力。
- 个体偶尔有轻度的分离行为是正常的。例如，个体可以思维迷失，或开车到某地，却无法回忆旅途细节。这不意味着分离障碍。
- **分离障碍**导致个体精神状态的严重改变。它还会产生事件记忆中的巨大间隙。当分离症状和行为持续或频繁发生，损害社交、职业、学业或其他功能，或触发痛苦时，此个体及其亲人应该寻求帮助。
- 个体可能隐藏这些障碍的症状，因为他们感到尴尬或迷惑。创伤（例如，持续或极度的虐待或暴力，不论发生在最近还是过去）是这些障碍的风险因素。

- 有几种不同类型的治疗分离障碍的方法。治疗应该总是由那些理解生活事件和个体忍受的压力及其环境和人格的精神卫生专业工作者来决定。这些治疗包括心理治疗、催眠和能够缓解轻焦虑症状的药物，例如，选择性 5-羟色胺再摄取抑制剂（SSRIs）。对这些障碍的药物治疗应该谨慎，因为特定的副作用可能类似于此障碍的症状。

躯体症状障碍

转换障碍

其他躯体症状障碍

　疾病焦虑障碍

　做作性障碍

DSM-5®障碍完整目录，见附录 A。

第 9 章
躯体症状障碍

躯体症状障碍包括明显的躯体问题和那些破坏或损害职业和家庭生活的高度的健康担忧。这些障碍包括关于真实的、感受到的或伪装的健康问题的不正常的想法、感受和行为。例如，当出现健康问题时，有关它们的极端担心通常比实际的躯体问题本身更为严重。

有这些障碍的个体描述躯体的疼痛和不适。他们认为这些症状是实际的健康问题，而不是精神健康问题。这些担心可以导致可能并不需要的检查、手术或药物治疗，它可能成为压力和挫折的来源。

个体可以同时有躯体疾病和躯体症状障碍。仅仅由于不能找到躯体的病因而有强烈的健康担心的个体，不能诊断为躯体症状障碍。对于一些躯体症状障碍，缺乏此症状的躯体病因仍然是诊断的关键因素。躯体症状障碍的风险因素，包括增加的对疼痛的敏感、早期创伤或被忽视。

DSM-5® 的新章节中有 4 种**躯体症状障碍**——**躯体症状障碍、转换障碍、疾病焦虑障碍**和**做作性障碍**。每种障碍都分享一些共同的特征：有这些障碍的个体更可能去医疗诊所或医院而不是寻求精神健康服务。每种障碍都有明显的对躯体健康的显著担心：

- 在**躯体症状障碍**中，个体寻求帮助主要是试图解释躯体不适。
- 在**疾病焦虑障碍**中，可能存在一些躯体不适，但主要问题是持续担心生病（或将要生病）。这些精神上的担心，如果存在的话，比任何轻度的躯体症状更损害日常生活。
- 在**转换障碍**中，出现一个突然的、严重的躯体问题，包括丧失能力（例如，突然的瘫痪或癫痫）可能导致去急诊室或医院紧急就诊。

- 在**做作性障碍**中，个体知道自身并不存在躯体问题，仍因为躯体主诉寻求帮助——或是掩盖他们故意引起躯体问题的事实。

治疗

作为一个类别，躯体症状障碍不接受精神健康服务，有时也可能变好或得到控制。对于一些个体，在医学检查证明没有躯体疾病体征后，焦虑和压力会消失。检查足以解决担心的病因。有此障碍的其他个体可能会经过一段时间的挣扎，需要精神健康服务来恢复正常的功能。对于那些早期寻求症状治疗的个体，疗效最佳。

治疗躯体症状障碍的主要目标是构建医生和患者之间的信任关系（被称为**治疗关系**）。建立关系时，医生必须承认个体的不适是真实的，并严肃对待他们的躯体主诉。医生和患者朝着恢复健康的日常活动的方向共同努力。

教育在帮助个体理解躯体症状障碍是复杂的躯体疾病方面，是很关键的。一些治疗的选择被证明是有用的。认知 - 行为治疗可以解决关于有此疾病的信念和行为。它可能帮助个体学习关于应对日常生活的正性思维，即使躯体病因并非躯体不适的根源。治疗还教会个体应对疼痛，并了解什么会令疼痛加重。团体治疗也是有帮助的，如果团体成员不仅讨论他们的症状，还讨论应对导致或恶化躯体症状的压力。抗抑郁药也可以帮助减轻疼痛、焦虑、易激惹的心境，以及通常伴随躯体症状障碍而发生的恐慌。

躯体症状障碍

躯体症状障碍曾被作为 "躯体化障碍"，是一种引起多种躯体症状的精神障碍。这些包括慢性疼痛、恶心、眩晕、疲乏和无力。有此障碍的个体长期有这些症状，但医生却没能发现任何能够解释它们的健康状况或疾病。

有躯体症状障碍的个体持续担心他们的健康。在他们的生活和关系中，健康方面的担心起到了核心作用。他们认为他们的症状是有害的，也认为他们的健康状况是最糟糕的，即使检查结果显示并没有可担心的原因。

尽管没有发现可诊断的躯体疾病，他们的症状也并非假装的，而是真正地相信他们生病了。症状和疼痛是真实的，可持续数月或数年。有此障碍的个体有强烈的担心和焦虑，他们有引起躯体问题的癌症或感染——但他们的医生却从未发现。由于这种害怕，有躯体症状障碍的个体经常寻找不同的医生，希望有人能够发现症状的来源，解决他们的躯体主诉。

此障碍更常出现在女性中。许多有此障碍的个体还有其他躯体疾病，以及**焦虑障碍、抑郁障碍、人格障碍**。在被诊断有躯体疾病的个体中，此障碍是常见的，但症状持续的时间超过了正常范围。例如，个体可能有躯体问题，如需要治疗的胃溃疡。有躯体症状障碍的个体会感受到他们胃肠的痛苦持续消耗他们的生命，远超过胃溃疡的正常范围。与这种躯体疾病引发的正常问题相比，日常生活中可能出现更多的问题（例如，工作缺勤更多）。

 ## 躯体症状障碍

当个体有以下症状时，可诊断为此障碍：
- 一种或更多躯体症状，导致痛苦或日常任务中的许多困难。
- 与个人健康的症状或担心相关的，过分的想法、感受或行为，至少有以下一种：
  - 持续的有关症状严重性的想法。
  - 持续的关于健康或症状的高度的焦虑或压力。
  - 花费大量时间或能量，思考或担心这些症状或健康问题。
- 尽管躯体症状可能出现和消失，另一种症状至少存在超过 6 个月，才能诊断。

风险因素

以下因素被认为增加了发生躯体症状障碍的风险：
- **气质的**。对生活看法悲观，经常发怒，或经常抱怨的个体。有焦虑或抑郁也很常见，可令躯体症状恶化。
- **环境的**。此障碍在受教育程度低和社会经济地位低的个体中更常见，还有那些最近经历了压力或创伤事件的个体。它还有家族史。

转换障碍

转换障碍是一种疾病，快速出现一种或更多症状，以及影响觉知、知觉、感觉或运动，并无明显的躯体病因。

有转换障碍的个体可能有影响躯体活动和感觉的多种症状。行走困难、无力或瘫痪、耳聋或听力丧失、失明、吞咽困难、癫痫、不能讲话、失去意识、麻木，都是此障碍的常见症状。在癫痫发作中出现的躯体颤抖和意识丧失，也可能出现在转换障碍中，除了在大脑中并没有真正的癫痫发生。转换障碍的症状经常来得很快，例如，一次突然的发生在身体一侧或一个肢体的瘫痪或无力。由于突然起病，转换障碍经常导致诊所或急诊室的紧急就医。有时转换症状可能出现或消失或持续较长的时间。由于转换障碍出现得很快，因而被认为是对精神压力的一种反应，但许多时候并没有精神痛苦来源的迹象。

在美国，转换障碍患病率在女性中比男性高 2～3 倍。转换障碍经常首次发生于青春期或成人早期，但也可起病于任何年龄。对于许多个体来说，转换障碍的症状开始得非常快，持续较短的时间，经常在医生轻微地确认和支持他们的症状并不是严重的问题引起之后，没有治疗就可能变好。症状可能来得很快，停止得也相当快，然后个体就能回到正常的日常生活。

有转换障碍的个体也经常有**焦虑障碍**（例如，**惊恐障碍**）和**抑郁障碍**。有人格解体/现实解体障碍的个体也可能有突发的躯体症状，例如，突发的瘫痪，也可能是转换障碍的体征。这两种障碍可能同时出现。

 转换障碍

当有以下症状时，可诊断为转换障碍：

- 至少有一个影响感觉或躯体运动功能的症状。
- 医学检验或躯体检查不能发现引起此症状的神经系统（基于脑部的）或其他躯体病因。

症状不是由于其他躯体疾病或精神障碍所致。它导致巨大的痛苦，或社交、职业或其他日常功能的问题。

风险因素

以下因素可增加转换障碍风险：

- **气质的**。经常不是以健康的方式处理问题或情境的个体。
- **环境的**。儿童期虐待和忽略的受害者。压力性生活事件也能增加风险。
- **遗传的**。有能够引起相似症状的神经系统（大脑）疾病。例如，非癫痫性抽搐，在有癫痫的个体中更常见。

转换障碍经常在其他精神障碍的病程中发生，特别是**重性抑郁障碍**或**惊恐障碍**。

其他躯体症状障碍

疾病焦虑障碍

有**疾病焦虑障碍**的个体有此种疾病的强迫思维或相信自己可能要生病。术语"疑病症"过去曾被用来描述此障碍，它导致持续的焦虑和痛苦。有疾病焦虑障碍的个体耗费大量时间和精力，担心他们的健康。他们还可能围绕试图避免那些接触健康风险或患者的场所来组织他们的生活，例如，旅行。他们高度聚焦于健康行为，例如，吃维生素和其他补品，他们还会在这些行为上花很多时间和金钱。尽管躯体检查和检验的结果可能证明是阴性，他们仍然不能确认自己是健康的或感到放松。如果他们确实有躯体疾病，与他们所经历的痛苦相比，症状经常是轻度的。

当存在以下症状时，可诊断为此障碍：

- 过度担心有或即将患有严重疾病。
- 躯体症状不存在或只是轻度，如果个体有躯体疾病或有患病的高风险，他经常完全沉湎于这些想法。
- 关于他自己健康的高度焦虑和持续担心。
- 个体有与健康相关的行为的强迫思维，例如，频繁的和反复的检查身体来寻找疾病的迹象。个体回避医院和那些可能确认或否认存在健康问题的医生。
- 沉湎于疾病的想法持续至少6个月，不是由于其他精神障碍例如，惊恐障碍，广泛性焦虑障碍，或躯体变形障碍所致。

做作性障碍

有**做作性障碍**的个体制造或假装某种躯体或精神疾病，而他们并没真的生病。他们会撒谎有症状，自我伤害来引发症状，或改变检验结果，使之看起来像他们有病。例如，有此障碍的个体声称抑郁或想自杀，原因是并没有发生的亲人的去世。有时，有做作性障碍的个体的确有某种真实的疾病或受到伤害，例如，伤口或疼痛，但他们故意将其加重。例如，他们让伤口感染细菌，或做其他事来阻止伤口愈合。由于这些行为，他们可能通过阻止恢复而使小病变得更为严重。他们会掩盖自己使伤口或疾病恶化的行为。

有两种类型的做作性障碍可以诊断：

对自身的做作性障碍：

- 假装躯体或精神症状，或自我伤害来引起症状。
- 声称生病或受伤。

对他人的做作性障碍：

- 假装他人的躯体或精神障碍（儿童、成人，或宠物），或伤害他人来引起症状。
- 告诉别人他们所照顾的人生病或受伤。
- 那些引起这些症状的个体被诊断为此障碍，而不是那些得到疾病或伤害症状的个体或动物。

无论何种类型的做作性障碍，都不存在此个体为何假装有病的明显原因。个体可能从假装疾病或受伤中获益，也可能不获益，例如，不是通过责备他人来获得金钱。存在复杂的原因，个体被当作患者被照顾、关注时，或照顾患者时，他的感觉更好。个体必须没有其他精神障碍，例如，**妄想障碍**，个体真的相信他生病了，才能诊断为做作性障碍。

有做作性障碍的个体经常不为自己寻求精神健康服务。并无研究证明哪种类型的治疗最好。也没有证据证明精神活性药物有所帮助。支持治疗或生物反馈曾被报告，能帮助一些有此障碍的个体。**生物反馈**是一种帮助个体获取对躯体功能的控制的技术。渴求的反应可以通过仪器记录的信息，例如，肌肉紧张度、皮肤温度、呼吸频率来学习。这一反馈可以帮助个体做出特定的改变（例如，呼吸频率）来创造出渴求的反应，例如，用深呼吸来缓解紧张。

要点

- **躯体症状障碍**包括有关真实的、感受到的或伪装的健康问题的异常想法、感受和行为。这些障碍具有共同的特征：有这些障碍的个体更可能去躯体疾病门诊或医院而不寻求精神健康服务。这些障碍明显都有对躯体健康的强烈担心。

- 作为一个类别，躯体症状障碍，不经过精神健康治疗，有时也会变好，或得到控制。对于一些个体，在医学检查证明没有躯体疾病体征后，关于健康的高度焦虑和压力会消失。检验足以解决担心的理由。

- 其他有这些障碍的个体可能经过一段时间的挣扎，需要精神健康治疗来恢复正常的功能。治疗包括医生与患者之间的信任。医生同意个体的不适是真实的，非常严肃地对待他们的躯体主诉。医生和患者朝着恢复健康的日常功能的方向共同努力。

- 教育在帮助个体理解躯体症状障碍是复杂的躯体疾病方面，是很关键的。认知‐行为治疗可以解决关于有此疾病的信念和行为。它可能帮助个体学习关于应对日常生活的正性思维，即使躯体病因并非躯体不适的根源。治疗还教会个体应对疼痛，并了解什么会令疼痛加重。

- 抗抑郁药也可以帮助减轻疼痛、焦虑、易激惹的心境，以及通常伴随躯体症状障碍而发生的恐慌。

神经性厌食

神经性贪食

暴食障碍

其他进食障碍

异食症

     反刍障碍

     回避性/限制性摄食障碍

DSM-5®障碍完整目录，见附录 A。

第 10 章
进食障碍

进食障碍，包括那些破坏个体如何进食和吸收营养的慢性进食问题。这些障碍极大地损害了躯体健康和个体思考、感受、与他人联系的方式。有这些障碍的个体可能强烈关注他们的体重和体型。在美国，进食障碍每年影响数百万的个体——通常大部分是女孩和 12～35 岁的女性。

主要有 3 种进食障碍：**神经性厌食、神经性贪食**和**暴食障碍**。许多人相信进食障碍在某种程度上是新的，反映了文化上与年轻和美丽有关的强迫思维——然而，这些疾病已经存在了数百年。

在许多案例中，进食障碍与其他精神障碍同时出现，例如，**焦虑障碍、抑郁障碍、惊恐障碍、强迫症**以及**物质使用障碍**。遗传可能在某些有进食障碍的个体中起作用，但这些障碍也出现在许多没有家族史的个体中。

除了神经性厌食、神经性贪食和暴食障碍，本章还要讨论其他 3 种**障碍：异食症、反刍障碍**和**回避性/限制性摄食障碍**。这些是喂养障碍，通常首次出现于儿童期，包括紊乱的进食行为。

治疗

进食障碍显示了情绪健康与躯体健康的关联。进食障碍可能导致严重的健康困扰，例如，营养不良和心脏问题。躯体和精神卫生服务对于有这些障碍的个体是可以挽救性命的。他们可以学习健康的进食习惯，将他们的体重恢复到正常范围，控制暴食发作（短时间内进食大量食物）

和清除发作（呕吐或使用泻药、利尿剂、灌肠剂，以对抗暴食的后果）。

　　由于进食障碍所致的严重的健康问题，任何治疗神经性厌食、神经性贪食或暴食障碍的计划，必须包含对个体躯体状况的详尽评估。涉及体检、实验室检测，通常还有 X 光检查骨质疏松症（有进食障碍的个体中常见骨质变薄）。

　　虽然治疗各种进食障碍的主要目标有些许不同，但治疗是相似的。对于神经性厌食，首先是恢复健康的体重。对于有神经性贪食的个体，停止暴食—清除循环是关键。而对有暴食障碍的个体，至关重要的是阻止暴食的发作。

　　恢复体重，控制暴食和清除发作，以及心理治疗，是治疗的主要部分。认知-行为治疗经常用于帮助应对与进食障碍相关的，紊乱的想法、感受和行为。团体和基于家庭的治疗可以帮助个体解决任何可能导致不健康的进食行为的关系问题或冲突。

　　有时使用药物，例如，抗抑郁药、抗精神病性药物、心境稳定剂。这些可以帮助减轻抑郁、精神病性症状，或那些阻碍治疗的不稳定的心境。

　　营养咨询可以帮助管理日常饮食和进食习惯。通过营养咨询，营养师和其他健康专业工作者可以解释营养是如何影响身体的，如何恢复一日三餐的健康进食模式。这些措施帮助重建躯体健康和健康的进食习惯。

健康的精神和躯体

　　重获健康，包括精神的和躯体的，是克服进食障碍的首要目标。除了遵守精神卫生专业工作者和治疗团队的治疗计划之外，遵循以下步骤可能有帮助：

- **制定并完成小的目标**。无论是包括各种食物种类的一日三餐，还是尝试一种新的活动，改变行为都是一个好的开始。
- **建立支持网络**。加入有尝试治疗的其他人参与的支持团体。全国神经性厌食及相关障碍协会（www. anad. org）和全国进食障碍协会（www. nationaleatingdisorder. org）提供了一个全国的团体的目录以及在线论坛。这些组织还提供电话、短信和电子邮件帮助热线。
- **练习接纳正性的躯体形象**。有进食障碍的个体找到喜欢自己的前十件事情的列表——它们与体重或外貌无关——是有帮助的。他们要经常阅读这个列表。将自己作为一个全人来看待，而不仅仅是一个躯体或部分躯体，这是康复的关键。

什么是健康体重

我们的文化看似有外貌的强迫思维。通常鼓励一种"瘦"的理念，或许不能反映正常的好的健康状态。什么是看起来健康的体重，可能被电视和杂志上的画面混淆。许多健康专业工作者给予的回答是基于体重指数（BMI）。BMI 是一个基于年龄、身高和体重的数据（参见图 1，成人 BMI）。这是一个可靠的、定义什么是低体重、正常体重、超重或肥胖的方法。**疾病控制和预防中心**（CDC）的网站上包括一种简易工具，只要输入成人或儿童的身高和体重，就能计算 BMI 值：www.cdc.gov/healthyweight/assessing/bmi/index. html，这个网站还提供健康进食和健康体重的"贴士"。

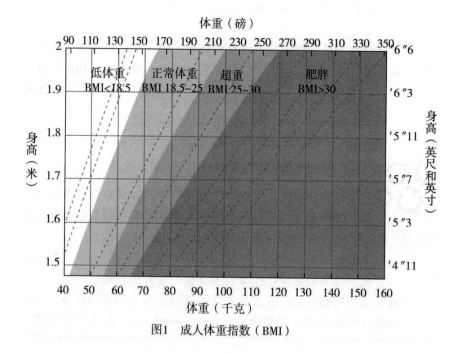

图1 成人体重指数（BMI）

神经性厌食

有**神经性厌食**的个体严格限制他们的食物摄入。即使当他们很饥饿，在别人看来显得消瘦、骨瘦如柴时，他们都会强烈恐惧体重增加或变胖。他们认为自己是胖的或超重的，即使体重减轻，他们的恐惧也不会减少。事实上，当他们体重下降时，对于体重增加的担心依然增长。他们常常秤体重，只吃很少的特定的食物。有此障碍的个体可能不接受或对他人承认，自己害怕增重。他们的自尊是基于他们对体型和体重的看法。

神经性厌食每年影响约 0.4％的女孩和年轻女性。此障碍在女孩和女性中比男孩和男性高 10 倍。体重指数（BMI）是一个评估对应身高的体重的有用工具（参见图 1，成人 BMI）。神经性厌食的 DSM-5® 诊断使用来自世界卫生组织的 BMI 数值，评估瘦弱程度以显示此障碍的严重程度。

在有此障碍的儿童和青少年中，可能不是体重减轻而是难以达到正常体重或保持正常的发育（例如，成长）。对于成人来说，体重历史、身体锻炼、躯体健康状况也都要进行回顾，才能诊断。

有两类神经性厌食。第一类是**限制型**，个体通过节食、禁食或过度运动来保持体重减轻。他们可能每天只消耗几百卡路里或只喝水。第二类是**暴食/清除型**，个体有**暴食发作**（短时间内进食大量食物），然后**清除**（呕吐或使用泻药、利尿剂、灌肠剂）以应对暴食的后果。

神经性厌食很少开始于青春期前或 40 岁后。它经常开始于应激生活事件后，例如，离家上大学。一些有神经性厌食的个体在仅仅一次发作后，经过治疗就康复了，但其他个体可能改善后又复发了，回到不健康的进食行为。有更为慢性的神经性厌食的个体可能多年来受困于疾病，有严重的健康问题。在非常严重的案例中，个体可能由于自我饥饿的躯体后果而死亡。

在体重显著下降后，有神经性厌食的个体经常被担心的家人带去见医生。有神经性厌食的个体很少抱怨体重减轻。有神经性厌食的个体经常否认问题。家庭成员可向医生提供体重减轻的历史，以及其他此疾病的特征。

 ## 神经性厌食

当个体有以下症状时，可诊断为神经性厌食：

- 限制性食物摄入导致显著的，低于对他们的年龄和身高来说最低的正常体重。

- 强烈恐惧体重增加或变胖，即使是低体重；或经常有阻碍体重增加的行为。
- 躯体形象问题或否认自己的低体重很严重。

个体有多瘦就意味着此障碍有多重。以下评估等级来自世界卫生组织对成人的瘦弱程度。儿童和青少年的瘦弱程度是基于同龄、同性别的其他人的 BMI。职业、学业、家庭或友谊问题，可能增加此评级。

- 轻度：BMI ≧ 17
- 中度：BMI＝16～16.99
- 重度：BMI＝15～15.99
- 极度度：BMI＜15

风险因素

研究显示，特定因素可增加神经性厌食的个体风险：

- **气质的**。有**焦虑障碍**的个体或童年期显示出强迫特质的个体。
- **环境的**。生活在推崇"瘦"的文化中/工作在推崇"瘦"的环境中的个体，例如，模特、舞蹈演员、运动员，风险更高。
- **遗传的**。一级血亲（父母、兄弟姐妹）中有神经性厌食的个体。

海伦娜的故事

海伦娜是一个 16 岁的女孩，与父母和妹妹住在家里。进入青春期，她的体重曾经正常，但很担心体重和体型。她经常把自己的体重与其他碰到和看到的女孩、女性比，然后判断自己太重。

海伦娜经常照镜子检查体重。她还捏自己身体两侧的皮肤，注意到双腿能够相互碰到。大约 14 岁时，她开始节食，一开始时有时无，之后就一直节食。15 岁时，她决定成为一个素食者，从食谱里减去许多食物。15 岁时她身高 5 尺 6 吋，重 125 磅，但到 16 岁生日时，体重降到 110 磅。

体重减轻并没令她放松，她还是觉得自己太重。她整天秤体重，在担心体重上耗费了大部分时间。时间都用来担心体重了，取代了她以前喜欢的活动，例如，学校工作、与朋友玩耍。她变得更孤独，而且她的体重一直下降。

她的父母对她的体重减轻和行为变得更警觉了。他们讨论这事，开始观察和检查她用餐时的进食行为。他们经常鼓励她多吃，但没有成功。她的体重持续下降，6 个月后降到 98 磅。

　　海伦娜看上去很瘦。她经常很退缩，难以交谈，容易分心。她看上去很虚弱，但每天做两次高强度锻炼。她喜欢站着或散步，不喜欢坐着和放松。由于担心，父母带海伦娜来看家庭医生做评估。

　　海伦娜被诊断为**神经性厌食，限制型**。她低食物摄入，低体重（BMI 15.8），频繁锻炼，持续担心自己的体重，尽管已经非常瘦了。这些是此诊断的特征。

神经性贪食

　　有**神经性贪食**的个体经常进食。这些时候，他们可能消耗惊人数量的食物，通常吃几千卡路里的食物，富含高糖、碳水化合物和脂肪。他们可以快速进食，有时甚至不品尝就狼吞虎咽。通常只有当被其他人打断，他们睡着了，或他们的胃被撑得超过限度出现胃痛时，暴食才会停止。

　　有神经性贪食的个体可以略微低于正常体重，也可以是正常体重、超重，甚至可能是肥胖。他们经常节食，做强度较大的锻炼以减轻体重，但不能像有神经性厌食的个体那样低体重。

　　在暴食期间，个体感到失控。暴食之后，贪食者会呕吐或使用泻药，这经常是由于胃痛和担心体重增加。这一循环每周至少重复几次，在极端的案例中，每天数次。经常发生的暴食和清除可能损害消化系统。频繁的呕吐还可能导致脸颊和下巴肿胀，以及由于胃酸所致的牙齿腐蚀和着色。

　　有此障碍的个体几乎总是努力隐瞒其暴食和清除行为。因为他们并没变得严重瘦弱，家庭成员和朋友可能没有注意到这些行为。神经性贪食越早被发现和治疗，其改善的几率就越高。

　　神经性贪食影响了美国 1%～2% 的青春期女孩和年轻女性。有此障碍的个体中约 80% 都是女性。

 神经性贪食

当个体有以下情况时，可诊断为神经性贪食：

- 反复的暴食发作，伴有以下症状：
  - 在一段明确的时间内（例如，2 小时内），进食大量食物，比大多数个体在相同时间内吃得多得多。
  - 在此期间，对进食是失控的（感到不能停止进食或控制吃多少）。
- 频繁使用不健康的清除行为以避免体重增加，例如，自我引吐、滥用泻药或利尿剂、禁食或极端的锻炼。
- 有暴食行为和清除行为两者，至少每周发生 1 次，持续 3 个月。
- 极度担心体重和体型。

这些症状需要发生在**神经性厌食**发作之外才能诊断。每周不健康的清除行为发生的次数，表明此障碍有多严重。职业、学业、家庭或友谊问题可增加评级：

- 轻度：每周发生 1～3 次清除发作。
- 中度：每周发生 4～7 次清除发作。
- 重度：每周发生 8～13 次清除发作。
- 极度度：每周发生 14 次或更多次清除发作。

风险因素

一些因素在神经性贪食的发展中起作用：

- **气质的**。担心体重的个体；低自尊；有抑郁症状，或有**社交焦虑障碍**的个体；有**广泛性焦虑障碍**的儿童。
- **环境的**。那些相信"瘦是理想"的个体更容易担心体重。那些儿童期曾遭受性虐待或躯体虐待的个体，患神经性贪食的几率更高。一系列应激性生活事件也可能增加风险。
- **遗传的**。儿童期肥胖和过早的青春期增加了风险。一级血亲（父母或兄弟姐妹）有进食障碍的个体可能有更高的风险。

暴食障碍

有**暴食障碍**的个体经常吃下不同寻常的大量的食物。过度进食经常偷偷进行。有此障碍的个体不能抗拒进食的冲动，一旦他们停下来，就感到羞耻和内疚。不像神经性贪食，暴食的发作并不伴有通过呕吐或其他方法进行的清除。

任何体重的个体——从正常体重到肥胖——都可能有暴食障碍。研究显示，有此障碍的个体比那些肥胖的个体消费更多的卡路里，在日常功能和整体生活质量上存在更多问题。

与其他进食障碍相比，暴食障碍对男性和女性的影响比例相近。在美国，每年约 1.6％ 的女性和 0.8％ 的男性有暴食行为。它对不同种族和民族的女性影响均等。

有暴食障碍的个体还可能有**双相障碍**、**抑郁障碍**和**焦虑障碍**，也可能有**物质使用障碍**。

 暴食障碍

当个体每周至少暴食 1 次，持续 3 个月，并有以下症状时，可诊断为暴食障碍：

- 反复的暴食发作，特征是以下 2 种症状：
  - 在一段明确时间内（例如，2 小时内），比大多数个体在相同时间进食的数量多得多。
  - 发作期间对进食缺乏控制（不能停止进食或不能控制吃多少）。
- 暴食障碍的发作，包括以下至少 3 种症状：
  - 进食比正常速度快得多。
  - 一直进食，直至感觉太饱，不舒服。
  - 尽管没有觉得饿，还是吃大量食物。
  - 总是单独进食，由于吃得太多而感到羞耻。
  - 事后感到厌恶、抑郁，或感到严重的内疚。

暴食必须出现在神经性贪食或神经性厌食的发作之外，并带来痛苦，每周暴食发作的次数表明了此障碍有多严重。由此障碍带来的职业、学业、家庭或友谊问题可增加评级：

- 轻度：每周 1～3 次暴食发作。
- 中度：每周 4～7 次暴食发作。
- 重度：每周 8～13 次暴食发作。
- 极度度：每周 14 次或更多次暴食发作。

风险因素

暴食障碍有家族史，标志了可能的遗传关联或习得行为。

其他进食障碍

这些障碍通常首次出现于儿童期，包括紊乱的进食行为。它们也可发生于青少年和成人中。它们包括**异食症**、**反刍障碍**、**回避性/限制性摄食障碍**。

异食症

异食症是规律地食用非食物的物品。有异食症的个体食用对象包括墙上的油漆碎片、纸张、粉笔、头发、滑石粉、浆糊、泥土、冰。这些东西没有营养。如果有毒或导致胃或肠的割伤，它们就是有害的。此障碍可发生在儿童、青少年和成人中。孕妇也可能渴求这些非食物的物品。在一些案例中，孕期特定营养的缺乏，例如，缺铁性贫血，可能引发这种渴求。出现以下症状时，可诊断为此障碍：

- 持续进食无营养价值的非食物物质，至少 1 个月。
- 吃非食物物质与个体生命发展阶段不相符（例如，3 岁以下的幼儿可能尝试进食或往嘴里塞入各种非食物的物品，但对于青少年或成人，这就是不正常的）。
- 进食行为不是个体文化实践的一部分。

进食行为可伴随其他状况，例如，**智力障碍，自闭症谱系障碍**，或怀孕。

反刍障碍

反刍障碍发生在个体经常**反胃**（把食物从胃里弄回口中）再咀嚼食物。不伴有恶心或作呕。频繁发生，每周至少数次，通常每天都有。

反刍障碍可发生在所有年龄的个体中。风险因素包括缺乏社交接触，忽视，应激性生活事件，以及亲子关系问题。有**智力障碍**的个体可能风险更高。当它发生于婴儿身上，一般开始于 3 个月后。青少年和成人可能试图通过用手掩口或咳嗽来掩盖其回流行为。反胃和反刍行为似乎有一种自我安慰的功能。如果持续，它会导致成长、学习、严重营养不良的问题。存在以下症状时，可诊断为此障碍：

- 每周数次反复的回流食物来重新咀嚼重新吞咽或吐出，通常每天都有，至少 1 个月。
- 反复的回流行为不是由于胃肠疾病或其他躯体疾病所致。

此行为并非其他进食障碍的一个症状。这些症状可作为其他精神障碍的一部分出现，例如，**智力障碍**或其他儿童期障碍。

回避性/限制性摄食障碍

回避性/限制性摄食障碍是指个体回避或限制食物摄取，无法满足营养和能量需求的情况。在儿童中比成人中更常见。有此障碍的个体看起来不喜欢吃或不喜欢食物。他们可能在消化特定食物上存在问题，回避特定颜色和质地的食物，或不能忍受其他人的食物的气味。当出现以下情况时，可诊断为此障碍：

- 进食或喂养问题，例如，缺乏进食兴趣导致无法摄入适当的卡路里或营养，至少存在以下 1 种体征：
  - 显著的体重减轻（或在儿童中，无法达到与年龄匹配的身高或成长）。
  - 显著的营养缺乏。
  - 依赖于进食管道或口服营养补品。
  - 社交功能的破坏（例如，回避工作午餐或不在有食物的社交场合见朋友、家人）。

这些问题不是由于食物短缺，或文化实践所致。这些症状不是作为其他**进食障碍**的一部分出现。它也不是由于其他精神障碍或躯体疾病所致。

要点

- **进食障碍**揭示了情绪和躯体健康的密切关联。它们可能带来严重的健康困扰，例如营养不良和心脏问题。恰当的躯体和精神健康服务，对于有这些障碍的个体是救命的措施。
- 营养咨询可以帮助管理日常饮食和进食习惯。营养师和其他健康专业工作者可以解释，营养是如何影响身体的，如何回到每日三餐的健康进食模式。这些措施帮助重建躯体健康和健康的进食习惯。
- 恢复体重，控制暴食和清除发作以及心理治疗是主要治疗。认知-行为治疗通常用于处理与进食障碍有关的紊乱的想法、感受和行为。团体和基于家庭的治疗，可以帮助个体解决任何引起不健康进食行为的关系问题或冲突。
- 有时使用药物，例如，抗抑郁药，抗精神病性药物和心境稳定剂。这些可以帮助缓解抑郁、精神病性症状，或那些妨碍治疗的不稳定的心境。

- 配合精神卫生专业工作者和治疗团队制订的治疗计划，以下步骤可能有助于战胜进食障碍：制定和达到小的目标；构建一个支持网络，以及接受正性的躯体形象和自我形象。

遗尿症
遗粪症

第 11 章
排泄障碍

有**排泄障碍**的个体出现排尿（从膀胱排出尿液）问题，称为**遗尿**，或排便（从肠道排出粪便）问题，称为**遗粪**。他们排尿或排便到床上、衣物上或其他不恰当的地方。这两种障碍都可发生于白天或夜晚。个体可以有其中一种障碍，也可以同时有这两种障碍。这些障碍最常首次诊断于儿童期，在此儿童被期待进行如厕训练之后。此障碍较少在青少年和成人中出现。

这些障碍的病因并不总是明确的。躯体疾病或药物可影响肠道或膀胱的功能，引起这些问题。因此，寻求医生来除外躯体疾病是关键。如果躯体问题解决了，通常就可确诊为排泄障碍。

这些障碍包括在 DSM-5® 中，因为它们也可由如厕训练或压力问题引起，例如，开始上学、弟妹出生。它们在个体所期待的儿童如厕训练年龄之后被诊断。尽管，这些行为经常不是有目的的，但有时却是。这在行为上指向情绪的或心理上的原因。不论原因是什么，这些障碍都给儿童和父母带来巨大的痛苦。

在儿童成长中，未经治疗，这些障碍经常能自行解决。如果有这些障碍的个体有来自这些障碍的羞耻、窘迫或内疚感，或在他们的生活中处理其他压力和担心，则可能使这些障碍恶化，那么心理治疗（"谈话治疗"）可能有帮助。如果这样做是有目的的，心理治疗也可处理此行为的情绪原因。一种形式的心理治疗是**行为治疗**，与父母和儿童一起，学会改变行为的方法和新技能。父母和儿童可以学习那些他们能够一起做的新习惯。当实践新技能时，父母的支持、爱和平静的态度，将帮助儿童学习控制他们的膀胱、肠道和使用厕所。

遗尿症

遗尿症包括将尿液排在床上、衣物上，及其他不恰当的地方。遗尿可由于水分摄入过多（饮水）所致或加重，尤其在上床睡觉前。

在白天或晚上从未能控制排尿的儿童有**原发性遗尿症**。在至少能控制膀胱 1 年以后才开始尿床的那些个体，有**继发性遗尿症**。最常见的遗尿症类型包括夜间在床上遗尿（尿床）。第二种类型发生在白天（尿失禁）。遗尿症最常见的是意外发生，儿童对此失去控制。然而，也有很少见的情况是有意为之。

遗尿症常见于儿童，约 3％的女孩和 7％的男孩在 5 岁时有此状况，2％的女孩和 3％的男孩在 10 岁时有此状况。晚上尿床，在男孩中更常见，尿失禁在女孩中更常见。此障碍最常见于 5～8 岁的儿童，如果父亲或母亲在年幼时曾有这个问题，儿童患上此障碍的风险增加。在大部分儿童中，此障碍经常到青春期就解决了。

在 1％的案例中，此障碍延续到成人期。当症状持续，失禁的几率就可能升高。

只有在 5 岁及以上的人群中，才能诊断此障碍。在更年幼的儿童中，不认为是一种障碍，它可能是正常发育过程的一部分。

 遗尿症

当个体有以下症状时，可诊断为遗尿。

- 反复遗尿在床上或衣物上，无论是意外还是故意。
- 一周至少 2 次，连续 3 个月。
- 由于这种行为，在日常生活中存在上班、上学或参加社交活动的困难。

如果问题由一种药物（例如，利尿剂）或其他躯体疾病所致，例如，膀胱解剖结构问题，或膀胱感染，则不能诊断为此障碍。

治疗

晚间遗尿的儿童，问题通常随着他们自己的成长而解除。在医生排除尿床的任何躯体因素后，父母可以学习改变睡眠时间安排的习惯，晚上减少儿童的饮水量，并确保儿童在白天和晚上规律地上厕所。

　　如果问题持续，那么，在儿童刚开始小便时，叫醒孩子或家长的尿床警铃可训练儿童夜间起床上厕所。儿童需要父母帮助。可能需要 2～12 周，才能看到渐进的效果，从较少的意外，到很少的意外，再到完全不再尿床。警铃的使用（通常指的是**"响铃和换垫"**的方法）在连续不尿床 14 天后可停止（请参见本章后面的更多"贴士"）。

　　有尿失禁的成人也要通过膀胱再训练来治疗。他们被要求记录"膀胱日记"，以记录白天他们排尿的量和频率。然后，医生使用日记来寻找模式，建议个体控制膀胱和使用厕所的特定时间。对于有尿失禁的女性，**凯格尔训练**可以强韧阴道区域的特定肌肉，也可以改善对膀胱的控制。

　　有遗尿症的儿童和成人可以使用处方药来帮助镇定膀胱。对于儿童，行为治疗（例如，"响铃和换垫"的方法）同样有效，复发风险和副作用更小。

遗粪症

　　遗粪症包括反复在不恰当的地方（例如，在内衣上或在地板上）排便（从肠道排出粪便），发生在正常的被期待进行肠道训练的常规年龄之后。遗粪症也被称为"粪失禁"。

　　遗粪症最常见的原因是慢性便秘，可由压力、喝水不够（大便太硬而排不出），以及肛门附近疼痛所致。不良的日常饮食（例如，太多的糖或脂肪，油炸食品）以及缺乏锻炼，也可造成便秘加重。如果个体没有完全排净大便，可能经常发生溢出性失禁，导致泄漏。

　　在 5 岁的儿童中，约 1％有遗粪症，在男孩中比在女孩中更常见。在大部分案例中，遗粪症不是故意为之，通常由于便秘而失去控制。它可能源于焦虑，导致个体回避排便。当遗粪症明显是有意为之时，这可能与**对立违抗障碍**或**品行障碍**相关（参见第 15 章"破坏性和品行障碍"）。

　　只有在 4 岁及以上人群中，才能诊断此障碍。在更年幼的儿童中，它可能是正常发育的一部分，不能认为是一种障碍。

 遗粪症

当个体出现以下情况时，可诊断为遗粪症：

- 反复将大便排在不恰当的地方，不论是意外还是故意的。
- 这样做至少每月一次，连续 3 个月。
- 在日常生活中，由于此行为，存在上班、上学或参加社交活动的困难。

如果问题由一种药物（例如，泻药）或其他躯体疾病所致，就不能诊断为遗粪症。

治疗

由于遗粪症经常是由于便秘所致，治疗躯体病因可能解决此问题。防止便秘和养成好的如厕训练习惯，是治疗遗粪症的目标（请参见后面的更多"贴士"）。

改变儿童的饮食，包括食用高纤维食物（水果、蔬菜、全谷物食物），并确保儿童白天喝了足够多的水，这会有帮助。如果这些不能够缓解便秘，大便松软剂或栓剂可能有帮助。在医生或精神卫生专业工作者的指导下，建立规律的肠道习惯模式，这种方法也是有用的。精神卫生专业工作者可以帮助处理任何可能引起此障碍的情绪问题。

> **给父母的简明贴士**
>
> 这些来自行为治疗的基本技术可以帮助儿童有遗尿症或遗粪症的父母。
>
> - 当发生意外时，保持中立、实事求是地解决问题的态度，有助于让儿童不害怕报告事件——或不试图掩盖事件直至它们被发现。
> - 发生意外的儿童可以与年龄相匹配的方式帮助清理弄脏的床铺、衣服（例如，把弄脏的衣物放进洗衣机，尽可能把自己洗干净，或帮家长把干净床单铺在床上）。由儿童完成这些任务，可以帮助他们变得更好而不是惩罚他们。
> - 父母需要给予支持和耐心。对改善的每一小步、每一个细微的进展（例如，意外发生得更少，或更轻微）给予奖励。
> - 共同解决问题可以帮助父母和儿童学会新的技能，加强他们的情感联结。

年幼的或身体较小的儿童坐在马桶上时，通常两脚悬空。这样的位置令他们很难充分放松，或使用需要的肌肉来促进肠道运动。当他们坐便时，可以在他们脚下放一个踏脚凳。这可以有力地支撑他们的脚，帮助找到需要的坐姿，进行肠道运动。

要点

- **排泄障碍**可发生在白天或夜间。经常不是故意的，而是意外的。在儿童中，这些障碍更常见，在如厕训练年龄之后被诊断。

- 这些障碍令儿童和家长都十分不安。当发生意外时，保持中立的、支持性的态度，可降低意外事件给儿童带来的压力。共同解决问题，包括让儿童做帮手，进行与年龄相匹配的对意外排泄的清洁工作。

- 躯体疾病或药物可能影响肠道或膀胱的功能，引起这些障碍。当这些躯体疾病被治疗时（或是停止使用特定药物，或在医生指导下替换药物），排泄障碍就可解决了。看医生以排除问题的躯体病因是关键。如果不是由于躯体疾病或药物引起，随着儿童的成长，这些障碍经常不经治疗就自愈。

- 对**遗尿症**的治疗包括晚上少喝水，白天和夜间规律地上厕所，如果问题持续，可使用尿床响铃和药物。成人可用药，学习膀胱再训练的锻炼，记录膀胱日记，强壮肌肉，以帮助膀胱控制。

- **遗粪症**的治疗包括减少糖和脂肪食物，吃更多纤维（蔬菜、水果、全麦），白天多喝水，进行更多的锻炼，使用大便柔软剂或栓剂等。当儿童坐便时，放一个踏脚凳在脚下，令其获得需要的姿势。

失眠障碍

发作性睡病

与呼吸相关的睡眠障碍

    阻塞性睡眠呼吸暂停低通气

    中枢性睡眠呼吸暂停

    睡眠相关的通气不足

睡眠异态

    非快速眼动睡眠唤醒障碍

    梦魇障碍

    快速眼动睡眠行为障碍

其他睡眠‑觉醒障碍

    嗜睡障碍

    昼夜节律睡眠‑觉醒障碍

    不安腿综合征

DSM-5®障碍完整目录，见附录 A。

第 12 章
睡眠-觉醒障碍

睡眠的目的是个谜，它却占据了我们约三分之一的生命。规律而持续的睡眠可令生活品质、日常功能和心境都不同。毫无疑问，睡眠不好，是个体向医生抱怨最多的话题。

要想感到休息充足，焕然一新。大多数健康成人每晚需要 7.5 个小时到 8.5 个小时不被打断的睡眠，尽管有些个体需要的时间更多些，有些个体需要的时间更少些就感到休息够了。青少年需要约 9.5 个小时。没有这些需要的睡眠时数，身体没有足够的修复时间，第二天就不易自我恢复。个体觉醒的时间越长，似乎就能更快睡着。

睡眠-觉醒障碍破坏了睡眠的质量、入睡时间和数量。这些障碍可能导致广泛的躯体和情绪问题，例如，疲倦、抑郁、注意不集中，易激惹和肥胖。任何一晚，3 个个体中就有 1 个有入睡问题或保持睡眠的问题。

本章详解睡眠-觉醒障碍中的**失眠障碍**，**发作性睡病**，**与呼吸相关的睡眠障碍（阻塞性睡眠呼吸暂停低通气，中枢性睡眠呼吸暂停，睡眠相关的通气不足）**和**睡眠异态（非快速眼动睡眠唤醒障碍，梦魇障碍，快速眼动睡眠行为障碍）**。还简短描述了**嗜睡障碍**、**昼夜节律睡眠觉醒障碍**和**不安腿综合征**。

如何诊断睡眠障碍？

为了诊断睡眠问题，医生将回顾病史和药物使用的情况。特定的躯体疾病和药物对睡眠有影响，有睡眠问题的个体应记录睡眠日记来追踪以下内容：

• 就寝时间。

- 用多长时间才能入睡（最准确的估计）。
- 觉醒时间。
- 醒来的次数。
- 日间打盹。
- 使用毒品或药物的情况。

　　个体的床伴所描述其打鼾、呼吸困难、动腿、或其他躯体运动，可能帮助诊断睡眠障碍。

　　如果睡眠障碍很严重或极大地损害了家庭和职业功能，那么，到睡眠障碍诊所去求助是必要的。有几种测试可以帮助确认问题，但最常用的是多导睡眠图。这种测试追踪睡眠期间大脑中的电波和眼部肌肉的活动，还有其他主要的躯体功能。这些结果能够帮助诊断许多睡眠 - 觉醒障碍的范围，例如，发作性睡病、与呼吸相关的睡眠障碍和快速眼动睡眠行为障碍。

　　了解睡眠的正常阶段，可以解释不同的障碍如何引起夜间的问题。成人的睡眠阶段可分为**快速眼动期**（REM）和**非快速眼动期**（NREM）睡眠。这些睡眠阶段前后转换，一个循环持续 70～120 分钟。在正常的睡眠中，每晚发生 3 到 6 次非快速眼动/快速眼动（NREM/REM）循环。

- 当个体睡着后，他们进入非快速眼动睡眠，差不多占整晚睡眠的 75％。在这一阶段，身体功能在恢复，呼吸变慢，肌肉放松，体温下降，组织生长出现。最深的睡眠出现在非快速眼动期的睡眠中。
- 第一阶段的快速眼动睡眠发生在入睡后约 90 分钟，持续 5～10 分钟。在快速眼动睡眠中，大脑是活跃的，眼球来回移动。约每 90 分钟，快速眼动睡眠重复一次，每次快速眼动睡眠越到后期，持续时间越长。夜间快速眼动睡眠周期变得越来越接近。

　　没有 REM 和 NREM 睡眠阶段的充分循环，身体就可能感到没有充分休息。这些个体从睡眠到觉醒的变化被大脑发出的信息所控制。寻求诊断和治疗、改变睡眠习惯和环境、改变生活方式，都可令这些睡眠阶段恢复到更正常的模式。参见本章最后的有关"养成良好的睡眠卫生习惯"的"贴士"，可以改善和预防睡眠障碍。

失眠障碍

　　有**失眠障碍**的个体经常难以入睡或保持睡眠。个体没有充分的睡眠，或在醒来时没有感觉到恢复（没有能量）或没有感到焕然一新。其结果，他们可能身体能量低，感到疲劳、担心或抑郁。在所有的睡眠障碍中，这是最常见的睡眠问题。在任何的年份，约 30％ 的成人报告有失眠症状。有时失眠可发生于应激事件中，例如，失去亲人、失业，或关系问题。展望一个幸福事件，例如，婚礼或旅行，也可能破坏个体的睡眠。

失眠可以是情境性的（也称为急性的）、间歇性、持续性，或复发性（慢性的）。

- **情境性的失眠**持续数天或数周，经常是生活事件或睡眠时间表或睡眠环境的改变所致。
- **间歇性失眠**每月至少 1 次，但少于 3 个月。
- **持续性失眠**，发生 3 个月或更长时间，在生活事件或睡眠时间表或睡眠环境改变之后。
- **复发性失眠**，一年中有 2 次或更多次的失眠发作重复出现。有慢性失眠的个体经常有几个夜晚的睡眠障碍，接着又有几个晚上睡得好，然后睡眠困难状况会再次出现。

失眠在女性、中年人和老年人中更常见。女性通常在孕期有这些症状，在更年期也是如此。失眠还经常与其他躯体疾病相关，例如，糖尿病、心脏病、关节炎和其他慢性疼痛。睡眠时间表的改变可能会导致儿童和青少年失眠，成人也是如此。

持续性失眠是**双相障碍**、**抑郁障碍**、**焦虑障碍**的风险因素。有这些状况的个体经常开始依赖于药物帮助睡眠，或使用咖啡因以在日间保持清醒。这些实践也可能导致**物质使用障碍**。

 失眠障碍

当有以下状况时，可诊断为失眠障碍：

- 个体没有足够的睡眠或好的睡眠，由于以下至少一个症状：
  - 入睡问题（没有父母或照顾者的帮助，儿童可能难以入睡）。
  - 保持睡眠的困难（经常醒来，或是在醒来后难以重新入睡）。
  - 早醒，不能再次睡着。
- 睡眠问题导致严重的痛苦或损害社交、职业、学业、行为或其他重要功能。
- 每周至少 3 个晚上出现失眠问题。

• 问题持续至少 3 个月。

失眠不是由于其他睡眠-觉醒障碍，例如，发作性睡病或睡眠异态所致。失眠也不是由于毒品、酒精或药物所致。其他精神障碍或躯体疾病不是失眠的主因。

风险因素

以下因素可令个体更容易失眠。生活事件，例如，疾病、分离，或慢性应激，可触发有这些特质的个体出现睡眠问题。

- **气质的**。有焦虑或担心的个体最容易失眠，倾向于抑制他们情感的个体也是如此。
- **环境的**。噪声、光线、太暖或太冷的房间，以及高海拔可能加重失眠。
- **遗传的**。一级血亲（父母、兄弟姐妹）中有此状况的个体。

沃伦的故事

沃伦，一位 30 岁的研究生，来见医生，讨论保持睡眠的问题。此困扰开始于 4 个月前，那时他开始每天凌晨 3：00 就醒了，无论何时上床睡觉，都是如此，而且醒来后就不能再睡着。结果，他整个日间都感到"不在状态"。这令沃伦很担心，由于极度困乏，不能集中精神，他不知道该如何完成论文。刚开始，他不能回忆起他醒来时有任何担忧的事情。随着问题的持续，他发现第二天他非常疲乏，担心如果只有几个小时的睡眠，他将如何教他的课或专心写作。一些凌晨，他挨着他的未婚妻在黑暗中醒来，她睡得正熟。有些早晨，为了减少损失，他很早起床去学校的办公室。

在一个月糟糕的睡眠后，沃伦去学生健康服务门诊，得到医疗服务（他有哮喘，有时为此使用吸入剂）。医生的助理开了一种睡眠药物，并没有帮助。沃伦解释说入睡从来不是问题。同时，他采纳了一些来自互联网的建议。尽管白天沃伦经常依赖咖啡，但下午 2 点后，他从来不喝。他是一个非常好的网球手，他选择只在早晨打网球。然而，他晚餐时会与他的未婚妻喝一两杯葡萄酒。"到晚餐时，我开始担心是否能睡好觉，"他说，"老实说，葡萄酒对我的睡眠有帮助。"

沃伦当时并没有显得疲劳，但他告诉医生，"我决定早上来见你，在我疲劳之前。"他看上去并不悲伤或烦躁，但不确定他是否曾感到抑郁。但他的确有低水平的焦虑。"睡眠问题控制了我，"他解释，"我对工作感到压力很大，未婚妻和我一直争吵。但那都因为我太疲劳。"

沃伦被诊断为**失眠障碍**。他的睡眠问题在高压力时开始。他担心不能睡好，可能令问题恶化。沃伦还用咖啡自我治疗，以在日间保持清醒，晚上喝葡萄酒来镇定自己。

他的记录上有过去的哮喘病史。为此，沃伦有时使用吸入剂。由于吸入剂也有兴奋作用，了解在什么时间使用，使用多少是有帮助的。

治疗

有许多方法用于治疗失眠，大多数个体能得到缓解——尽管对于一些个体可能要花一些时间。通常联合使用行为治疗和药物治疗。

使用行为治疗，第一步是创造睡眠环境，促进睡眠，同样还要养成良好的睡眠卫生习惯（参见本章后面的"贴士"）。放松技术，例如，瑜伽和冥想，也有助于让身体进入睡眠状态。

催眠药，例如，苯二氮䓬类；或有镇静的抗抑郁药，在许多案例中有帮助。使用哪一种药物，用多少剂量是基于特定的失眠症状。催眠药只应短期使用。

发作性睡病

有**发作性睡病**的个体在日间有极度的睡眠需要，伴有频繁的日间打盹，或难以停止的睡眠发作。他们还可能有**猝倒**——由于大笑或惊讶等情绪触发的突然失去肌张力。猝倒可能影响脖子、下巴、胳膊、腿、或整个身体，导致摔倒。

发作性睡病可令个体说话时、工作时、上学时、开车时，或在其他不恰当的时候睡着。睡眠发作可能持续数秒钟到数分钟。有此障碍的个体经常有或长或短的时间在晚上醒来。在睡着之前或在醒来之前，他们还可能有**幻觉**（能够看见、闻到或听见不存在的东西）或**睡眠瘫痪**（短暂失去肌张力，不能动弹或说话）。生动的梦和梦魇也很常见，就像**快**

速眼动睡眠行为障碍那样（本章后面有描述）。

当有此障碍的个体试图控制他们的情绪预防症状时，社交生活会受损。他们会避免社交接触，因为那些症状会令他们尴尬。当治疗后，有此障碍的个体可以短途开车，但考虑到安全性，他们不应该专门从事开车或操作机器的工作。此障碍不能完全痊愈，但治疗能帮助个体管理和应对症状。

发作性睡病伴猝倒在每 3000 个美国人中就会有 1 个。但更多的有发作性睡病的个体没有猝倒。此障碍对男性的影响略多于女性，而且研究表明它可能是**下丘脑分泌素**（大脑分泌的一种蛋白质）缺乏所致。

发作性睡病通常在儿童期和青春期起病。症状可能因为发展缓慢而未被发现。此障碍经常首次出现于 15～25 岁，以及 30～35 岁。很少出现在老年人中。此障碍还与肥胖有关。突然出现症状的儿童通常体重增速过快。有**双相障碍**、**抑郁障碍**或**焦虑障碍**的个体也可能患有发作性睡病。

 ## 发作性睡病

当个体有以下症状时，可诊断为发作性睡病：

- 周期性的强烈的睡眠冲动，接着短暂的打盹（睡眠发作）。在过去 3 个月内，这种打盹每周至少发生 3 次。
- 出现以下至少 1 种情况：
  - 猝倒发作（以下症状中任意一种）。每月至少发生数次：
  - 在那些症状持续长时间的个体中，当清醒时，短暂、突然的肌张力丧失，令他们不能移动，是被情绪所触发，例如，大笑或开玩笑。
  - 在儿童或症状持续 6 个月或 6 个月以下的个体中，并无任何情绪刺激，就突然扮鬼脸，或下颚张开，舌头突出。
- 实验室检测显示脑内有低量的下丘脑分泌素。
- 夜间睡眠测试的结果显示，快速眼动期（REM）睡眠发生在不正常的时间段。

风险因素

以下因素令个体更容易患发作性睡病：

- **气质的。睡眠异态**（例如，**睡行**或 REM **睡眠行为障碍**）、磨牙、尿床，在有发作性睡病的个体中更常见。那些有发作性睡病的个体经常注意到，他们比其他家庭成员需要更多的睡眠。

- **环境的**。特定类型的流感或链球菌性喉炎，免疫系统问题，头部创伤，以及睡眠-觉醒模式的突然改变，例如，工作变化或压力，可能触发发作性睡病。
- **遗传的**。一级血亲（父母或兄弟姐妹）中有发作性睡病的个体，患此障碍的风险也会增加。

治疗

发作性睡病的治疗通常结合行为治疗和药物。这可以减轻个体的症状，足以再次回到几乎正常的睡眠习惯。

行为治疗包括改变生活方式，例如，日间打几个短的盹（10～15分钟），坚持规律的睡眠、锻炼、用餐时间表。也建议避免进食过多和饮酒，因为它们可能扰乱或诱导睡眠。

兴奋剂，例如，盐酸哌甲酯（利他林），经常用于治疗睡眠发作，可帮助保持清醒。莫达非尼（不夜神）是一种有效的兴奋剂的替代选择，耐受性良好。三环类抗抑郁药有时用于治疗猝倒或睡瘫，但对于睡眠发作几乎没有作用。羟丁酸钠可用于治疗猝倒。

与呼吸相关的睡眠障碍

与呼吸相关的睡眠障碍在个体正常的呼吸中引起问题，扰乱睡眠。这经常带来更严重的健康和社交困扰。为这些障碍快速寻求治疗，可以预防严重的健康问题。这一症状群包括**阻塞性睡眠呼吸暂停低通气，中枢性睡眠呼吸暂停和睡眠相关的通气不足**。

阻塞性睡眠呼吸暂停低通气

阻塞性睡眠呼吸暂停低通气或睡眠暂停，导致睡觉时呼吸短暂停止。**呼吸暂停**，指的是呼吸完全停止，**低通气**指的是呼吸减少，至少10秒钟（在儿童中，失去两次呼吸）。当喉咙后部肌肉没有保持气道开放时，就会发生呼吸的暂停或减少。整夜可能发生数百次。

睡眠呼吸暂停，在与呼吸相关的睡眠障碍中最常见，影响1800万以上的美国成人。然而，大部分有睡眠呼吸暂停的个体并不了解它，因为它只发生在睡眠期间。家庭成员，或其他共享卧室的个体，可能首先注意到症状。在男性、40~60 岁的个体，老年人和超重人群中更常见。减轻体重可以解决这个问题。

至少 1％~2％ 的儿童也患有睡眠呼吸暂停，在打鼾的儿童中，此比例高达 10％ 到 20％。咽喉部扁桃体肿大的儿童也可能有此问题。此障碍倾向于在儿童 3~8 岁时达到峰值。随着儿童的成长，此问题可解决，但如果问题继续存在，寻求帮助就是儿童健康的关键。在儿童中，可能导致生长迟缓以及行为和学习问题。有此障碍的儿童睡着时会有呼吸问题，口干、早起头疼、吞咽问题，尿床，以及组词问题。

对于有此障碍的个体，睡眠呼吸暂停可能导致睡眠紊乱和低氧水平。成人中最常见的症状包括打鼾，口干，日间困倦，烧心（胃灼热），早起头疼，失去性欲。有睡眠呼吸暂停的个体中，超过 60％ 会发展为高血压。

 ## 阻塞性睡眠呼吸暂停低通气

当有以下任一情况时，可诊断为此障碍：

- 睡眠测试显示，每小时睡眠中至少有 5 次阻塞性睡眠呼吸暂停或低通气，以及有以下情况中的任一种：
  - 打鼾，打鼾/气喘，或夜间睡眠呼吸暂停。
  - 日间困倦，疲乏，或不能令人恢复精神的睡眠，尽管有充足的时间睡觉，不是由于其他精神障碍或躯体疾病所致。
- 睡眠测试显示，每小时睡眠中至少有 15 次阻塞性睡眠呼吸暂停和/或低通气，无论是否有其他症状。

卡洛斯的故事

卡洛斯，57 岁男性，再次评估他的抗抑郁药。他描述数月来疲乏加重，日间困倦，总体感觉"不太好"。他缺少进行正常活动的能量，但当他参加那些活动时，依然很享受。他用电脑工作时，在保持专注力上有一些困难，也担心失去工作。两年前他开始使用一种选择性 5 - 羟色胺再摄取抑制剂（SSRI）抗抑郁药，症状有一些改善。卡洛斯坚持继续服药。

卡洛斯说没感到有压力。伴随**抑郁**，他还有高血压、糖尿病和心脏病。他抱怨烧心感，也抱怨勃起功能障碍，但并未为此就医。

卡洛斯出生于委内瑞拉，已婚，有两个孩子。他不吸烟、不喝酒，但每天喝几杯咖啡来帮助保持日间清醒。

检查显示，他身高 5 英尺 10 英寸，体重 235 磅，BMI 指数为 34。他脖子周长为 20 英寸。

卡洛斯被发现有更多问题，不仅是工作时难以保持清醒，而且有时开车也会打盹。他每晚睡 8～10 个小时，但经常醒来，夜间去厕所（夜尿），经常因窒息感而醒来，有时还头疼。卡洛斯从儿童期就开始打鼾，但他加了一句，"我家里所有男人都打鼾。"他妻子选择在客房睡，她说他打鼾声很大，有时停止呼吸，并会气喘。

卡洛斯被送去进行睡眠测试，显示他每小时有 25 次呼吸暂停。他被诊断为**阻塞性睡眠呼吸暂停低通气**。他的打鼾史和窒息与气喘发作，说明其问题似乎是睡眠呼吸暂停。

卡洛斯有阻塞性睡眠呼吸暂停低通气的许多风险因素。例如，他超过 50 岁，肥胖，有"所有男人"都打鼾的家族史。打鼾是睡眠呼吸暂停的特定标志，尤其是当鼾声很大，每周超过 3 天，伴随窒息和气喘的发作。

风险因素

许多遗传和躯体因素能增加睡眠呼吸暂停的风险，例如，有此状况的一级血亲（父母或兄弟姐妹），肥胖、凹陷的下巴、小下巴、牙齿过度咬合、脖子粗（男性 17 英寸或更粗，女性 16 英寸或更粗）、吸烟、饮酒。男性比女性风险更高，因为不同的气道结构。更年期可能增加女性风险。

治疗

对睡眠呼吸暂停的治疗帮助个体在睡眠时正常呼吸，减轻症状，例如，大声打鼾和日间困倦。

- 生活方式的改变是治疗睡眠呼吸暂停的重要部分。因为许多有睡眠呼吸暂停的个体是肥胖的，在许多案例中，减轻体重可能有帮助。
- 人们也发现，侧睡，而不是仰睡，可以帮助喉咙开放，可能减轻睡眠呼吸暂停症状。

- 因为那些可能引起睡眠呼吸暂停的任何躯体或药物问题就诊，也可能解决睡眠问题。
- 可使用一种定制的口腔器物，调整较低的下巴和舌头的位置，保持睡眠期间气道的开放。
- 对于那些中到重度的呼吸暂停，可以使用**持续气道正压通气 (CPAP)** 器械。一台通气机由一个面具组成，温和地将空气吹入患者的喉部，保持睡眠时气道开放。
- 在很少的严重案例中，需要做手术，令睡眠时保持气道开放。

中枢性睡眠呼吸暂停

中枢性睡眠呼吸暂停是一种睡眠时大脑不能正确控制呼吸的障碍。这令个体短期内不能主动呼吸，这是睡眠呼吸暂停中罕见的类型。

中枢性睡眠呼吸暂停在有特定躯体疾病的个体中更常见，例如，心衰、中风，或肾衰。有此障碍的个体经常发生一种类型的紊乱的呼吸模式，也被称为**潮式呼吸**。呼吸增加和减少，有时变快，就像潮汐起伏，伴随周期性的睡眠呼吸和觉醒。出现过度换气（深的、快的呼吸）和通气不足（浅的、慢的呼吸）。

中枢性睡眠呼吸暂停在 60 岁以上的人群中更常见。在使用阿片类的人群中也更常见，30％的阿片类使用者有此状况。

 中枢性睡眠呼吸暂停

当有以下情况时，可诊断为此障碍：
- 睡眠测试显示，每小时睡眠中至少有 5 次中枢性睡眠呼吸暂停。
- 此障碍不是由于当前其他的睡眠障碍所致。

风险因素

许多遗传和健康因素增加了中枢性睡眠呼吸暂停的风险，例如，心衰、较大年龄和男性。肾衰、中风、摄取长效阿片类药物（止痛剂），也会增加风险。

治疗

治疗导致中枢性睡眠呼吸暂停的基础疾病，可有助于缓解和管理症状。如果阿片类药物引起呼吸暂停，医生就可以降低剂量或换药。睡眠时用于帮助呼吸的设备也可使用。这些包括 CPAP 呼吸机（在上面阻塞性睡眠呼吸暂停中已有描述）、双相气道正压通气（BIPAP）和适应型伺服通气（ASV）。这些设备以不同的方式压入空气。如果个体数秒没有呼吸，BIPAP 和 ASV 可以送气。一些类型的睡眠呼吸暂停使用药物治疗来促进呼吸。氧气治疗可以帮助确保睡眠时肺获取充分的氧气。

睡眠相关的通气不足

睡眠相关的通气不足是一种仅在睡眠时发生的罕见疾病，它以浅呼吸伴有高二氧化碳或低氧水平为标志。它可以单独发生，也可伴有躯体疾病、药物使用，或**物质使用障碍**。日间困倦，睡眠中频繁觉醒，早起头疼，抱怨失眠都很常见。此障碍发展缓慢，可在任何年龄发生，甚至是在婴儿期。它可能导致心衰和脑部、血液以及心脏功能的问题。

 ### 睡眠相关的通气不足

当有以下情况时，可进行诊断：
- 睡眠测试显示，有伴随高二氧化碳或低氧水平的呼吸减少。
- 此障碍不是由于当前其他的睡眠障碍所致。

风险因素

以下因素增加来发展为此障碍的风险：
- **环境的**。使用中枢神经系统抑制剂，例如，苯二氮䓬类、阿片类或酒精治疗焦虑或失眠的个体。
- **遗传和生物的**。其他躯体疾病，例如，肥胖、呼吸障碍（例如哮喘、肺病）、甲状腺功能低下、神经肌肉或胸壁障碍，或脊髓损伤。

治疗

治疗导致睡眠相关的通气不足的基础疾病，可以帮助缓解和管理症状。当其他疾病改善或恶化时，也可以改善或恶化睡眠相关的通气不足。治疗也可包括氧气治疗和 CPAP。

睡眠异态

　　睡眠异态是一类障碍，包括不正常的梦和行为，发生在睡眠时或个体刚睡醒时。**非快速眼动（NREM）睡眠唤醒障碍和快速眼动（REM）睡眠行为障碍**最为常见。它们显示来睡眠和觉醒并非是永远截然不同的状态。

　　当睡眠异态的发作是频繁的，导致巨大的痛苦，经常会使用药物治疗。在大多数案例中，苯二氮䓬类镇静剂或抗抑郁药在停止发作方面很有帮助。

非快速眼动睡眠唤醒障碍

　　最常见的**非快速眼动睡眠唤醒障碍**的类型是**睡行和睡惊**。这些障碍包括夜间睡眠时部分觉醒，这时候个体的眼睛是睁开的。当被叫醒时，个体会很困惑，或难以醒来。许多个体既有睡行，又有睡惊。

　　睡行时，个体可能只是坐在床上、环顾四周，或用指头拉扯毯子或床单。或者他们会离开房间、上厕所、与别人说话，诸如此类。大多数发作持续从 1～10 分钟到半小时、1 小时。

　　睡惊时，个体有极度的痛苦或危险感，有逃离的冲动。夜间可能存在数次睡惊发作。

　　非快速眼动睡眠唤醒障碍通常只发生一次或很少发生（如果以前发生过，那就要间隔很长一段时间才发生）。儿童中 10%～30% 至少睡行一次，2%～3% 经常睡行。接近 30% 的成人一生中有过睡行，任何一年中约 4% 有睡行。睡惊发作在 3 岁以下的年幼儿童（20%～40%）中比成人（2%）更常见。

 非快速眼动睡眠唤醒障碍

　　当有以下状况时，可诊断为此障碍：

- 规律地从睡眠中不完全觉醒的发作，通常在睡眠的前三分之一时间，伴随以下症状之一：
  - **睡行**：反复有睡觉时从床上起来，四处行走的情况发作。在睡行时，个体面部无表情，双眼发直；对试图与之对话的他人无反应；可能难以醒来。

- **睡惊**：极度可怕的梦魇，把个体从睡梦中惊醒，通常伴有恐慌的尖叫。每次发作时可能存在强烈的恐惧，呼吸加快，出汗。发作期间，个体对试图安慰自己的他人并无反应。
- 不能或很少能回忆起梦。
- 不能回忆起睡行或睡惊曾发生过。
- 这些发作导致巨大的痛苦，或破坏社交生活、职业或日常功能。

此问题不是由于物质的效应所致，例如，毒品或药物。也不是由于其他精神障碍或躯体疾病所致。

风险因素

这些因素增加了睡行或睡惊的风险：

- **环境的**。使用镇静剂（导致睡眠或休息的药物），缺少睡眠，睡眠时间表的改变，疲乏、发烧和躯体或情绪压力。
- **遗传的**。80％有睡行的个体有睡行或睡惊的家族史。父母都有睡行的儿童有此问题的几率增加到 60％。一级血亲（父母或兄弟姐妹）中有睡行或睡惊的个体，患睡惊的可能性会上升 10 倍。

梦魇障碍

梦魇是生动的、有细节的梦，引起担心或焦虑。努力回避危险是常见的主题，在醒来后，担心、恐惧可能还会持续。梦魇发生于快速眼动睡眠期间。通常在做梦后快速醒来，可以清楚地回忆起梦的内容。

梦魇发作，从儿童期到青春期，有所增加。1％到 4％的父母报告，他们的学龄前儿童"经常"或"总是"有梦魇。梦魇经常开始于 3～6 岁，但到青春期和成人早期会变得频繁而严重。20～29 岁女性梦魇发生率似乎是同龄男性的 2 倍。约 6％的成人每月至少有一次梦魇，1％到 2％频繁有梦魇。梦魇后，安慰儿童的父母可以保护儿童避免慢性梦魇。

 梦魇障碍

当出现以下情况时，可诊断为此障碍：

- 反复出现漫长的、不安的、回忆得很清楚的梦，在梦中，个体经常包括努力避开躯体伤害和安全威胁。这些发生于睡眠的后半段。
- 个体从梦中醒来，很快变得清醒。
- 这些发作引起巨大的痛苦，或干扰了社交生活、工作或其他重要的日常功能。

此问题不是由于物质的效应所致，例如，毒品或药物。也不是由于其他精神障碍或躯体疾病所致。梦魇的出现可少于一周一次，多于一周一次，或每晚都有。它们的发生可持续 1 个月或 1 个月以内，超过 1 个月，或 6 个月或更长。

风险因素

这些因素增加了梦魇的风险：
- 气质的。伤害性或压力性的生活事件，例如，创伤，有某种精神障碍，可能增加风险。
- 环境的。缺乏睡眠，时差，以及睡眠-觉醒时间的改变，可能扰乱快速眼动睡眠阶段。
- 遗传的。有梦魇的家族史。

快速眼动睡眠行为障碍

有**快速眼动睡眠行为障碍**的个体在睡眠期间会以行动展现他们的梦。他们可能做出强烈而暴力的动作，当在梦中被攻击或逃避伤害时。暴力行为包括大声、不敬的惊叫或行动，会伤到自己和同床伴侣，例如，摔倒、跳跃、拳击、猛推、打击或踢。发作期间，个体的眼睛可能是闭着的。当被叫醒时，个体马上清醒，可能回忆起令人不快的梦。

此障碍在 50 岁以上的男性中更常见，但它也可发生于女性和年轻的个体中。它在用药治疗精神理障碍的个体中更常见。

 快速眼动睡眠行为障碍

当有以下情况出现时，可诊断为此障碍：
- 反复从睡眠中醒来，说话和/或有复杂的动作。
- 这些行为发生在快速眼动睡眠期间，通常在睡着后超过 90 分钟，

　　　倾向于发生在睡眠周期的晚期，很少发生在日间打盹时。
- 个体醒来时是完全清醒的，并不迷惑或失定向。
- 存在以下任一情形：
  - 睡眠测试显示，快速眼动睡眠肌肉没有放松。
  - 可能有快速眼动睡眠行为障碍的病史，伴有不正常的突触核蛋白（大脑内的一种蛋白质）水平的疾病，例如，**帕金森氏病或路易体病**。
- 此行为导致巨大的痛苦，或干扰社交生活、工作或其他重要的日常功能。

　　　此问题不是由于物质的效应所致，例如，毒品或药物。也不是由于其他精神障碍或躯体疾病所致。特别要注意症状发生的频率，潜在的伤害，给其他家庭成员带来痛苦的程度。

风险因素

　　　快速眼动睡眠行为障碍通常是许多抗抑郁药物和治疗高血压的 β-受体阻滞剂的副作用。

其他睡眠-觉醒障碍

　　　其他睡眠-觉醒障碍也引起痛苦，以及破坏社交、工作或其他重要的日常功能。他们需要治疗，简单讨论如下：**嗜睡障碍，昼夜节律睡眠-觉醒障碍和不安腿综合征**。

嗜睡障碍

　　　嗜睡是一种令个体在日间或晚上睡得很久的状况。大多数有此状况的个体每夜要睡 9.5 个小时，而醒来时并不感到精力充沛、能量充足。日间抱怨困倦的个体中，约 5%～10% 到睡眠门诊进行检查，之后被诊断为**嗜睡障碍**。**发作性睡病**的治疗也可用于改善此障碍的症状。

　　　当有以下状况时，可诊断为此障碍：
- 极度困倦，虽然已睡了 7 个小时或更多，至少有以下 1 种症状：
  - 在同一天中，有频繁的睡眠或睡眠发作。
  - 每天睡眠超过 9 小时，但不感到精力恢复。
  - 难以完全觉醒。

• 此问题每周至少发生 3 次，持续至少 3 个月。

此问题不是由于毒品或药物的效应所致，也不是由于其他睡眠障碍、精神障碍或躯体疾病所致，尽管这些状况可能也存在。嗜睡障碍需要一种特殊的测评，而且需要除外许多可能作为病因的躯体疾病。

昼夜节律睡眠-觉醒障碍

昼夜节律睡眠-觉醒障碍伴随正常睡眠-觉醒周期的改变，例如，轮班的工作。**昼夜节律**是 24 小时的周期，通常被称为"生物钟"。这种内在的生物钟受一些因素影响，例如，日出和时区。当躯体的昼夜节律被破坏（例如，时差），睡眠模式可能被影响。治疗包括通过固定环境的线索和使用光照治疗来重新调整睡眠-觉醒的时间表。行为治疗也有帮助（参见本章后面的"贴士"）。

当出现以下情况时，可诊断为此障碍：

• 当个体的正常睡眠-觉醒时间表被改变时，产生持续的或频繁的、紊乱的睡眠模式。
• 紊乱的睡眠导致极度的困倦、失眠，或二者兼有。

不安腿综合征

个体经常在晚上，坐着或躺着时，**不安腿综合征**导致腿部的不适感。不安腿综合征令个体感觉要起来，四处走动，以减轻这种不适感。这种不适感经常被描述为虫蠕感、蚁爬感、刺痛感或烧灼感。像其他睡眠障碍一样，这种状况可能打扰个体床伴的睡眠。不安腿综合征的治疗包括药物，这些药物包括苯二氮䓬类和能够增加多巴胺（脑内的化学物质）水平的药物——例如，普拉克索。

当出现以下症状时，可诊断为此障碍：

• 个体有作为对不适感的反应的移动腿的冲动，特征是有以下所有症状，每周至少 3 次，至少 3 个月：
  • 在休息或不活动的时候，移动腿的冲动就开始或加重。
  • 通过活动，移动腿的冲动得到部分或完全缓解。
  • 移动腿的冲动在晚上加重或只发生在晚上。

此问题不是由于物质的效应所致，例如，毒品或药物。也不是由于其他精神障碍或躯体疾病所致，例如，关节炎或腿部肿胀。

养成良好的睡眠卫生习惯

虽然许多因素会破坏睡眠，但以下这些步骤可帮助提供更好的夜间休息：

- **布置一个舒适的卧室**。有一个安静的环境，光线暗、凉爽、有温暖的被子和枕头的床。移除电脑、电视和电子设备。将床只用于睡眠和进行性生活。支付账单或回顾工作问题，会将睡眠与压力联系起来。

- **规律地锻炼**。轻快的运动，例如，骑车或游泳，最好每周至少 3 次。任何形式的锻炼都有帮助，只要不正好在临近睡觉前的时段进行。

- **保持一定的睡眠时间**。按你的需要安排睡眠，不要太多，也不要太少。

- **控制担忧**。在一天的早些时候，安排一个规律性的担忧的时间，去考虑生活中的问题。写下担忧的内容和可能的解决方案，于是它们就不再妨碍你的睡眠。

- **设定常规**。坚持规律的睡眠模式和觉醒时间，每天起床和睡觉都有固定的时间，避免日间打盹，即使是在周末。

- **远离兴奋剂**。减少物质摄入，例如，咖啡因、尼古丁、酒精，至少在上床时间前的数时。

- **找到令人放松的睡前常规安排**。一种规律的仪式，例如，洗温水澡或听轻音乐，可在心理上为身心的入睡做好准备。

- **创造一种令人平静的睡眠环境，调暗灯**。使用耳塞或一种声音机器，制造令人安慰的声音。

要点

- **睡眠-觉醒障碍**破坏了睡眠的质量、入睡时间和数量。这些障碍可能导致广泛的躯体和情绪问题，例如，疲倦、抑郁、注意不集中、易激惹和肥胖。任何一晚，3 个个体中就有 1 个有入睡问题或保持睡眠的问题。

- 已知特定的躯体疾病和药物能影响睡眠。为了诊断睡眠问题，医生要回顾病史和药物使用情况。

- 有睡眠障碍的个体应记录睡眠日记，给医生提供以下内容：上床时间、从上床到入睡要用多少时间（最准确的估计）、醒来的时间、醒来的次数、日间打盹的情况、使用的任何毒品或药物。个体的床伴可能描述其打鼾、呼吸困难、移动腿或其他躯体动作的情况，可帮助诊断睡眠障碍。

- 如果睡眠障碍很严重，或极大损害了家庭和工作功能，有必要到睡眠障碍门诊进行睡眠测试。有几种测试可以帮助确认问题，但最常用的是多导睡眠图。这种测试追踪睡眠期间大脑中的电波和眼部肌肉的活动，还有其他主要的躯体功能。

- 寻求诊断和治疗，如果需要，改变睡眠习惯和环境，改变生活方式可改善睡眠。以下"贴士"可能有帮助：布置一个舒适的卧室，只用它来睡眠和进行性生活；规律地锻炼，只要别在睡前时段进行即可；控制担忧；保持规律的睡眠模式和觉醒时间；远离咖啡因、尼古丁和酒精，至少在上床时间前数小时；找到令人放松的睡前常规安排；创造一种令人平静的睡眠环境。

物质/药物所致的性功能失调

勃起障碍

早泄

女性性高潮障碍

其他性功能失调

    延迟射精

    生殖器-盆腔痛/插入障碍

    女性性兴趣/唤起障碍

    男性性欲低下障碍

DSM-5®障碍完整目录，见附录 A。

第 13 章
性功能失调

完全地将自己给予另一个人，这涉及了人类的本质属性。由于这个原因，在所有我们与他人的接触中，性亲密最具有犒赏性。它可能提供强烈的欢愉，也可能产生痛苦。

性功能失调破坏了对性活动反应的能力或享受性生活。性功能失调可以出现在许多性反应的阶段（参见"贴士"）。了解此问题的原因是知道如何诊断和治疗这些疾病的关键。例如，年龄增长带来性反应的正常下降。由于性反应包括躯体、精神和情绪，经常涉及了一种以上的因素：

- **伴侣因素**。例如，伴侣的性和健康问题，缺乏欲望。
- **关系问题**。例如，不能开放性地讨论感受，喜欢什么，不喜欢什么；不感到亲近；欲望水平有差异。
- **个体因素**。例如，年龄增长，不良的躯体形象，低自尊，性活动的压抑，过去的性或情感虐待。
- **文化或宗教因素**。例如，反对性行为和性愉悦的法律和规定。
- **躯体因素**。例如，外伤，糖尿病，甲状腺问题和心脏病。

人类性反应的阶段

人类性反应的 4 个阶段能够帮助描述性功能：
- **欲望**是开启性反应的关键因素。
- **性兴奋**导致生物性改变，男性的勃起、女性的阴道润滑。
- **高潮**在男性中造成射精，女性则是阴道收缩。
- **消退**包括愉悦和放松的状态，当性器官恢复正常、不兴奋的状态时。

偶尔发生性问题是正常的，诊断性功能失调，针对的问题持续至少6个月（除了物质/药物所致的性功能失调，它们可短暂发生于使用毒品、酒精或药物之后）。性功能失调包括以下疾病：**物质/药物所致性的功能失调、勃起障碍、早泄、女性性高潮障碍、延迟射精、生殖器-盆腔痛/插入障碍、女性性兴趣/唤起障碍、男性性欲低下障碍**。它们可以是轻度、中度或重度的。基于开始或出现的时间，描述如下：

- **终身性性问题**。自从首次性经历就存在。
- **获得性性问题**。有过一段正常的性活动后开始。
- **广泛性性问题**。出现于任何伴侣或任何性活动。
- **情境性性问题**。只存在于特定类型、刺激、情境或伴侣中。

物质/药物所致的性功能失调

性问题可源于使用各种物质，例如，酒精、阿片类（麻醉性止痛片，例如，可待因和氧可酮）、镇静剂或催眠药（睡眠药物）、苯丙胺、可卡因和其他兴奋剂。可导致性问题的一些药物包括抗抑郁药、抗精神病性药物、雌激素、类固醇，以及治疗心脏、胃和高血压问题的药物。这些问题可发生在个体开始或停止使用药物、物质时，或它们的使用剂量增加时。

使用毒品的个体通常有性欲问题、保持勃起的问题，以及达到性高潮的问题。海洛因使用者中，约60%～70%有这些问题，但那些滥用苯丙胺或可卡因的个体中，这一数据要低一些。饮酒和吸烟的男性经常在勃起和保持勃起上存在困难。

抗抑郁药导致的性问题可早在首次使用后8天就开始。最常见的是在女性中与达到性高潮相关，在男性中与维持勃起和射精相关。一些使用抗抑郁药的个体也会丧失性欲。副作用因药物种类而异。使用单胺氧化酶抑制剂，三环类抗抑郁药和选择性5-羟色胺再摄取抑制剂（SSRIs），更经常有性方面的副作用。特定的抗抑郁药，例如，安非他酮和米氮平似乎更少引起这样的问题。

在使用抗精神病性药物的个体中，约半数有性方面的副作用。这些包括性欲、勃起、干燥（女性），射精或高潮的问题。

 物质/药物所致的性功能失调

当存在以下状况时，可诊断为此障碍：

- 性功能方面的严重问题。
- 基于个体病史，实验室检查和体检：
  - 问题始于药物使用期间或开始或停止不久后。
  - 药物或物质可能导致性问题。
- 问题带来巨大的痛苦。

当性功能失调出现于物质或药物开始使用之前，或它在个体停止使用物质或药物之后持续超过 1 个月，就不能诊断为物质/药物所致的性功能失调。

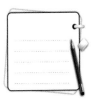

丹尼尔的故事

丹尼尔，一位 55 岁的已婚会计，来见医生，为他持续的**重性抑郁**会诊。在使用两种高剂量的抗抑郁药（氟西汀，然后是舍曲林）3 个月后，他并没有改善。他在使用舍曲林无效后，已有一个月未用药。

丹尼尔抑郁严重，注意力不集中，早醒，性欲低下，对正常活动失去兴趣。他说没有滥用任何物质，很少喝酒，不吸烟。约 6 个月前，他开始用心得安治疗高血压。

丹尼尔被开具抗抑郁药氯米帕明和抗焦虑药丁螺环酮治疗。5 周以后，他说感到好多了。他睡觉、吃饭都不错，有更多的热情参加活动。许多个月来，他第一次感到性兴趣回来了。

在几个月无性交后，丹尼尔尝试了几次性生活。他懊恼地发现生命中第一次在性生活期间不能勃起，并且在手淫期间不能射精。这些问题持续了 1 个月。他回忆起在使用氟西汀时有一些延迟射精。他不记得用舍曲林时有什么性问题。

丹尼尔被诊断为**药物所致的性功能失调和抑郁**。他的勃起和射精问题看起来是在开始使用氯米帕明之后。抗抑郁药已知可致性功能问题，最多的是勃起障碍。氯米帕明的副作用包括延迟或抑制射精。

如果氯米帕明引起了此问题，那么丹尼尔的性功能失调就是一种药物所致的性功能失调。这种性功能问题开始于改用一种新药物或改变药物的剂量。

特定的躯体疾病（如糖尿病和心脏病）也与性问题相关。丹尼尔被诊断为高血压，在使用氯米帕明之前开始使用心得安6个月。高血压和治疗高血压的药物，两者都可能损害性功能。丹尼尔没有报告性功能失调，直至他开始使用氯米帕明之后，也就是使用心得安数月之后。这个自我报告似乎排除了高血压和心得安作为性问题的病因。还有可能是丹尼尔的抑郁导致性功能问题，因此出现性功能失调，只是没有被注意到而已。然而，他的性功能失调最可能的原因仍然是氯米帕明，此药物也极大地改善了他的生活质量。

治疗

治疗物质/药物所致的性功能失调，第一个步骤是了解哪种物质或药物导致了问题，了解是否能停用。在一些案例中，被治疗的疾病也可能引起问题。与医生讨论是关键。一些药物的剂量必须缓慢减少，以避免副作用或健康问题。然后，医生可以建议用其他药物来替换引起问题的药物，以及指导转换和开始新的药物。SSRI 类抗抑郁药经常可被安非拉酮替换，这是一种不同类型的抗抑郁药。通常还有其他不引起性方面副作用的药物可使用，医生可基于每个个体的需要和诊断来提供帮助。酒精、海洛因和可卡因是一些可能导致性功能失调的毒品。如果涉及滥用的毒品，要了解此毒品引起的问题，并且需要对物质滥用进行治疗。

勃起障碍

勃起障碍（阳痿），指的是男性在与伴侣的性生活期间，反复地无法勃起或保持勃起。20％～40％的男性在他们的人生某个时期，可能出现勃起障碍。许多有这样状况的男性有低自尊和低自信，可能令他们害怕或回避性接触。

勃起障碍可以是**终身性/获得性**和**广泛性/情境性**的。终身性勃起障碍很罕见，影响35岁以下约1％的男性。获得性勃起障碍通常由多种因素所致，例如，糖尿病和心脏病、酒精、吸烟，以及许多处方药。大多数有此障碍的男性是获得性的。广泛性勃起障碍出现于所有类型的刺激，任何场景以及所有的伴侣。情境性勃起障碍只出现于特定类型的刺激、情境或伴侣。勃起障碍的症状随男性年龄增长而增多——通常在 50 岁以后。约 13％～21％的 40～80 岁男性偶尔有勃起问题，而 80 岁以上男性有 75％会发生阳痿。

男性勃起障碍伴随其他性障碍，例如**早泄**，还有**焦虑**和**抑郁障碍**。在男性中同样常见的，还有尿路问题，与前列腺肥大相关。阳痿也可反映与男性的伴侣的问题，或发生在应激事件之后，例如离婚或所爱的人死亡。

 勃起障碍

当出现以下状况时，可诊断：

- 在性活动时，几乎每次（至少 75％的时间），至少发生以下症状中的一种：
  - 性活动期间的勃起困难；
  - 保持勃起直至性活动结束的困难；
  - 比起过去，勃起的坚挺程度降低很多。
- 症状持续至少 6 个月。

症状给男性带来巨大的痛苦。它们不是由于非性的精神障碍，关系中的压力或在生活其他领域的压力，其他躯体疾病，或毒品、酒精、药物的使用所致。

风险因素

勃起问题在有**抑郁障碍**、**创伤后应激障碍**和糖尿病的男性中更常见。吸烟、高龄、心脏病、缺乏锻炼都能增加风险。压力和焦虑也会导致勃起问题。

治疗

勃起障碍的治疗，应该包括那些在治疗性和关系问题中有经验的精神卫生专业工作者参加。治疗聚焦于将注意力转移到性交之外，降低焦虑。配偶被传授如何不通过性交而给予性愉悦。没有勃起压力时，男性经常很快就能勃起、性交。短程的一对一心理治疗（"谈话治疗"）和改变生活方式（参见本章后面的"贴士"）也可能有所帮助。

有勃起障碍的男性可使用处方药，通过增加通往阴茎的血流量，以促进勃起：阿伐那非、西地那非、伐地那非或他达那非。在某些案例中，男性也可能受益于阴茎植入或真空泵的使用。

非处方的补品、饮剂、小工具都没什么效果。它们对躯体的效果（例如，可能的伤害）、副作用，与其他药物的交互作用并没有经过测试。

早泄

有**早泄**的男性在插入阴道之前或在插入阴道后约 1 分钟内就射精，或在他所预期时间之前射精。那些有此障碍的个体经常感到对射精失去控制，未来进行尝试时，会担心是否能延迟射精。

全世界 18～70 岁的男性中，超过 20％～30％报告，担心射精太快。因为性功能失调而求助的男性中，约 1/3 报告有早泄。此障碍影响 1％～3％的男性。1 分钟或更短时间就射精，可定义为早泄，这一标准适用于任何性取向的男性。

 ## 早泄

当有以下情况时，可诊断为早泄：

- 早泄发生于有伴侣的性活动中，在插入阴道后约 1 分钟内就射精，或在他所预期时间之前射精。
- 问题发生至少 6 个月，几乎发生于所有的性活动时（75％～100％的时间）。

此症状给男性带来很大的痛苦。它们不是由于非性的精神障碍，关系中或其他生活领域的压力，其他躯体疾病，毒品、酒精或药物的使用所致。

风险因素

可增加早泄风险的因素如下：

- **气质的**。早泄在有焦虑障碍，尤其社交焦虑障碍（社交恐惧）的男性中更常见。
- **遗传和生物的**。终身的早泄可能遗传。获得性早泄可发生于甲状腺疾病或毒品戒断时。

治疗

早泄的治疗通常很成功，包括药物或行为治疗技术。药物使用被研究的最多，且被发现是有用的。行为治疗技术是流行的治疗方法。

男性可能被开具某种 SSRI 抗抑郁药（氟西汀、帕罗西汀或舍曲林）或抗抑郁药氯米帕明。这些药物通常的副作用是延迟射精。这些处方药的剂量通常不引起任何其他副作用。使用 SSRIs 之前，医生应该确认男性没有特定的前列腺或甲状腺问题。其他选择是包括利多卡因的外用麻醉药膏。它降低阴茎的敏感度，有助于延迟射精。由于这也可能降低伴侣的敏感度，因此通常更优先使用口服药物。

在行为训练中，伴侣刺激男性，直至他感到快射精了。伴侣停止刺激，当男性的性唤起水平降低后，再重新开始刺激。个体对射精越来越能控制。其他流行的方法是"挤压技术"，当男性感到射精的冲动时，男性的伴侣挤压男性的阴茎末端，持续数秒直到冲动过去。通过练习，个体学会如何延迟射精。

女性性高潮障碍

有**女性性高潮障碍**的女性在性唤起和刺激后，难以达到性高潮。有此障碍的女性可能还有性兴趣或性唤起的问题。此障碍可能与躯体病因有关，例如，药物或手术；或心理压力，例如，婚姻、家庭冲突。

女性中约 10％～42％报告有性高潮问题，随着年龄、文化、问题持续时间的改变而变化。然而，这些数字并没有反映出是否有这些问题所致的痛苦。女性首次性高潮可发生在从青春期前的任何时间直到成人期。约 10％的女性终身无性高潮。

 女性性高潮障碍

当有以下情况时，可诊断为此障碍：

- 在几乎所有性活动时（75％～100％的时间），至少发生以下症状中的 1 种：
  - 延迟、不频繁的或没有性高潮。
  - 降低的性高潮的感觉。
- 这些症状持续至少 6 个月。

这些症状引起女性很大的痛苦。它们不是由于非性的精神障碍，关系中的严重压力（例如，伴侣的暴力），其他躯体疾病，或毒品、酒精、药物的使用所致。

风险因素

以下因素可增加女性性高潮障碍的风险：

- **气质的**。广泛的情绪因素，例如，担心或婚姻压力，可破坏女性性高潮的能力。
- **环境的**。关系、躯体健康、精神健康问题与女性性高潮问题密切相关。关于严格的性别角色的文化信念，以及反对性愉悦或性活动的宗教法规对女性性高潮问题也有影响。
- **遗传和生物的**。躯体疾病和药物可能引起女性性高潮问题。躯体疾病包括多发性硬化症、骨盆神经损伤、脊髓损伤。药物如选择性 5-羟色胺再摄取抑制剂（SSRIs）可延迟或阻碍性高潮。

治疗

治疗女性性高潮障碍可包括训练女性如何通过手淫达到性高潮。其他方法包括**性感觉聚焦**（触摸皮肤的方法，感受怎样可令自己愉悦，且不能触摸性器官或外阴部，直至后续的阶段），阴蒂刺激和凯格尔训练（包括收紧和放松阴道周围的肌肉）。一旦女性通过自我刺激获得性高潮，她们就可以教伴侣运用刺激她们的最愉悦的方式。治疗还包括教配偶练习改进亲密感和交流。

其他性功能失调

这些性功能失调也会给有此障碍的男性和女性带来很大的痛苦。所有这些障碍的症状必须持续至少 6 个月才能诊断。它们不是由于关系中的严重压力（包括伴侣的暴力）或毒品或酒精使用所致。这些其他性功能障碍是**延迟射精**、**生殖器盆腔痛/插入障碍**、**女性性兴趣/唤起障碍**和**男性性欲低下障碍**。精神卫生专业工作者应该确认没有药物、其他精神障碍或其他躯体疾病引起了这些症状。

延迟射精

当男性在与伴侣性交时，花了很长时间才达到性高潮和射精，这就是**延迟射精**。一些男性尽管有欲望却完全不能射精。

对于"延迟",以及男性达到高潮的合理时间并没有精确的定义。男性及其伴侣可能报告,达到性高潮的插入时间延长了,以至于感到疲劳或疼痛,这时他们就会停止努力。一些伴侣可能报告感到性的吸引力变小,因为她们的伴侣不容易射精。50 岁以上的男性风险增加,因为年龄所致的改变。当男性几乎每次与伴侣的性接触都有以下一种体验时,可诊断为此障碍:

- 长时间的延迟射精。
- 从不或很少射精。

治疗可能包括冥想、放松和心理治疗("谈话治疗")。认知-行为治疗可能包括让男性在一定时间内克制住导致性高潮的所有性活动。与伴侣的性训练包括手淫或使用振动棒的方式。

生殖器盆腔痛 /插入障碍

有生殖器盆腔痛/插入障碍的女性在性交时,或在其他物品插入阴道时有疼痛感,例如,在妇科检查时,或插入卫生棉条时。这种强烈的疼痛通常被描述为如同"灼烧""切割""刺痛"或"跳痛"。

有这种疼痛的女性通常变得害怕性交或插入。她们可能开始回避性活动或亲密行为。尽管有生殖器盆腔痛/插入障碍的女性的人数尚不清楚,但约 15% 的美国女性报告性交时有持续的疼痛。当女性在以下至少一种情况下频繁发生问题时,可诊断为此障碍:

- 性交时的阴道插入。
- 阴道性交时,或在其他插入尝试时,外阴或盆腔疼痛。
- 在插入之前、期间或之后,对外阴或盆腔疼痛的恐惧。
- 尝试进行阴道插入时,盆腔肌肉紧张或紧缩。

治疗方法包括认知-行为治疗(团体或一对一)和性治疗(如性教育、性感觉聚焦、加强盆腔底肌的凯格尔训练),帮助扩张阴道的理疗也有益处。采用手术去除带来性交疼痛的敏感问题是有效的。治疗应该根据女性的需要,包括不同领域的健康专业工作者(例如,精神卫生和妇产科)。

女性性兴趣 /唤起障碍

有女性性兴趣/唤起障碍的女性性欲低下或缺乏欲望,持续 6 个月或更久。比伴侣性欲望水平低,不足以支持诊断。当然,是女性自己关于问题的痛苦才能诊断。由于生活事件所致的唤起或兴趣的短期改变很常见，不能代表功能失调。

有此障碍的女性在性生活时可能不再感到快乐。她们通常描述自己感到麻木。病因可能包括性创伤、害怕怀孕、表演焦虑、躯体形象问题和婚姻不和谐。糖尿病和甲状腺问题可能增加风险。当女性对性活动兴趣较低或没有兴趣，出现以下至少 3 种情况时，可诊断为此障碍：

- 对性活动没有兴趣或兴趣较低。
- 没有或较少有性的想法或幻想。
- 停止或减少性活动的启动，通常对伴侣开始性活动的尝试没有回应。
- 在几乎所有性活动时，没有或较低的性兴奋或性愉悦。
- 对任何性暗示（如文字、口头、视觉）的反应，没有性兴趣或性兴趣低。
- 在几乎所有性活动时，没有或较低的生殖器或躯体其他部位的敏感度。

治疗包括很多选择或联合治疗。尽管这是一种新障碍，但对于性欲和唤起问题，过去曾用以下方法治疗：性治疗，包括性教育、性感觉聚焦，以及停止性交一段时间；配偶治疗可有助于建设配偶间的情感联结，改善不和谐状况；认知-行为治疗已经被证明是有效的，来解决女性任何关于她自己和性的那些没有帮助的或不真实的想法。认知-行为治疗也已经被证明，它提高了女性的性愉悦感和满足感。

男性性欲低下障碍

当男性失去任何性幻想或性行为的乐趣，持续 6 个月或更久，就出现了**男性性欲低下障碍**。性欲水平低于伴侣，不足以做出诊断。症状持续多长时间是诊断的关键。一些男性可能有作为短期生活事件的反应而出现的性欲低下（例如，想结束两人的关系却又担心伴侣怀孕）。

风险因素包括心境和焦虑症状、酒精使用，以及早期创伤。18～24 岁的男性中约 6%、66～74 岁的男性中约 40% 存在性欲问题。当男性对性活动的欲望低或没有，持续至少 6 个月时，可诊断为此障碍。

治疗包括基于问题性质的一对一心理治疗或配偶治疗。如果睾丸酮低于正常水平，可使用睾丸酮替代疗法，每日使用膏药或药膏，并仔细进行关于副作用的评估和教育。因为可能损害肝脏的风险，不能使用口服睾丸酮。减肥（如有必要）和改变性活动，对于提升性欲水平也有帮助。

促进性健康

　　健康的性功能是良好的整体健康的一部分。由于性问题的病因是复杂的，所以一些生活方式的改变有助于改善性生活和健康：
- **加强锻炼**。规律的锻炼能增加耐力和持久性，提升心境，强化自尊。
- **减少饮酒**。酒精是一种可钝化性反应的抑制剂。
- **戒烟**。吸烟会减少到性器官的血流量，这会减少性唤起。
- **压力管理**。找到能减轻日常压力的活动，这样能聚焦并享受性体验。
- **改善交流**。不谈论或分享感受与偏好会无法了解彼此的喜好，同样也会妨碍彼此的信任和亲近。

要点

- 性亲密涉及了整个人，并能带来很大的愉悦感。**性功能失调**破坏了对性活动的反应和享受性生活。
- 这些问题发生的原因很多，会影响此障碍的诊断和治疗。经常导致性功能失调的病因有一个以上，包括健康问题、药物、不良的躯体形象或低自尊，以及关系问题（如缺乏信任或交流）。
- 治疗性功能失调，要将那些引起这些问题的，以及每个个体及其伴侣的独特因素考虑进去。可能有需要使用或改变药物，可能有需要治疗的躯体疾病，可能有需要学习的技术，以及可能有帮助建立信任和交流的行为。
- 毒品、酒精和烟草可损害性反应。酒精是一种抑制剂，可钝化性反应。吸烟减少到性器官的血流量，这会减少性唤起。戒断或减少这些物质可改善性功能。
- 其他改善性健康的方法包括进行有规律的锻炼（提升耐力、心境和自尊），应对压力（这样它就不会分散对性的专注），以及分享感受和喜好（以建立亲密关系，并了解怎样做能取悦对方）。

儿童性别烦躁
青少年和成人的性别烦躁

第 14 章
性别烦躁

对于许多个体，他们的性别从来就不是问题，也不是他们身份认同感冲突的根源。而其他一些个体，则强烈地把自己认同为相反性别的一员。由于生理性别与他们所想的、所感受到的性别并不匹配，因而他们十分痛苦。这种痛苦和冲突感被描述为**性别烦躁**。与感受到的相匹配的性别被称为**体验/表达的性别**，而出生时的性别被称为**出生/天生的性别**。

性别烦躁可始于儿童期或青春期晚期或成人期。不同年龄群体之间的症状有所差异。随着时间的变迁，烦躁或痛苦并不总是持续，但天生性别和体验性别之间的不匹配感，通常在一定程度上持续。

在儿童中，性别烦躁是通过存在坚定的声明："他们是相反的性别或渴求成为相反的性别"来定义的。他们的行为看起来反映了他们的愿望。此行为经常从 2～4 岁开始——这个年龄段的儿童开始有特定性别的行为和兴趣。

- 小女孩可能说她们希望是男孩，喜欢男孩的服饰和发型、男孩玩伴，喜欢粗鲁的、摸爬滚打的游戏，以及体育运动。许多显出这些特征的、这个年龄的女孩被贴上"假小子"的标签。这样的行为很常见，但不总是性别烦躁。女孩必须坚定地认为她真的就是男孩，当被告知她的行为必须像个女孩时，会变得烦躁不安，才能诊断为性别烦躁。
- 小男孩可能希望成为女孩，喜欢穿女孩的服饰，玩过家家的游戏和玩偶。他们经常避免粗鲁地做游戏和运动。一些男孩可能假装没有阴茎，坚持坐着小便。这些行为在男孩中很常见，并不总是意味着性别烦躁。

在青少年和成人中，其痛苦更多地基于他们表达的性别和出生的性别之间的冲突。青少年和成人会被他们的第一和第二性特征弄得更烦躁不安（参见以下"贴士"）。

- 当青春期带来躯体的变化，有性别烦躁的女孩可能穿上宽松的衣服或绑紧、掩藏住胸部。男孩可能一发现有体毛生长，就马上刮去。这些行为缓解了他们的痛苦，因为当他们看起来与感受到的性别相匹配时，痛苦就得到改善。
- 有性别烦躁的成人可能想除去他们生理性别的性特征，并采用相反性别的行为、服饰和举止。他们可能尝试减少烦躁症状，通过在工作、外貌和社交生活上，尽可能地活在体验到的性别角色中。

对于有性别烦躁的儿童，常见的还有情绪和行为问题——绝大多数是抑郁、焦虑、破坏性和冲动控制问题。当儿童成为青少年，来自同伴的取笑和冲突可能增加，带来更多的问题。青少年和成人有焦虑和抑郁障碍的风险升高。

性特征：成长带来的改变

当儿童成长为成人时，有性别烦躁的个体可能被一种或两种性特征所困扰：
- **第一性特征**。出生时就有的生殖器官（如子宫或阴茎）。
- **第二性特征**。出现于青春期（如体毛或乳房）。

 性别烦躁

当以下症状持续至少 6 个月时，可诊断为此障碍：

儿童性别烦躁

- 当个体表达的性别与天生性别之间明显不匹配，表现为下述第一个特征，并至少具备以下情况中的 5 种时：
  - 强烈渴望成为或坚持自己就是其他性别的个体。
  - 男孩中，强烈偏好反串穿女性的服饰。女孩中，强烈偏好只穿男性服饰，抗拒穿戴女性服饰。
  - 强烈偏好在虚构或幻想的游戏中反串性别角色。
  - 强烈偏好其他性别经常使用的玩具、游戏或活动。
  - 强烈偏好其他性别的玩伴。

- 男孩中，强烈拒绝男性玩具或游戏，回避粗鲁的、摸爬滚打的游戏。女孩中，强烈抗拒女性玩具、游戏或活动。
- 强烈厌恶自己的性解剖结构。
- 强烈渴望第一性特征（性器官）和/或第二性特征（乳房，面部毛发）可以与自己体验到的性别相匹配。
- 此障碍导致很大的痛苦，损害社交、学业或其他重要方面的功能。

青少年和成人的性别烦躁

- 表达的性别与天生性别明显不匹配，表现为以下至少两项：
  - 表达的性别与第一或第二性特征明显不匹配。
  - 强烈渴望去除第一和/或第二性特征，因与自己表达的性别完全不一致。
  - 强烈渴望获得其他性别的第一和第二性特征。
  - 强烈渴望成为其他性别。
  - 强烈渴望被当作其他性别来对待。
  - 强烈确信自己有其他性别的典型感受和反应。
- 此障碍导致很大的痛苦，并损害社交、职业或其他重要方面的功能。

风险因素

在性别烦躁中，以下因素被认为起了作用：

- **气质的**。学龄前就不按自己的性别特征行动，更可能发展为性别烦躁。
- **环境的**。有性别烦躁的男性更可能有哥哥。在青春期或成人期发展为性别烦躁的男性，通常有因成为女性的幻想而性唤起的历史。
- **遗传的**。性别烦躁伴性发育障碍（一种罕见的疾病，它出现在出生时，婴儿的性别不清楚）与基因异常有关。

克里斯蒂娜的故事

　　克里斯多夫，是 52 岁的销售员，已开始了将性别变更为女性的法律程序。他的新名字是克里斯蒂娜。

克里斯多夫出生时有男性生殖器，被作为男孩抚养长大。

他父母没有发现任何不寻常的事情，直至儿童期，克里斯多夫被其他孩子视为"娘娘腔"。克里斯多夫在学校寻找女性朋友，选择主要是女孩参加的活动和俱乐部。他不愿参加有身体接触的运动项目，这令他父亲十分惊愕。克里斯多夫网球打得很好，在这一运动上参加比赛来取悦他的父亲。

克里斯多夫开始发现他的感觉和想法似乎是女孩的。他感到自己是克里斯蒂娜，而不是克里斯多夫。他知道严苛的父亲不可能接受这个想法，因此他从来没有说过。

克里斯多夫在大学表现得很好，很喜欢一个长期交往的女友。尽管他对于她没感到性的吸引力，但他非常想取悦父亲，所以大学毕业后就娶了她。他非常满意自己的婚姻生活，但他知道，这主要是为了取悦父母。他生活的方式与内在的感觉从未匹配过。当他可以把自己当作克里斯蒂娜时，感到更放松。当妻子不在家时，他常常穿她的服饰。

经过多年的婚姻，克里斯多夫感到越来越不开心，对自己感到不安，因为他对自己的生活目标、对妻子和家庭都不诚实。他找到精神卫生专业工作者寻求治疗。在完全地说出自己的生活后，他开始说到作为"克里斯蒂娜"的感觉，以及害怕令家人失望。作为"克里斯蒂娜"，在治疗中他开始享受更私密的感觉。他更安全地描述自己是一名女性，开始要求某些亲近的朋友称呼他为"她"。

随着时间的推移，她（克里斯蒂娜）认识到，她不可能获得想要的生活品质，除非公开地作为一名女性生活。之后几个月，她与精神卫生专业工作者一起工作，获得鼓励去告诉妻子自己想分开。她还被转介给一名专家，可以告诉她激素治疗和手术的信息。她某一天可能研究这些备选方案，如果想要改变躯体外形成为一名女性。但她知道，这是一个很大的决定。第一步应该学会如何与所有家人、朋友讨论这个情况，决定如何开始改变生活以匹配女性角色。她找到一位治疗**性别烦躁**的专家，以帮助她进行这一过程。因为她知道，这对于她妻子，将会是非常难的过渡。克里斯蒂娜的父亲也将很难接受这个诊断，以及为什么对于克里斯蒂娜，像女人一样生活是那么重要。

治疗

许多儿童经历过许多行为阶段，渐渐理解自己喜欢什么、不喜欢什么。他们有时可能像"假小子"或"娘娘腔"一样行动，作为正常儿童成长的一部分。通常，只要简单地支持、鼓励他们选择最喜欢的活动、玩具和服饰，就很有益。如果存在持续的痛苦或学业问题的征兆，如拒绝使用出生性别的卫生间，去寻求精神卫生专业工作者的帮助将会有益，他们曾治疗过其他的有性别烦躁的个体。

性别烦躁不仅需要照顾患者本人，还要照顾其他家人，去适应和了解儿童的感受。家人和朋友可能很难接受发生的事，以及这种状况意味着什么。家庭教育可以阻止儿童的其他行为和情绪问题，例如，焦虑。

基于个体如何处理烦躁的症状，治疗也可能不同。当性别烦躁持续到成人期，治疗的选择就会有差异。如果生活在尊重其表达的性别的人际关系中，且能追求感到自然的活动和生活方式，一些个体会做得很好。其他有性别烦躁的个体会选择进行**变性手术**——改变身体的重要手术，因此其生理性别就与体验到的性别相匹配了。这可能包括乳房植入，或移除阴茎，制造人工阴道。在美国，想要进行变性手术的个体被要求：在进行手术之前，作为相反性别的成员，生活超过 1 年。当个体改变外形，开始完全以相反性别角色生活时，就被称为**"变性人"**。有的个体可像变性人一样生活，不论是否选择了变性手术。

要从男性变为女性，首先要开处方药激素，帮助其改变外貌。给男性使用女性激素导致乳房增大，以及躯体上的其他改变，以创造出女性的外形。在个体适应激素之后，可做手术去除男性生殖器。手术还要构造一个人造阴道。有时，需要其他手术，帮助改变面部特征，以反映所体验到的性别。

要从女性变为男性，需要使用激素来提高肌肉质量，令嗓音变深沉。手术可移除乳房、子宫和卵巢。一些个体将选择通过手术制造一个人工阴茎。手术之后做心理治疗帮助个体适应他们的新性别。

治疗还能帮助那些没选择变性手术的个体，应对性别烦躁所致的任何问题。通过不做变性手术，但像变性人一样活着，一些个体对生活感到快乐，并管理了性别烦躁。一些个体有时像相反性别的个体那样打扮和生活，但从没对身份的不匹配感到任何痛苦。这些个体没有性别烦躁。判断是否有必要寻求治疗，方法就是看是否存在巨大的痛苦和频繁的不快乐。在克里斯蒂娜的案例中，如果她早些寻求帮助，在生命早年就谈及自己的状况，那么，或许多年的痛苦就能得以避免。

要点

- 有**性别烦躁**的个体强烈地确认自己为相反性别的一员。他们有巨大的痛苦，因为生理性别与他们自己认为的和感受的性别不匹配。

- 性别烦躁可始于儿童期或青春期晚期或成人期。儿童有时可能有像"假小子"或"娘娘腔"一样的行为，这只是儿童正常成长的一部分，并非有此障碍。

- 治疗性别烦躁，包括治疗家庭，以适应和了解个体的感受。家庭教育还能降低那些可能来自性别烦躁的其他精神障碍的风险，如**焦虑障碍**和**抑郁障碍**。

- 当性别烦躁持续到成人期，治疗的选择也会不同。一些有性别烦躁的个体会选择进行变性手术。不论是否选择变性手术，个体可以改变外貌，开始完全以相反的性别生活。一些个体可以通过不做手术的生活方式快乐地活着，并管理好自己的性别烦躁。

- 治疗还可以帮助有性别烦躁的个体应对此障碍可能导致的任何问题。判断是否需要寻求治疗的一种方式是：是否存在巨大的痛苦和频繁的不快乐。

对立违抗障碍

间歇性暴怒障碍

品行障碍

其他破坏性和品行障碍

    纵火狂

    偷窃狂

DSM-5®障碍完整目录，见附录 A。

第 15 章
破坏性和品行障碍

所有儿童和青少年有时会有行为问题。压力可能引起他们的宣泄，例如，弟弟妹妹出生，父母离婚，或家庭成员死亡。**破坏性和品行障碍**是一个更严重的问题，比正常的宣泄持续的时间更长。有这些障碍的个体难以控制其愤怒的感受，可能表现出敌意行为。这些障碍可令他们对他人或财产有侵犯性，破坏规则和法律，不顺从或反抗权威人物。

本章讨论的障碍是**对立违抗障碍、间歇性暴怒障碍、品行障碍、纵火狂和盗窃狂**。所有这些障碍倾向于在儿童期或青春期起病，许多在男孩中比在女孩中更常见。例如，品行障碍是青春期男孩中最常见的精神障碍之一。一些障碍持续到成人期，或在那时被首次诊断。

这些障碍通常被称为**"外化性障碍"**，因为这些行为被注意到，且对于所有看到的人都是"出格"的。通过愤怒的行为，痛苦被表达出来，影响到他人。作为对比，有**内化性障碍**的个体——如**抑郁**和**焦虑障碍**——将痛苦放在内心且指向自我。这些障碍更少导致与他人的冲突。

许多因素可增加这些障碍的风险。这些因素包括严厉或断断续续的抚养，被父母忽略，照顾者经常变化，躯体或性的虐待，缺乏监管，以及父母有犯罪或毒品、酒精成瘾的背景。这些障碍可与其他精神障碍同时出现，例如，**抑郁障碍、双相障碍**，或**物质使用障碍，或注意缺陷/多动障碍**（ADHD）。

治疗

对这些障碍的早期治疗，将更快地减轻痛苦和对儿童或青少年生活问题的影响。越早开始治疗，就越有机会改善症状和行为。然而，治疗可能是有挑战性的。儿童和青少年可能抗拒治疗，不合作，展示对成人的恐惧和不信任。学会新的态度和行为模式，对所有参与的个体，都需要时间和耐心。

行为治疗和心理治疗——不论一对一的，还是团体的，或是家庭的，都是需要的，来帮助儿童和青少年表达和控制他们的怒气。治疗目标是帮助年轻人意识到他们的行为以及对他人的影响。对父母的训练能够教会他们怎样最好地支持好的行为，以及与儿童或青少年沟通。对那些有 ADHD 或**抑郁障碍、双相障碍**的儿童和青少年，药物治疗能够通过缓解令它们恶化的感觉来减少破坏性行为。

对立违抗障碍

有**对立违抗障碍**的儿童或青少年表现出困难的行为，例如，发脾气、争论、愤怒或破坏性行为。他们频繁地与父母争执，拒绝遵从成人的要求或规矩（例如，清扫他们的房间或晚上不出门），而且经常发怒和憎恶他人。这些行为超过正常的问题行为，持续至少 6 个月，并且破坏家庭和学校生活。

这些行为在兄弟姐妹之间很常见，必须在与他人的接触中被看到。这些问题经常表现在儿童和青少年熟悉的成人或同伴中。在拜访医生或精神卫生专业工作者时，可能不会表现出这些行为。

此障碍的症状经常反映了与他人互动的模式。有此障碍的个体倾向于不认为自己是愤怒、对立（好斗）或违抗的。而是他们经常认为自己的行为是对不公正要求或事件的反应。首次症状倾向于出现在学龄前，很少出现得比青少年早期更晚。

对于父母的训练已经被证明，对于对立违抗障碍有帮助，也能帮助改善**品行障碍**的症状。这个方法用行为管理技术武装父母，以改善当儿童不遵守和遵守命令时，他们的反应方式。它可有助于建立亲子关系，教会他们明确指令的方法以及行为的结果。在家里练习是关键。

给父母的贴士

- 好斗或破坏性的儿童和青少年，对于父母可能是特别的挑战。对于许多年幼的（2～4 岁）的儿童和青少年来说，有顽固或违抗的行为是正常的，它们会随着年龄的增长而消失。保持镇静，表扬好的行为，寻求与你的孩子进行一对一的沟通。

- 如果有严重的、持续的，或破坏家庭和学校生活的不良行为，应该寻求那些与儿童和青少年打交道的精神卫生专业工作者的帮助。任何伤害或危及他人，如其他儿童、动物的行为，需要紧急治疗。
- 那些有不良行为的、年龄稍长的儿童和青少年需要了解，他们要为自己的行为负责，接受他们的行动和选择的结果。选择智慧的干预并决定强化哪些规则是最有帮助的（如安全的规则）。坚定地执行已声明的结果。
- 在一些案例中，父母可能从学习那些管理儿童不良行为的新技术中获益。父母可以鼓励和示范健康行为并反对问题行为。

 对立违抗障碍

当出现以下情况时，可诊断为此障碍：

- 存在一种愤怒的或易激惹的心境，争论或违抗行为，或怨恨报复的模式，持续至少 6 个月，表现为以下任一种类型的至少 4 种症状。这种行为表现在与非兄弟姐妹的至少一人的接触中：

愤怒或易激惹的心境

- 经常发脾气。
- 经常过分敏感或很容易气恼。
- 经常是愤怒的或怨恨的。

争论或违抗行为

- 经常与权威人物争论（或是儿童和青少年与成人争论）。
- 经常不服从或拒绝遵从规则或权威人物的要求。
- 经常有目的地惹恼他人。
- 经常因为自己的错误或不良行为而责备他人。

怨恨或复仇

- 曾经充满怨恨地寻求报复，在过去的 6 个月内，至少有 2 次。

这些行为在紧密相关的日常生活中，导致个体或他人（如家庭、同伴、同事）的痛苦，或对社交、学业、职业，或其他重要功能产生负性影响。这些行为不是由于任何**精神病性**、**物质使用**、**抑郁障碍**或**双相障碍**所致。

间歇性暴怒障碍

有**间歇性暴怒障碍**的个体的反应是快速的、愤怒的、充满力量的爆发，与所面临的情境并不匹配——例如，对来自亲人或朋友的轻微批评的反应。爆发经常持续不到 30 分钟，以大发雷霆、争论、打斗或攻击为形式。

这些症状可持续多年。在生命前 20 年，有躯体或情绪的创伤史的个体面临这一风险。此障碍在 35～40 岁以下和没有受过高中教育的个体中常见。

认知-行为治疗对于有间歇性暴怒障碍的个体是一个有帮助的方法。它包括放松训练和应对技能，以及改变与愤怒和攻击相关的思维模式。

一些药物也被发现是有帮助的。这些包括选择性 5-羟色胺再摄取抑制剂（SSRI）抗抑郁药和心境稳定剂（有关这些药物的更多信息参见第 20 章"治疗要点"）。

 间歇性暴怒障碍

当出现以下情况时，可诊断为此障碍：

- 频繁的发脾气，表现为不能控制攻击（愤怒、恶意、强力）冲动，出现以下任何一种状况：
  - 口头攻击（如大发雷霆、大吵大闹、争论），或针对财产、动物或他人的躯体攻击。任何一种都要每周发生 2 次，持续 3 个月。但该躯体攻击不损害财产或伤害他人。
  - 包括财产损害、躯体攻击，或两者都有的 3 次爆发。躯体攻击引起对动物或他人的躯体伤害。这些行为在 1 年之内发生。
- 爆发的力量超过对个体的挑衅或个体所受压力的范围。
- 频繁的攻击爆发是冲动性的（未经计划的），不是为了达到特定的目标，如金钱、权力或恐吓。
- 频繁的攻击爆发引起个体的很大的痛苦，破坏职业功能或关系，或发生法律或财务的损失（如被捕和罚款）。
- 个体的年龄至少有 6 岁。

频繁的攻击爆发不是由于躯体疾病或毒品、酒精或药物使用所致。其他精神障碍中的攻击或侵袭性行为需要被排除。这些包括**双相障碍**、

精神病性障碍和**反社会型**或**边缘型人格障碍**。一个看似健康的个体身上出现伴随这样爆发的突然的行为改变，可能表明了脑部障碍或脑创伤，也需要被排除。

山姆的故事

山姆是一个 32 岁的景观设计师，向一位精神卫生专业工作者求助，想要更好地控制愤怒。他的妻子陪他一起来就诊，说山姆总是发脾气。然而，现在他太频繁地发脾气了，以至于她担心他会对她或他们的两个小孩子使用暴力。

他们最近的一次争吵，始于山姆在"辛苦的一天工作"后回家，发现桌上还没有晚餐。当他进入厨房看到妻子在看报纸时，他爆发了，咆哮起来，称她是一个多么"坏"的妻子。当妻子试图解释她自己这一天都干了什么时，山姆诅咒她并摔杯子和一把餐椅。山姆的妻子被吓住了，跑出厨房，带上小孩离开家去了数英里外的娘家。第二天，她告诉山姆，他必须马上寻求帮助，否则就准备离婚。她已经到了能忍受的极限。

山姆说，他的发怒始于儿童期，但直到 13 岁，都没变成一个问题。大约从那时开始，他频繁地与同学打架，有时被带到校长室。在不打架的时候，他是一个能社交的好学生。

山姆估计，近年来，他每周约有 4 次口头的爆发，经常是对挫折、未预期的要求或感受到的侮辱的反应。他还描述了每 2 个月会发生的暴力行为。例如，当电脑"运行不正常"时，他就把电脑从房间的这一边扔到另一边；当一个孩子不停哭泣时，他把墙踢出一个洞；在与他的母亲争吵时，他摔坏了自己的手机。他否认从青春期以来的任何躯体攻击，尽管他差点打了邻居、许多陌生人和他们景观设计公司的雇员们。他的公司人员流动很大，因为他经常发脾气。可能给他人造成躯体伤害的想法令山姆十分害怕。

山姆描述他的愤怒发作很短，在几秒钟内达到峰值，很少持续超过几分钟。在两次发作之间，他描述感觉"很好"。他担心自己的行为，也为针对妻子的爆发和行为感到抱歉。

山姆在社交时饮酒，但他或妻子都不认为是酒精造成的情绪爆发。

山姆注意到，家庭中至少有两位其他亲近的成员有严重的"愤怒问题"。他的父亲在情感上虐待他们，并且总是有要求，他的姐姐有发脾气的问题。山姆说她离婚 3 次，是情绪上的虐待行为所致。

山姆被诊断为**间歇性暴怒障碍**。山姆的治疗非常重要，不仅为了保全婚姻，也为了停止他的孩子的暴力循坏。

品行障碍

品行障碍描述了儿童或青少年频繁发生的行为模式，包括对家庭、学校和职业的规则或法律严重而有伤害性的破坏。这些行为包括使用武器、恐吓、闯入别人的家，对他人或动物进行躯体虐待。有品行障碍的个体会侵犯他人的权利。他们误解他人对其有恶意的企图，感到他们只是对所感受到的威胁给予了回应。他们可能否认自己的行为，或轻描淡写对别人造成的伤害。

问题早在学龄前就开始了，但最早出现的严重标志经常始于儿童中期，持续到青少年中期。对于男孩，常见的标志是打架、偷窃，故意破坏和在学校的纪律问题。女孩们更常见的是撒谎、逃学，或离家出走，并可能比同龄人性行为开始得更早。此障碍很少在 16 岁以后出现。

反社会型人格障碍与品行障碍有类似的症状，当个体 18 岁或年龄更大时，被诊断为反社会型人格障碍。反社会型人格障碍的症状包括欺骗、伤害或虐待他人，并且无悔恨，且不考虑他人权利（阅读更多细节参见第 18 章"人格障碍"）。品行障碍被视为反社会型人格障碍的儿童期警示标志——但是重要的是，了解有此行为障碍的年轻人未来并不总会变成反社会型人格障碍。早期诊断和治疗在帮助学习思考和行为的健康方式，学习如何控制愤怒的感受方面是关键的。

对于品行障碍的有帮助的治疗，包括父母管理训练（像在**对立违抗障碍**中所描述的）和功能性家庭治疗（FFT）。每种方法持续大约 12 周。FFT 能够处理有关行为问题的不健康的家庭观念，也帮助构建关系和建立正确的抚养技能，还能帮助计划使用社区资源以防止复发。

品行障碍

当出现以下情况时，可诊断为品行障碍：

- 一种侵犯他人基本权利或触犯社会规范和法律的频繁和稳定的行为模式，在过去 12 个月内表现为以下 15 种行为中至少 3 种，过去 6 个月内至少有 1 种行为：

攻击他人和动物

- 经常凌辱、威胁或恐吓他人。
- 经常挑起打架。
- 使用对他人导致严重躯体伤害的武器，如棍子、刀、砖头或枪。
- 对他人进行残酷的躯体虐待。
- 对动物进行残酷的躯体虐待。
- 当面从被害人那里盗取财物，如抢劫、抢钱包、持械抢劫。
- 强迫他人发生性行为。

破坏财物

- 有目的的引起巨大损害的纵火。
- 故意损毁他人财物。

欺骗或盗窃

- 闯入他人房屋、建筑或轿车。
- 经常撒谎以获取财物或好处或避免责任（欺骗他人）。
- 没有面对被害人的偷窃（例如，商店盗窃，但没有破门而入）。

严重违反规则

- 尽管父母反对，仍经常在外过夜。
- 从父母家离开，在外过夜，至少 2 次，或长时间不回家，至少 1 次。
- 从 13 岁前就开始经常逃学。

这些行为严重损害了社交、学业或职业功能。对于那些 18 岁及以上的个体，必须不符合**反社会型人格障碍**的诊断标准才能诊断。一些有品行障碍的个体可能表现出对行为缺乏悔意或内疚感，不关心他人的感受，或不在意学业或工作任务和功能。基于症状的数量和损害程度，此障碍可以是轻度、中度或重度的。

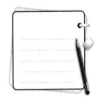

托马斯的故事

托马斯是一名 12 岁的男孩，由于闯入一家杂货店而被捕，之后生气地同意来见精神卫生专业工作者。他妈妈说自己"心力交瘁"，并说，抚养一个"不遵守规则"的男孩太艰难了。

小时候，托马斯经常具有攻击性行为，欺负其他孩子，拿走他们的东西。当被妈妈、继父或老师质问时，他会诅咒、动手，一点儿不在意被惩罚。

托马斯的妈妈和老师一致同意，托马斯是孤独的，不被同伴所喜欢的。他没有性或躯体的虐待史。

在托马斯被捕的前一年，他从学校的柜子里偷东西被抓（一个手机，一件夹克，一台笔记本电脑）。他还抢过一个同学的钱包，在与同学多次打架后被停学。托马斯不为自己的行为感到遗憾，因为自己的偷窃和打架而责怪他人，而且不在意他人的感受。当因自己的行为受指责时，他会说："你能怎样，枪毙我吧？"由于这种行为模式，托马斯被诊断为**品行障碍**。

其他破坏性和品行障碍

这些障碍明显地表现为对那些释放内在紧张的特定行为的不良的冲动控制。这些包括**纵火狂**（放火）和**偷窃狂**（偷东西）。这些障碍不是由于**品行障碍**、躁狂发作（如在**双相障碍**中）、妄想或幻觉（如在**精神病性障碍**中）或**反社会型人格障碍**所致。

纵火狂

纵火狂，是为了愉悦或满足的故意的反复放火。有此障碍的个体经常对火有不同寻常的兴趣或迷恋。他们经常谎报火警，花时间待在当地的消防队，经常观察社区中的火场。纵火行为在青少年男孩中更常见，经常在那些社交技能不良、有学习问题的个体身上出现。尽管纵火狂起病的年龄尚不清楚，但美国因纵火罪而被捕者 40％ 以上年龄小于 18 岁。当存在以下情况时，可诊断为纵火狂：

- 不止一次故意纵火。
- 在行动前有紧张或兴奋。

- 对火痴迷、好奇或被吸引。
- 当纵火或观看纵火的后果时，感到愉悦、满足或放松。

纵火不是为获得经济利益、表达社会或政治观点、掩盖犯罪、改善居住条件，也不是判断力受损的结果。

那些包括冲突和问题解决技能的认知-行为治疗、父母的教育和图表法，对于停止此行为及其原因是有帮助的。**图表法**包括与个体和家庭一起，在图表上画出事件、感受和行为。它帮助个体看到感受与行为的因果。它教个体注意那些感受来替换作为对那些感受的反应的伤害性行为。安全用火教育和带领参观烧伤病房，显然也有帮助。

偷窃狂

有**偷窃狂**的个体不抗拒偷那些并不需要使用也不需要其金钱价值的物品的冲动。他们知道这种行为是错误的、无意义的，但不能控制这种冲动。他们通常害怕偷窃时被抓，也可能对偷窃感到抑郁或内疚。女性患偷窃狂的可能性比男性高 3 倍，此障碍经常始于青少年期。当有以下情况时，可诊断为偷窃狂：

- 频繁地无法抗拒偷那些并不需要使用也没有什么价值的物品的冲动。
- 偷窃前增加的紧张感。
- 偷窃时的愉悦、满足或放松。

偷窃狂的治疗可包括药物纳曲酮，可减少偷窃的冲动和愉悦。心理治疗包括暴露和反应预防治疗。反应预防治疗（包括练习想象偷窃，但不去这样做），**内隐致敏法**（包括想象偷窃，描画出一种强烈的负性后果，如呕吐），以及**认知-行为治疗**（包括改变偷窃可减轻痛苦的想法）。

要点

- **破坏性和品行障碍**超过了那些有时在儿童或青少年中出现的正常的不良行为的界限，或者它们是由于压力性生活事件所致。这些是更严重的问题，个体经常不能控制他们的愤怒感，并表现出敌意行为。他们还可能因冲动而破坏财物，造成他人的经济损失。
- 所有这些障碍经常在儿童期或青春期起病，其中许多更常见于男孩。其中一些障碍持续到成人期，或在那时被首次确诊。这些障碍反映了痛苦，通过实施影响他人的愤怒行为来表达。
- 许多因素可增加这些障碍的风险。这些包括严重或前后不一致的养育、忽略，频繁变更照顾者，躯体或性的虐待，缺乏监管，父母沉迷于毒品或酒精，以及其他精神障碍，例如，**抑郁障碍或双相障碍，或注意缺陷/多动障碍**（ADHD）。

- 这些障碍如果获得早期治疗，将更快地减轻痛苦，减轻在儿童或青少年的生活中此问题的影响。越早开始治疗，症状改善的可能性就越大。

- 行为治疗和心理治疗——不论是一对一，还是团体，都是需要的，来帮助儿童和青少年表达和控制他们的愤怒。治疗目标是帮助年轻人认识和理解他们的行为对他人的影响。对父母的训练能够教会他们怎样最好地支持好的行为，以及与儿童或青少年沟通的技能。对那些有抑郁障碍或 ADHD 的儿童和青少年，针对这些障碍的药物能够通过缓解令它们恶化的感觉来减少破坏性行为。

物质使用障碍

物质中毒

物质戒断

物质/药物所致的精神障碍

赌博障碍

DSM-5®障碍完整目录，见附录 A。

第 16 章
成瘾障碍

饮酒、其他毒品使用和赌博，作为社交或乐趣的追求，经常被交织进文化中。酒精、毒品和赌博看起来能够快速影响大脑的一部分，被称为**犒赏系统**。这会带来强烈的愉悦（或"高潮"），以及渴求重复那种愉悦。对物质或行为的渴求，可把一个信息既发给大脑，又发给躯体，那就是必须获得这一物质或这些愉悦感。开始看似无害的，可能变得有害。**成瘾**的个体强烈聚焦于使用特定物质（例如酒精或毒品），或进行特定的活动（例如赌博），达到能控制他们生活的程度。

那些有**成瘾障碍**的个体花了大量时间和努力，尝试获得物质使用或用于赌博的金钱。这开始胜过他人的价值和生命中的责任。这种成瘾可能令他们在主要角色上产生问题（例如他们的工作或对孩子的照顾）。金钱和家庭问题经常出现。那些成瘾最严重的个体有时违反法律，以满足他们的渴求或冲动。一些成瘾性的毒品是非法的，或通过非法渠道获得。有此障碍的个体可能意识到成瘾所致的问题，但不能自行停止它，甚至当他们想要停止的时候，都做不到。成瘾导致他们生命中的担心和痛苦。

本章中的成瘾障碍是那些由于对 10 种不同类别的物质（参见表 1）成瘾所致。成瘾障碍包括**物质使用障碍**、**物质中毒**、**物质戒断**，以及**物质/药物所致的精神障碍**。**赌博障碍**首次作为一种成瘾障碍被包括在DSM 中（而不是一种冲动控制障碍）。

好消息是个体可以从成瘾中康复。康复路上的第一步是承认存在问题。这一过程经常被拒绝承认问题，或缺乏对物质滥用和成瘾的知识所阻碍。在这些个案中，关心的朋友和家人的干预可以促进治疗。

干预是与那些有成瘾障碍的个体及其家庭成员、朋友和其他关心的人仔细地、有计划地会谈。这些人聚在一起，与个体讨论他的成瘾，表达他们的担心，举出成瘾带来的行为和问题的例子，列出一个清晰的治疗计划，并确定如果此个体不想接受治疗，每个人要做什么。一个人负责计划和指导会面。在会前会后，寻求精神卫生专业工作者的建议和支持是关键（更多信息请浏览 www. mayoclinic. org，搜索"干预"来寻找可能有帮助的支持团体）。

表 1　十种类别的物质

物质	示例
酒精	啤酒，葡萄酒
咖啡因	咖啡、可乐
大麻（大麻毒品）	
致幻剂	苯环利定（PCP）、麦角二乙酰胺 LCD（迷幻药）、鼠尾草
吸入剂（通过鼻子或嘴吸入）	
	涂料稀释剂、胶水、气雾剂
阿片类	海洛因、止痛剂，例如可待因和奥斯康定
镇静剂、催眠药（"安眠药"）和抗焦虑药（治疗焦虑的药，例如镇静剂）	巴比妥类（例如戊巴比妥钠），苯二氮䓬类（例如安定和阿普唑仑），苯二氮䓬类催眠药（例如氟硝西泮或"迷奸药"）
兴奋剂	可卡因、苯丙胺（"兴奋剂"，例如甲基苯丙胺或"冰毒"）
烟草（尼古丁）	香烟
其他（或未知的）	处方药、非处方药

当你在意的人有饮酒、使用毒品或赌博问题时

有成瘾的个体的行为会受到影响，不能像没有此问题的个体理解问题那么清楚。他们需要关心他们的人以建设性的方式参与并以诚相待。以下是一些有帮助的方法：

- 说教，指责，责骂，于事无补。
- 不要试图在个体很亢奋、中毒或参与赌博时解决这个问题。
- 不要参与成瘾发生的活动或情境。
- 给予直接的、聚焦于特定行为的反馈（例如，"你承诺了要去看我们儿子的棒球赛。当你没出现时，我很担心——然后，当我知道你在酒吧整夜喝酒，我很不安。你没有到场，我们的儿子很难过"）。

- 尽可能多地了解此问题及其影响。在你周边寻找康复和支持资源（参见附录 C "有用的资源"部分来寻找支持团体）。寻求精神卫生专业工作者的帮助。
- 成瘾导致家庭、学校、工作、关系和财务上的痛苦的问题——以及大脑和躯体的影响。痛苦令那些成瘾的个体寻求帮助。如果你去除了他们成瘾的真正后果，你就去除了他们寻求改变的主要原因。不要掩盖问题，不要给他们钱，不要为他们找理由，不要让他们回避自己行为的后果，让他们为自己的成瘾负责，或为自己的行为感到内疚。
- 不要放弃表达关心、担心和情感支持。成瘾的个体需要帮助以变得更好。康复经常是没有速效对策的过程。
- 认识到你不能强迫有成瘾的个体停止使用物质。你可以鼓励他们寻求帮助。当他们选择寻求帮助时，以及在改变期间，都要支持他们。
- 如果成瘾影响到了儿童，要采取措施确保儿童被伤害和被忽视。
- 为你自己寻求帮助。保护你的财物、情感和健康。不要试着由你自己来管理他人的成瘾问题。单独这样做可能增加恐惧、失去希望。

来源：改编自密苏里州精神卫生处；国家酒精和毒品依赖委员会。

治疗

　　成瘾是一种终身的或慢性的疾病，就像心脏病、高血脂、高血压。尽管有成瘾的个体有复发的风险，但他们还是可以通过治疗和支持，过上完整的、健康的生活。当个体一段时间停止成瘾的行为，回归日常生活，做得很好——但之后又恢复成瘾的行为，即使只出现一次，也叫**复发**。回归毒品或赌博，可使此个体重新成瘾。复发不是失败，能够加强康复的努力。学会察觉复发的触发事件，可以防止复发。由于成瘾会影响个体生活的许多方面，因而联合形势的治疗经常被使用。对于大部分个体来讲，联合使用药物和个体或团体治疗，效果最好。

　　药物有助于控制对毒品的渴求，缓解严重的**戒断**症状（当停止、减少物质或赌博时，躯体和大脑的反应）。这些药物包括纳曲酮和苯二氮䓬类及其他药物（参见附录 B "药物"部分）。每种毒品戒断症状不同，在本章"物质中毒和戒断"部分有描述。

　　心理治疗，可帮助那些有成瘾的个体了解他们的行为，以及他们为什么使用此毒品或赌博。它可帮助他们学会停止，重建没有成瘾的生活，建立更高的自尊，以及应对压力。其他治疗可在医院、门诊、社区中进行，那里提供了可控的、无毒品的环境。

自助团体可为那些有成瘾的个体提供支持。这些项目通常遵循**匿名酗酒者互助会**的 12 步治疗。类似的组织（匿名可卡因使用者互助会，匿名麻醉剂使用者互助会）聚焦于滥用其他物质的个体、赌博（匿名赌博者互助会）和家庭成员（匿名酗酒者家庭成员互助会、匿名赌博者家庭成员互助会、匿名麻醉剂使用者家庭成员互助会）。这些团体都可为成瘾影响的个体提供一个支持系统以及帮助强化治疗中学到的信息。

物质使用障碍

除了咖啡因，表 1 中任何毒品，都能令个体发展为**物质使用障碍**（咖啡因使用障碍当前不是一种诊断。它正在被进一步研究，因为市场上许多饮品和药物都含高剂量的咖啡因成分。个体可以有**咖啡因中毒或咖啡因戒断**，如表 2 中所示）。有物质使用障碍的个体有紊乱的思维、行为和躯体功能的混合表现，而且他们明知会产生问题，还是要持续使用这个物质。

这些物质可能导致大脑功能的有害改变。中毒症状消失后，这些改变还可能持续。**中毒**，指的是最近使用毒品，它们可导致强烈的愉悦、平静、增强的感觉，或亢奋——还会有功能问题和行为问题（每种毒品的中毒症状不同，在本章"物质中毒和戒断"部分有描述）。

对大脑和躯体的改变，在那些毒品使用严重或频繁的个体身上更为强烈。大脑结构的改变会令个体对毒品产生强烈的渴求，难以停止使用毒品。渴求可以严重到令此个体不会思考其他任何事物。在以前曾使用过毒品的场所中，渴求最强烈。增加的渴求是康复后复发的警示迹象。

有物质使用障碍的个体可能花很多时间用于获得物质、使用物质，或从其效应中康复。在严重的物质使用障碍中，个体全部生活都围绕物质进行。

随着时间的推移，有物质使用障碍的个体对物质发展出**耐受性**。当耐受性发生时，他们需要更大量的物质才能感到兴奋。不同个体的耐受性有所差异。它主要基于物质的类型和个体的性别和体重。

每种毒品共享同样的物质使用障碍的症状列表。症状基于物质使用的效应来分类：受损的控制力、社交问题，冒险地使用，及其效应。当个体持续 12 个月有此问题时，就患上了物质使用障碍。问题严重程度根据症状的数量来确定。

有助康复的贴士

以下贴士改编自国家酒精滥用和酒精中毒研究所网站"对饮酒的再思考"（http：//rethinkingdrinking. niaaa. nih. gov），这些针对饮酒问题的贴士，也可用于其他成瘾，有助于预防康复者的复发。主要目标是保持控制、了解和使用拒绝的技术，建设一种没有成瘾的新生活。

- **回避触发物**。什么触发了你成瘾的冲动？如果特定的人或场所会令你饮酒，使用毒品或赌博，即使当你并不想的时候，也会如此，那就努力回避这些。如果特定的活动、一天中的某个时间段或感觉会触发你的冲动，那就计划一些其他的事情来替代。
- **计划去处理冲动**。当你不能回避一个触发物和冲动的侵袭，那就尝试以下选择：
  - 提醒你自己改变的理由（把它们写下来并随身携带，或存在你能够快速获得的电子信息中，会有帮助）。
  - 与你信任的人谈论这些。
  - 参加健康的、转移注意力的活动，例如体育运动或不会成瘾的爱好。
  - 不再与这种感受争斗，而是接纳它、跟随它但不能屈服于它，知道它像波浪一样会很快褪去和消失。
- **准备好说"不"**。有时，你可能有被提供饮品、毒品或赌博的机会，而你并不想要，或是与老朋友在一起，他们让你参与成瘾的行为。准备好礼貌地、坚定地说："不，谢谢"。你要回顾一下可能发生什么，并准备好你的反应。越快地对那些邀请说"不"，你屈服的可能性就越小。如果你犹豫，它就允许你有时间想出借口。有时，最好回避那些场所或无法接受"不"这个答案的个体。
- **重建你没有成瘾的生活**。它可以包括以下内容：
  - 让家人和朋友了解这个问题，与他们分享成瘾的信息。寻求他们的支持并让他们知道，在改变和康复的过程中，什么能够帮助你。
  - 发展新兴趣和社交团体。
  - 找到那些不涉及成瘾的有价值的花费时间的方式。
  - 寻求他人的帮助。
  - 婉拒新的要求，例如复杂的项目或新的责任。

考虑参加一个支持团体。康复中的个体，规律性地参加团体活动，会比不这样做的个体康复得更好。团体间有很大的差异，因此，找到最令你舒服的团体。如果你有了支持的力量，并能向其他成员寻求帮助，你将从中获得更多。

毒品使用与青少年

你知道吗……

- 12 岁以上的美国人中，约 2400 万人（占人口的 9％）曾使用非法毒品（绝大部分是大麻），或在过去一个月内滥用药物。
- 近 40％的 12 年级学生说，他们在过去一个月使用过酒精，21％曾使用过大麻。
- 60％的高中生不认为频繁使用大麻是有害的。近几年，大麻的效力被提升，意味着大麻的常规性使用，比起过去，对健康产生更大影响。
- 处方的阿片类镇痛药（例如，维柯丁或奥斯康定）和非处方的含右美沙芬的咳嗽药、感冒药，是最常被高中生滥用的物质（在大麻和酒精之后）。
- 滥用处方药的大多数青少年是从朋友或家庭成员那里免费获得的。

来源：国家毒品滥用研究所；物质滥用和精神卫生服务管理处。

 物质使用障碍

一个带来严重受损或痛苦的物质使用问题，在 1 年内出现以下至少 2 种情况：

受损的控制力

- 物质的摄取比计划的量更大或持续时间更长。
- 持续的渴求或失败地尝试减少或控制物质使用。
- 花费大量时间来试图获取物质、使用物质，或从物质的效应中康复。
- 有渴求或使用物质的强烈冲动。

社交问题

- 规律的物质使用，导致无法完成工作、学校或家庭的主要任务。
- 持续的物质使用，尽管有持续的或规律的由于物质的效应引起或恶化的社交或个人问题。
- 由于物质使用而放弃或减少重要的社交、工作或休闲活动。

有风险的使用

- 经常在不安全的场所使用物质。
- 持续使用物质，尽管有由于物质引起或加重的问题。这些问题可以是躯体的（与躯体相关），也可以是心理的（个体是如何思考和感受的），或两者兼有。

毒品的效应

- 耐受性是由以下两者之一来定义：
  - 需要更大量的物质才会导致中毒或兴奋。
  - 相同量的物质带来的效应更小。
- 戒断是由以下两者之一来定义：
  - 戒断症状（每种物质的症状有差异；参见表 2）。当停止或减少使用时，躯体中的物质量减少，就会出现这些症状。
  - 摄取物质以避免或减轻戒断症状。

凯斯的故事

　　凯斯是 45 岁的水管工，在家人跟他见面，表达对他重度酗酒的担心后，被介绍去做一个精神评估。自从三天前与医生预约开始，凯斯否认喝酒。

　　从高中毕业后 20 年，凯斯每晚喝 3～5 杯啤酒，每周 5 次。过去 7 年，凯斯几乎每天喝酒，工作日的每天晚上平均喝 6 杯啤酒，周末和假期每天晚上喝 12 杯啤酒。他的妻子反复警告他"喝得太多了"。尽管努力限制酒精摄入，凯斯还是把周末的许多时间都用来喝酒，有时会错过家庭聚会，而且经常在晚上看电视时烂醉如泥。他在工作上保持着高效率，从来不请病假。过去 4 年，凯斯每个月停止喝酒两次。他说两次都是作为对妻子担心的反应，他"完全停止喝酒"。在这两次中，他都否认有酒精戒断的症状。

　　凯斯已婚 18 年，有一个 17 岁的女儿。他高中毕业，有两年的社区大学教育经历。他成功地经营一家管道公司，从没看过精神科医生。

　　凯斯被诊断为**酒精使用障碍**。他无法减少酒精使用，所有时间都用于醉酒或从醉酒中恢复清醒，错过家庭事件，尽管有符合此障碍诊断标准的问题，仍频繁使用酒精。

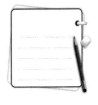

斯坦的故事

　　斯坦，一位已婚的 46 岁牧师，因为他的抑郁症状和慢性右膝疼痛而滥用阿片类（镇痛药）药物，被他的基础医疗医生转介到精神科门诊。

17 个月前，斯坦在打篮球时弄伤了右膝。他的妈妈给了他几种自己用来治疗背痛的氢可酮-乙酰氨酚，他发现这药有帮助。但他用完这些药片，疼痛仍然持续，他就去了急诊室。他被告知有轻度扭伤，用了一个月的这种处方药，他的疼痛消失了。

然而，在停止用药之后，斯坦的右膝又开始疼痛。他去看了一位骨科医生（治疗骨头与肌肉问题的医生），医生给他做了成像扫描，确定不存在严重损伤。他又获得了一个月的氢可酮-乙酰氨酚。然而，这次他需要比处方剂量更多，才能缓解疼痛。没用药时，他还感到悲伤和"疼痛"，而且有对更多阿片类药物的"渴求"。他回到骨科医生那里，又被转介给一位疼痛专家。

斯坦太尴尬了，所以没去疼痛专家那里。他相信自己的信仰和力量应该帮助他战胜疼痛。他发现，没有止痛药，他无法生存，因为停止用药时这种疼痛和肌肉痛很严重。他还开始享受这种兴奋，有了强烈的渴求。他开始频繁地到急诊室，获得更多的阿片类药物，通常在右膝疼痛的时间和情况上说谎，甚至有两次从他的妈妈那里偷药。他变得专注于买到更多的阿片类药物，而他的工作和家庭生活都受到了影响。过了一段时间，他告诉基础医疗医生，他在使用阿片类药物以及悲伤的情况，因此，医生把他转介到精神科门诊。

在精神状态检查时，斯坦报告他心境"糟糕"，他否认有偏执或幻觉症状，或有任何伤害自己或他人的想法。

斯坦被诊断为阿片类使用障碍。滥用处方阿片类药物的个体的数量，在物质使用障碍中排第二。斯坦使用阿片类药物导致失控，对生活产生了负性影响。

物质中毒和戒断

当个体使用表 2 中列出的物质时，他们可能出现物质中毒或戒断。**中毒**出现在最近有物质使用时。**戒断**出现在此个体停止或减少使用物质时。

当个体中毒时，会在摄取物质后不久出现行为、躯体或心理的改变。物质中毒最常引起个体有感受、保持觉醒、思维、判断、躯体动作和个体行为方面的问题。此个体可能变得有攻击性或情绪化。

个体如何使用物质，部分影响了它怎样进入血液循环，以及中毒有多严重。例如，吸烟、鼻饲或静脉注射毒品（进入静脉），导致更强烈的中毒。这些方法也可能令个体更经常地使用此物质。甚至当体内不再能检测出此物质后，它还继续有效应。

 ## 物质中毒

当有以下情况时，就出现了物质中毒：

- 最近使用过物质。
- 在物质使用期间或物质使用不久后，出现了伴有行为、躯体功能、思维或感受上的严重问题，由于它对中枢神经系统的效应所致。
- 在物质摄取后出现特定症状（参见表 2）。
- 这些症状不是由于其他躯体疾病或精神障碍所致。

当个体停止使用物质——或用得更少——可能还会出现物质戒断。戒断症状可导致社交、工作或其他任务上的问题。绝大多数有物质戒断的个体有冲动再次使用物质来缓解戒断症状。

 ## 物质戒断

当有以下情况时，就出现了物质戒断：

- 个体停止或减少物质使用。
- 在停止或减少物质使用后出现特定症状（参见表 2）。
- 这些症状导致很大的痛苦或社交、工作或其他重要日常任务的问题。
- 这些症状不是由于其他躯体疾病或精神障碍所致。

与人群中其他个体相比，18～24 岁的年轻人有最高的患酒精和其他物质使用障碍的患病率。12～17 岁的个体，使用酒精和香烟的几率比使用毒品的几率高 15 倍。中毒通常是第一个物质相关的障碍，经常始于青春期。戒断可发生在任何年龄，只要频繁使用物质很长一段时间。

当中毒或戒断时，个体可能有很多症状。特定毒品中毒和戒断症状的例子，在表 2 中列出。

物质/药物所致的精神障碍

有时，毒品和药物的使用可引起特定精神障碍的症状。通常在毒品、药物最后一次被使用后的数天或数周内，这些精神障碍也会消失。例如，**酒精所致的抑郁障碍，**是酒精所引起的**抑郁障碍。**

在表 1 的毒品中，烟草导致的精神障碍最少。烟草的戒断（戒烟）可导致睡眠障碍（例如，睡眠困难）。

表 1 中的另一些毒品可导致更严重的精神障碍。例如，那些引起镇静（困倦）的毒品的中毒——例如，镇静剂、催眠药和酒精——可带来**物质所致的精神病性、双相、抑郁或睡眠障碍**以及**性功能失调。**这些相同毒品的戒断可引起**物质所致的惊恐障碍**和**焦虑障碍。**导致兴奋（觉醒）的物质——例如，可卡因和苯丙胺，可导致**物质所致的精神病性、双相、抑郁、睡眠和焦虑障碍**及**性功能失调。**

使用特定药物治疗一些躯体疾病也可引起精神障碍的风险。神经认知问题（大脑如何处理想法和记忆的问题）可能由于药物所致，例如，麻醉剂（手术时使用）、抗组胺药（用于充血和过敏），以及抗高血压药（治疗高血压）。神经认知问题也可由酒精、阿片类、镇静剂和催眠药所致。心血管药物和类固醇可导致精神病性症状。

一些个体比另一些个体更倾向于：由于使用毒品而发生物质所致的精神障碍。发生其中某种障碍的风险，随着使用的频率和更大剂量的摄入而增加。一些毒品可对大脑和躯体产生快速、严重和伤害性的影响，即使小剂量的使用一次，也会如此。

 物质/药物所致的精神障碍

此障碍的常见特征是：

• 此障碍显示出与特定精神障碍相同的症状。

• 有来自此个体的健康史、体检或实验室检查结果的证据，表现为以下两者：

  • 此障碍始于使用物质或药物中毒或戒断时或 1 个月内。

  • 此物质或药物可导致精神障碍。

- 此障碍不是由于一种其他的精神障碍（例如，非物质/药物所致的障碍）所致。其他的精神障碍的证据可包括如下：
  - 此障碍的症状始于严重的中毒、戒断或接触物质或药物之前。
  - 完全的精神障碍在严重的戒断、中毒或接触物质或药物之后，仍持续足够的时间（例如，至少 1 个月）。
- 此障碍不是谵妄的一部分（困惑和注意力减少，由物质、药物或躯体疾病所致）。
- 此障碍导致很大的痛苦和社交、工作或其他日常功能的问题。

表 2　中毒和戒断症状

物质	中毒症状	戒断症状
酒精	口齿不清，不协调，步态不稳，快速眼动	出汗或脉搏变快，增强的手颤，睡眠困难，恶心或呕吐，幻觉，焦虑
咖啡因	不安，紧张，兴奋，睡眠困难，脸色绯红，胃部不适，排尿增加	头疼，困倦或嗜睡，快速被惹恼或生气，悲伤的心境，难以聚焦
大麻	红眼，食欲增加，口干，心跳加速	快速被惹恼或生气，紧张，睡眠困难，食欲降低，不安
致幻剂	使用 PCP（五氯酚，天使粉）：上下或左右快速眼动，心跳加速，肌肉统合失调。使用其他致幻剂：瞳孔放大，心跳加速，出汗，视觉模糊，震颤	无
吸入剂	感到眩晕，快速眼动，不协调，口齿不清，步态不稳，反应变慢，视觉模糊	无
阿片类	瞳孔放大或缩小，困倦或昏迷，口齿不清，受损的注意力或记忆	悲伤的心境，恶心或呕吐，肌肉疼痛，瞳孔放大
镇静剂	口齿不清，不协调，步态不稳，快速眼动，受损的注意力或记忆	出汗或脉搏加快，手颤，睡眠困难，恶心或呕吐，幻觉，焦虑，癫痫

续上表

物质	中毒症状	戒断症状
兴奋剂	心跳加快或减慢，瞳孔放大，血压升高或降低，出汗或发冷，恶心或呕吐	疲乏、睡眠困难，生动的噩梦，食欲增强
烟草	无	快速被惹恼或生气，难以保持思维聚焦，食欲增强，不安，悲伤的心境，睡眠困难

赌博障碍

在任何时候，几乎世界的每一部分都会有赌博出现。在许多文化中，人们在比赛和运动上赌博（下赌注），大部分人这样做是为了取乐，不会有什么问题。但是对有些人，赌博会成瘾，他们很难拒绝。赌博发生时，可能带来严重的问题，包括家庭和婚姻不和谐（例如，因为金钱或在赌博上花费大量的时间而吵架）、财务危机（例如，不能支付账单），以及职业困难（迟到、失业）。

有**赌博障碍**的个体从赌博中得到的效果，与有酒精或毒品使用障碍的个体，从饮酒或使用毒品中得到的效果相同。赌博改变他们的心境，而且保持习惯，试图达到相同的效果。他们赌博时可能感到力量、控制和信心。然后，成瘾的赌徒开始渴求赌博，就像个体开始渴求物质一样。赌博的个体还会滥用酒精或其他毒品。

有赌博障碍的个体通常进入一个循环，在赌博上输钱后会下更大赌注。然后，他们试图赢回失去的东西，会带来一种持续赌博的迫切需要。这被称为"追逐损失"。

有赌博障碍的个体可能把金钱视为他们问题的来源和答案。他们可能开始对家人和其他人说谎，以隐瞒他们赌博用了多少钱。他们可能采取非法行为（例如，伪造和偷窃）来获取更多的金钱，以持续赌博。他们还会向其他人借钱赌博、还债或帮助渡过财务危机。

有赌博障碍的年轻个体更可能是男性，积极主动追求下注，例如，赌牌或运动下注。更年长的个体倾向于使用老虎机和宾戈游戏。晚年赌博更多见于女性，在这一群体中，此障碍可能快速加重。

赌博可在压力期间加重。可能时而有严重的赌博，引起生活中的严重问题，继而赌博完全停止，也有时候赌博并没有失控的问题。一些有赌博障碍的个体自行决定完全停止赌博，而且也很成功。其他个体则需要得到精神卫生专业工作者的帮助。还有其他一些个体，认为他们已经康复了，却不了解他们的风险。在几次赌博没有问题之后，他们假设自己有免疫力，继续赌博——就回到了赌博障碍。

 赌博障碍

当出现以下情况时，可诊断为此障碍：

- 频繁赌博，带来问题和痛苦，1 年内至少表现为以下症状中的 4 种：
    - 需要越来越多的金钱用于赌博，才能获得兴奋。
    - 当试图减少或停止赌博时，变得不安，或迅速地被惹恼或愤怒。
    - 试图但不能控制、减少或停止赌博。
    - 持续有赌博的想法（例如，思考过去赌博的经历，计划下一次赌博，思考有什么办法能得到更多的钱去赌博）。
    - 经常在感到压力时（无助，内疚，抑郁）赌博。
    - 在赌博输钱之后，经常另一天再来捞本（追逐损失）。
    - 说谎，以隐瞒赌博习惯的严重程度。
    - 由于赌博，冒着失去亲密关系、工作或重要的学业或职业发展前景的风险，或已经失去了那些。
    - 依赖他人提供金钱，或弥补由于赌博而输掉的钱。
- 赌博行为不是由于**躁狂发作**（高能量和亢奋情绪的时段，可发生于**双相障碍**）所致。

赌博障碍有多严重是基于个体有多少症状。个体可能有轻度、中度或重度的赌博障碍。有以上列表中 4～5 种症状的那些个体有轻度的赌博障碍。有 6～7 种症状的个体有中度的赌博障碍，有 8 种或所有症状的个体，则是重度的赌博障碍。

风险因素

以下因素增加了个体患赌博障碍的风险：

- **气质的**。从儿童期或青春早期开始赌博的个体。那些有反**社会型人格障碍**、**抑郁障碍**和**双相障碍**的个体。

- **遗传和生理的**。此障碍在家庭中传递，这可能是由于遗传和环境（在家中接触到赌博）两者所致。

要点

- 特定毒品——以及赌博——看似快速影响大脑的一部分，被称为**"犒赏系统"**。这带来强烈的愉悦（或"亢奋"），以及重复那种愉悦的渴求。那些有**成瘾障碍**的个体花了大量的时间和努力，试图获得可使用的物质，或用于赌博的金钱。这开始胜过他人的价值和生命中的责任。

- 成瘾带来家庭、学校、职业、关系、财务、大脑和躯体方面的痛苦的问题。同时，成瘾的痛苦还会令个体寻求帮助。有成瘾的个体必须选择变得更好。他们不能被强迫改变。即使他们想要，有此障碍的个体通常也不能自行停止。他们必须获得恰当的帮助。

- 治疗包括药物和帮助控制对毒品的渴求以及缓解严重的戒断症状。治疗可帮助那些成瘾的个体了解自己的行为，以及他们为什么会这样，重建没有成瘾的生活，建立高自尊，发展新的、健康的应对技能来应对压力。自助或支持团体在成瘾者康复过程中起到了重要作用。他们还可能为成瘾者的亲属提供有价值的指导和支持。

- 对于那些成瘾者和他们的亲属，尽可能多地学习此问题及其效应是重要的。亲属和那些成瘾者应该寻求他人的帮助。对于亲属来说，最好不要掩盖成瘾的事实，不要为成瘾找借口，也不要为成瘾承担责任。

- 当个体一段时间停止成瘾的行为，回归日常生活，做得很好——之后又恢复成瘾的行为，可以出现**复发**。以下贴士可帮助防止复发：了解是什么触发了成瘾，避免这些触发物；计划控制成瘾的冲动，对于成瘾的邀请，准备好说"不"，用其他有价值的活动和关系替代成瘾行为。

谵妄

由阿尔茨海默病所致的神经认知障碍

由创伤性脑损伤所致的神经认知障碍

由帕金森氏病所致的神经认知障碍

额颞叶性神经认知障碍

神经认知障碍伴路易体

血管性神经认知障碍

其他痴呆和记忆问题

    由 HIV 感染所致的神经认知障碍

    由朊病毒病所致的神经认知障碍

    由亨廷顿氏病所致的神经认知障碍

DSM-5®障碍完整目录，见附录 A。

第 17 章
痴呆和其他记忆问题

痴呆描述了一种精神功能的减退，严重到足以破坏日常生活。它可导致个体的记忆问题，以及影响他们思维和计划的状况。痴呆本身不是一种疾病而是一组症状，例如，记忆丧失和人格改变。这些症状可由不同障碍所致，因此有基于病因的不同类型的痴呆。

情绪问题，例如压力、焦虑或抑郁，可令个体更健忘——可能被误解为痴呆。例如，某个体最近退休或在处理亲属去世的事，个体可能感到悲伤、孤单或乏味。试图处理这些生命中的变化，令一些个体迷惑或健忘。这些记忆问题通常是短期的，随着这些感觉消退而消失。如果这些感觉和记忆问题持续下去，那就向医生或其他精神卫生专业工作者求助。

一些记忆问题与可被治疗的健康问题相关。这些包括药物的副作用、维生素 B12 缺乏，以及酗酒。一些甲状腺、肾脏、肝脏疾病也可导致记忆丧失。医生应该尽快治疗这些躯体疾病。其中一些疾病可导致痴呆，另一些则不会。早期诊断和治疗可帮助控制和管理记忆症状。

阿尔茨海默病是最常见的痴呆病因之一。痴呆还可由一些疾病导致，例如，中风、帕金森氏病或严重脑外伤。痴呆通常随时间推移而恶化。痴呆症状的恶化的速度因人而异。

在 DSM-5® 中，描述痴呆和其他记忆问题的障碍被分类为**神经认知障碍**。这些障碍包括对影响记忆、思维或推理的大脑部分的损害（参见表 1，医生评估的大脑功能）。这些包括根据不同医学病因命名的 9 种障碍：**阿尔茨海默病，额颞叶变性，路易体病，血管病，创伤性脑损伤，HIV 感染（来自艾滋病），朊病毒病，帕金森氏病，以及**

亨廷顿氏病。第 10 种障碍叫作**谵妄**，是一种短暂的困惑和注意力降低的状态。谵妄同样可出现在一些有痴呆的个体中。不像其他障碍，谵妄是一种短暂的状态，会消失，反之，其他神经认知障碍则会持续（尽管一些障碍的症状也可被治疗）。

这 9 种由于躯体病因所致的神经认知障碍可以被诊断为"重度"或"轻度"，是基于症状的严重程度。问题必须出现在谵妄不存在时，以及不是由于其他精神障碍（例如，**重性抑郁障碍**或**精神分裂症**）的结果。诊断此障碍是重度还是轻度，由以下状况决定：

重度神经认知障碍

- 在精神功能的至少 1 个领域，存在严重衰退——例如，注意力，计划和决策能力，记忆和学习，语言和运动技能。这种减退足以导致亲属或医生的担心，或是通过测评来确认。
- 精神技能方面的严重衰退，损害或破坏完成日常任务的能力，以至于需要帮助来执行任务，例如，支付账单或记录用药情况。

轻度神经认知障碍

- 个体至少 1 个领域的精神功能存在轻微衰退——例如，注意力，计划决策能力，记忆和学习，语言和运动技能——导致亲属或医生的担心，或是通过测评来确认。
- 精神技能方面的轻微衰退，可以不需要帮助就能执行日常任务，例如，支付账单或记录用药情况。

谵妄

谵妄是一种困惑的、注意力降低的短暂的状态，由毒品、酒精、药物、毒素或躯体疾病所致，例如，疾病或感染。酒精或毒品中毒或戒断可导致此症状。有谵妄的个体出现注意力不集中的问题。当正常的大脑信号不工作时，谵妄就出现了。它可快速发生，通常在数小时或数天内。一种理解谵妄的方法是想象人"不在状态"，没有完全清醒，有高烧的疾病，或从麻醉中醒来，就是那种样子。

有谵妄的个体有紊乱的精神功能，它导致对环境的觉察减少，出现记忆问题和困惑的思维。他们可能容易分心，不能回答问题。他们可能日间困倦、晚上清醒。有谵妄的个体可能有其他症状，例如，焦虑、恐惧、抑郁、易激惹和愤怒。他们还可能大叫、尖叫、诅咒、嘟囔，特别是在夜间。

任何需要入院治疗的病情，特别是需要重症特别护理的，谵妄的风险增加。住院的个体中，有 14％～24％ 出现了谵妄。被送到 ICU 病房的老年人，谵妄的几率达到 70％～87％。

 谵妄

- 减少的注意力和觉察力。例如，不能聚焦于一个话题，或变换话题。完成正常任务，需要比以前花更长的时间。当其他事物，例如广播、电视或其他对话没有分散注意力时，思考会更容易一些。
- 问题在短时间内发展（通常数小时到数天），倾向于日间变得更严重而晚间恶化。
- 精神功能方面的问题，例如，记忆丧失，失定向，语言问题和判断形状和尺寸的问题。

以上第一点和第三点，必须不是由于其他神经认知障碍所致。必须有其他躯体疾病的证据（例如，来自测评、躯体检查，自己或他人的报告），酒精或毒品中毒或戒断，或接触毒素或药物，它们可导致这些症状。谵妄可持续数小时、数天、数周或数月。

表 1　大脑功能（神经认知领域）

领域 （思维技能类型）	可能症状的例子	
	重度	轻度
复杂的注意	被环境中其他打扰物（广播、电视、对话）弄得困惑，难以记得新的信息，例如刚得到的一个电话号码。	完成正常的任务需要花费比以前更多的时间。当不存在其他令其分心的事情时，例如广播、电视和他人的对话，思考会变得更容易。
执行功能（包括计划、决策、工作记忆）	需要一次聚焦一个任务。需要他人的帮助安排日常起居的任务或是做决定。	每次执行超过一个任务时，或在被拜访者或电话打断后，完成任务有更多的问题。可能抱怨需要额外的努力才能组织计划和决策，而感到更疲倦。

领域 （思维技能类型）	可能症状的例子	
	重度	轻度
学习和记忆（包括瞬时、近期和长期记忆）	在同一个对话中，自我重复地说话。在购物或做日常计划时，不能记录短的物品列表。	回忆近期事件有问题，更多地依赖于列清单或日历，有时可能在数周的时间内向同一个人重复自己的话。
语言（包括对事物命名、正确的语法、以及理解词语的定义）	使用模糊短语，例如"那件事"和"你知道我的意思"。使用一般性的代词取代人们的姓名。谈话时会犯语法错误，例如漏掉或用错冠词（例如一个、这个），介词（在里面、到、之中）和动词。	难以找到正确的词汇来使用。可能避免使用朋友的名字。
知觉运动（包括组装需要手眼协调的物品，以及模仿姿势）	曾经容易的任务出现严重的问题（例如，使用工具，驾驶汽车），或在熟悉的环境中游走。	更多地依赖地图或他人来指点方向。花更多的努力执行任务，例如，组装、缝纫、编织。
社会认知（识别他人的情绪或精神状态）	行为超出社会常规。表现出不能意识到在宗教的、政治的或性的对话中，如何恰当地着装或说话。	行为或人格上的轻微改变。更难以理解面部表情或共情。

风险因素

以下因素增加了谵妄的风险：

- **环境的**。瘫痪（不能移动），摔倒的历史，不积极的生活方式，使用改变心境和行为的毒品和药物。这些包括酒精，抗胆碱能类（治疗痉挛或抽搐的药物），抗组胺药（治疗过敏），治疗哮喘、睡眠和疼痛的药物。

- **遗传和生理的**。重度和轻度神经认知障碍可增加风险。老年人和生病发烧的儿童风险较高。

治疗

虽然大多数有谵妄的个体治疗或不治疗都会完全康复，但早期的诊断和治疗可缩短疾病的病程。如果导致症状的病因没得到治疗，谵妄可发展为昏迷、癫痫发作或死亡。治疗的首要目标是解决基础病因，例如，停止使用特定的药物或物质。因此，医生需通过医学检查，评估可能造成谵妄的病因。它包括许多检查来发现可能的病因。例如，当引起谵妄的感染被治疗时，谵妄也会结束。

阿尔茨海默病

阿尔茨海默病是一种通过缓慢杀死脑神经细胞导致痴呆的疾病。它损害记忆和学习、推理、判断，交流和执行日常任务的能力。

阿尔茨海默病是最常见的痴呆形式之一，2014 年影响了约 520 万不同年龄的美国人。估计 65 岁以上有 500 万，65 岁以下有 20 万，后者更年轻时起病（或早年起病）。疾病控制和预防中心（CDC）将阿尔茨海默病列为美国人死亡原因的第 6 位。

有阿尔茨海默病的个体首先表现出轻度的人格改变和记忆丧失的症状，不同于随年龄增长所致的正常改变（参见贴士）。他们可能更容易变得不安或焦虑，或是从平常的爱好和活动中退缩。他们也不能很好地应对变化。例如，他们可遵守相同的日常安排，但旅行到一个新地方，会使他们困惑，而他们很快就会迷路。此疾病的其他早期迹象是判断或决策能力的改变。例如，他们可能更少地注意梳洗打扮或保持自身的清洁。

在疾病早期，个体通常有**抑郁**的风险。他们的状况还可能被对药物的反应，或日常安排的改变所恶化。由于阿尔茨海默病发生在生命晚年，失去配偶或其他亲近的家庭成员，可增加有阿尔茨海默病的个体的痛苦。

当失忆情况恶化时，有阿尔茨海默病的个体可能一遍又一遍地询问相同的问题，并开始遗忘老朋友的名字。社交生活变得更困难：他们可能变得更孤单。在阿尔茨海默病的晚期，有此疾病的个体开始失去躯体的统合协调，可能需要帮助才能穿衣、洗澡和走路。

　　大多数有阿尔茨海默病的个体是老年人。他们可能患有许多躯体疾病，令诊断此疾病变得更为复杂。这些其他的躯体疾病在阿尔茨海默病进展的速度和个体的整体健康恶化方面都起到了作用。

这是阿尔茨海默病，还只是正常的衰老？	
虽然记忆、思维和推理技能的改变可能预示了阿尔茨海默病，但许多改变却只是年龄增长过程中的一种正常部分。如果你注意到阿尔茨海默病的任何迹象，都要马上去见医生做评估。	
阿尔茨海默病的迹象	**与年龄相关的正常改变**
破坏日常生活的失忆（忘记最近了解到的信息或重要的日子或事件）	有时忘记名字或约会，但晚些时候能回忆起来
计划或解决问题的挑战（难以按照一个熟悉的食谱烹饪，或记录每个月的账单）	有时会犯错，在核算支票簿（平衡开支）时
在家中、工作或休闲的时候难以完成熟悉的任务（工作时管理预算或知道一个熟悉的游戏的规则）	有时需要帮助，以使用微波炉上的设置键或录下电视节目
混淆时间或地点（忘记日期或季节）	忘记是周几，但晚些时候能回忆起来
难以理解视觉画面和空间关系（阅读、判断距离和辨认颜色的问题）	白内障带来的视力改变
在写字或与他人交谈时，出现言辞的新问题（反复的陈述，以错误的名字称呼物品）	有时难以找到正确的词
把东西放错地方，而且不能循序找到它们	偶尔丢东西
降低的或糟糕的判断力	有时做出糟糕的决定
不再或很少参与工作或社会功能	有时感到厌倦工作、家庭和社会义务
心境和人格改变（变得困惑、多疑、抑郁或焦虑）	有特定的行事方式，以及当日常安排被改变时，感到懊恼
来源：阿尔茨海默病协会	

由阿尔茨海默病所致的神经认知障碍

- 存在重度或轻度神经认知障碍的症状。
- 疾病开始时症状很少或没有症状，而记忆或思维则慢慢受损。
- 家族史或基因检测中可能有阿尔茨海默病的迹象。
- 存在以下所有三种情况：
  - 基于健康史或测试，有记忆、学习衰退的证据，另外至少还有一种其他精神过程的衰退（例如，注意力或语言）。
  - 精神过程上发展性的、渐进性的衰退。
  - 没有可致精神衰退的其他疾病的证据。
- 此障碍不是由于酒精、毒品或药物的效应所致。

风险因素

以下因素在阿尔茨海默病的发展中起到作用：

- **环境的**。创伤性脑损伤（严重的脑外伤）增加了风险。
- **老龄化**。年龄是此疾病最大的、已知的风险因素。65 岁以上发展成阿尔茨海默病的几率约每 5 年翻一倍。
- **遗传的**。此疾病也会在家族中传递———一级血亲（父母或兄弟姐妹）中有此疾病，增加了个体患病的风险。一个名为载脂蛋白 E4 的基因变异，可增加发展为阿尔茨海默病的风险。

罗杰的故事

罗杰，一个 71 岁的老年男性，被基础医疗医生转介去看精神科医生，因为他抑郁的症状对药物治疗没有反应。罗杰的妻子报告，他是 68 岁开始变化的，大约在退休后一年。他停止打高尔夫球和打牌，这些是几十年来他喜欢做的事。他不再期待走出家门，而且拒绝社交。取而代之，他整天坐在沙发里看电视或打盹。他的妻子说，他每天要睡 10~12 小时，而他的正常睡眠时间曾经是 7 小时。

他的妻子担心退休令罗杰抑郁，她对基础医疗医生表达了这种担心。他们的医生同意这一点，开了抗抑郁药。用药后，罗杰的症状并没有改善，然后医生把他转介去做精神疾病评估。

　　罗杰过去的精神疾病病史是显著的，因为他有一个弟弟患有**重性抑郁障碍**，进行了心理治疗和抗抑郁药治疗。他的妈妈70岁时患上了痴呆。

　　罗杰，大学毕业，商科学位，作为公司经理，有成功的职业生涯，67岁退休。他和妻子结婚45年，不存在严重的婚姻问题，有3个孩子和4个孙辈，健康状况都很好。在此之前，他曾一直性格外向，富有能量，做事井井有条。

　　罗杰有高血压、高血脂，因为这些疾病在用药。检查表明，他是警觉的、合作的，有稳定但慢速的谈吐。罗杰的情绪表达受限，否认感到悲伤或内疚，但是感到他退休太早了。他意识到妻子的担心并且认同，比起过去，他的能量更低，也更不活跃。他埋怨这些变化是由于退休所致。

　　在检查时，罗杰能说出年份，但不能说出约会的月份或周几。在2分钟内，他记得3个物品之一，准确地做出5道减法题中的3道，正确说出4种常见物品的名称，无误地重复了一个复杂的句子。他能画出一个时钟的表盘并正确标注数字，但他不能正确地把指针放在2点10分。

　　罗杰被诊断为**阿尔茨海默病**。他有3年渐渐加重的社交退缩的病史。他有一个弟弟患抑郁、母亲患老年痴呆的家族史。他的主要症状是缓慢迟钝，对自己的衰退缺乏担心，以及睡眠增多。检查显示了记忆力、注意力和数学方面的问题，以及画时钟测试的困难。

治疗

　　虽然阿尔茨海默病不能治愈，但有两类药物治疗可帮助短期缓解记忆症状。乙酰胆碱抑制剂经常被用于早期阶段，治疗例如失忆，思维、语言和判断力方面的症状。服药人群中有半数个体的症状的恶化进程被延缓约6～12个月。其他药物，例如美金刚，可帮助减缓后期的记忆、注意力、推理，执行简单任务能力的衰退。抗抑郁药还被用于治疗心境症状，抗精神病性药物用于幻觉、激越和严重的敌意。

　　药物并非治疗阿尔茨海默病的唯一方法。患者及其家人还需要支持团体的帮助和咨询服务。当亲属失忆时，如果能得到保障其安全的照顾，家人将从中获益。治疗可教会家庭成员帮助有此疾病的亲属如何与疾病共处并管理他的疾病。他们还可学习应对技能，减轻照顾有阿尔茨海默病的亲属的压力。

当需要时，从团体支持和辅助照顾中获益，患者及其亲属可为此疾病及其发展做好自我准备。虽然此疾病不能被治愈，但有了对患者及其照顾者的支持，生活质量可显著改善。

创伤性脑损伤

创伤性脑损伤（TBI）因头部被冲击或脑部在头骨内快速移动所致。摔倒、车祸、头部被撞击导致了大多数的创伤性脑损伤。

根据个体在创伤后失去意识、失忆和持续混沌状态的时长，TBI 可以是轻度、中度或重度的。发生在接触性运动中，对头部的碰撞和打击，被认为是轻度形式的 TBI。轻度 TBI 的症状在 3 个月内，或消失或显著改善。反复的轻度 TBI 可能导致持续更长时间的问题。重度 TBI可导致癫痫发作、情绪问题、一侧躯体无力和视力问题。

在美国，每年发生 170 万 TBI，其中，140 万人次到急诊室就诊，27.05 万人次住院，以及 5.2 万人死亡。在 TBI 的案例中，男性约占 60%。

作为 TBI 的后果，会出现以下问题：

- 情绪问题，例如，快速的挫折感，易激惹，心境不稳，紧张和焦虑。
- 人格改变，例如攻击性，丧失动机和多疑。
- 躯体症状，例如头痛、疲乏，光敏感，睡眠问题，头昏。
- 精神方面的问题，例如思维变慢，注意力不集中，执行日常活动的能力降低。

给照顾者的贴士

照顾有阿尔茨海默病或其他痴呆的亲属，可能很有压力。作为一位照顾者，遵守以下来自**阿尔茨海默病协会**的贴士（www.alz.org），可照顾好你自己：

- **了解可获得的资源。** 了解你的亲属所需的不同水平的照顾，这是根据疾病的不同阶段而定。成人日托，驻家助理，护士来访，这些类型的服务可以帮助你处理每一天的任务。在 www.alz.org 上搜索社区资源。
- **获得帮助。** 不要尝试自己一个人做所有的事，寻求家庭和朋友的支持。阿尔茨海默病协会的 24/7 小时帮助热线（800-272-3900）以及当地的支持团体也是很好的资源。

- **练习放松技术**。冥想、呼吸训练、瑜伽和想象是一些简单的可帮助缓解压力的技术。
- **为你自己花些时间**。尽管很难有时间做自己的事，但是，每周花时间做你喜欢的活动，或与朋友、家人联系，这对你的幸福感很重要。确保拥有锻炼的时间——即使只是短暂的散步——还有健康的用餐。

 ## 由创伤性脑损伤所致的神经认知障碍

- 存在轻度或重度神经认知障碍的症状。
- 有创伤性脑损伤的证据，伴有一种或更多以下情况：
  - 意识丧失。
  - 记忆丧失（在创伤事件后失去记忆）。
  - 失方向和混沌。
  - 神经系统问题的迹象（例如，癫痫发作，嗅觉丧失，或一侧躯体无力）。
- 此障碍在脑损伤后或在个体恢复意识后立即出现，或持续超过急性脑损伤后的阶段。

风险因素

以下因素增加了个体的风险：

- **对于 TBI**：4 岁以下的儿童、较年长的青少年，超过 65 岁的老年人。摔跤最常见，车祸第二位。年长的儿童、青少年和年轻成人的运动脑震荡也增加了 TBI 的风险。
- **对于 TBI 后的神经认知障碍**：反复的脑震荡可导致神经认知障碍。

 ### 奥利维亚的故事

19 岁的奥利维亚的父母坚持让她去见精神科医生。"你该见的不是我，"奥利维亚首先声明。"我疯狂的父母需要你的帮助。"奥利维亚补充："我的生活一切都正常。我有很多朋友，几乎每天晚上都出去，总是有许多乐趣。"

　　奥利维亚同意父母加入咨询，而他们则讲述了一个不同的故事。他们流着泪说女儿变得易激惹，做事没有效果，而且好斗。检查她的房间时，他们发现少量大麻、阿普唑仑、可卡因和处方兴奋剂。父母描述了奥利维亚过去几年严重的人格改变。他们还注意到奥利维亚的态度和行为完全不同于她的家庭成员。她的姐姐上了顶尖的大学，她的弟弟在一家私立高中表现优异。她的父母看起来也很喜欢他们自己放射科医生的职业。

　　她父母说，奥利维亚 4 年前开始突然改变。那时 15 岁，她喜欢学习。她有着很好的幽默感和"广泛的朋友圈"，但"几乎一夜之间"，她开始与老朋友们绝交，喜欢那些"退学的和对社会不满意者"，开始收到交通罚单，还被留校。她的成绩从 A 掉到 D，父母无法解释奥利维亚这些突然的、戏剧性的变化。

　　考虑到学校成绩的变化，精神科医生让奥利维亚进行了一系列的神经心理测评，因此，就可将测评结果与她几年前申请私立高中时的测评结果进行对比。这包括两次奥利维亚重新做的高中入学考试：评估和团体评估系统（SAGE），用于测试广泛的思维技能，以及鉴别能力测评（DAT），聚焦于推理、拼写和感知技能。

　　在 SAGE 中，她的分数从 13 岁孩子中顶尖的 10%，掉到垫底的 20%。当奥利维亚 13 岁考 DAT 时，作为 9 年级的学生，她所有测评的分数都处于最高的范围。19 岁她再次测评时，所有项目的分数都低于高中平均水平。

　　磁共振成像（MRI）脑扫描显示她左脑有一个清晰的"损伤"。这是那个区域先前损伤的迹象。

　　问了她更多问题，关于她似乎从什么时间开始变化的，奥利维亚透露，她曾和前男友马克出了一次交通事故。尽管奥利维亚不能回忆起那次事件的更多信息，但她记得头部被撞击，以及之后的几周都头疼。由于奥利维亚没有出血，而汽车也没受损，马克和奥利维亚没跟任何人说起这个事故。征得奥利维亚的允许，精神科医生联系上马克，他还清楚地记得那次事故。"奥利维亚的头撞在我轿车的仪表盘上，非常非常重。她完全没意识了，很茫然。大约 3 小时，她说话都很慢，抱怨她

的头撞得很重，而且很混沌。大约 2 个小时，她都不知道自己
在哪、当时周几以及她应该何时回家。她还呕吐了两次。我非
常害怕，但奥利维亚不让我告诉她父母，以免他们担心，因为
他们是那么的过度保护她。后来她跟我分手了，之后我们几乎
不曾说过话。"

　　奥利维亚被诊断为**由创伤性脑损伤（TBI）所致的轻度神
经认知障碍**。复查奥利维亚高中能力与成就测评，显示了考试
分数戏剧性的退步。询问她过去的问题，显示了那场车祸，它
标志着奥利维亚症状的开始。在车祸中，奥利维亚有 TBI，而
且有诊断 TBI 的 4 个核心症状中的 2 个：事后数小时她失定向
和混沌，以及不能回忆起关于车祸的更多信息（创伤后失忆）。

治疗

　　大部分 TBI 的治疗需要短期住院，或在家监测。更严重的损伤需
要那些几个月的特殊的住院治疗。在奥利维亚的案例中，TBI 的症状
包括人格改变和思维技能的改变。有时，人格改变可能包括那些需要
治疗的焦虑或抑郁的症状。其他时候可能包括冲动、易怒、做糟糕的决
定，或倾向于滥用毒品或酒精。基于损伤引起的症状类型，治疗方法
因人而异。

帕金森氏病

　　帕金森氏病是一种影响个体运动的神经系统障碍。当神经系统停止
制造一种帮助控制肌肉运动的、叫作多巴胺的化学物质时，就会出现帕
金森氏病。此疾病发展缓慢，通常开始于一只手轻微的摇摆或颤抖。随
着时间推移，有此疾患的个体可能变得僵硬、移动缓慢、产生平衡和行
走的问题。他们还可能变得混沌、说话更慢、声音更低、丧失思维能力
和面部表情。

　　美国每年有 5 万到 6 万新的帕金森氏病的案例被诊断。目前约有
100 万人患有此疾病。而且 CDC 把帕金森氏病排为美国人死亡病因的
第 14 位。此疾病的症状经常始于 60～90 岁。

　　当个体患有伴随帕金森氏病的神经认知障碍时，思维技能的丧失经
常在运动症状出现多年后才会出现。因此，当个体首次被诊断为帕金森
氏病时，他们并没有神经认知障碍。当思维问题出现后，主要问题就包

括了思维缓慢、需要花很长时间处理信息、学习新事物。记忆、计划和保持注意力集中的问题也可能出现。

 由帕金森氏病所致的神经认知障碍

- 存在重度或轻度神经认知障碍的症状。
- 问题伴随着帕金森氏病的诊断出现。
- 此疾病开始有很少或没有症状，进展伴随着逐渐的损害。
- 此障碍不是由于其他躯体疾病或精神障碍所致。

风险因素

以下因素增加了帕金森氏病的风险：

- **环境的**。接触除草剂和杀虫剂。
- **生物的**。源自帕金森氏病的神经认知障碍的风险，随着年龄的增长而增加。

治疗

帕金森氏病不能治愈，但治疗有助于缓解症状。最常见的治疗包括那些替换脑内伴随疾病丧失的多巴胺化学物质的药物。

这些药物治疗与运动问题相关的症状，最有效的药物之一是左旋多巴，进入大脑后转化为多巴胺。有一类药物被称为多巴胺激动剂，也可以使用，模拟多巴胺在大脑中的作用。多巴胺激动剂包括普拉克索和罗匹尼罗。这些药物帮助解决运动问题，但对伴随帕金森氏病的神经认知（思维）问题没有帮助。有时，当个体因帕金森氏病而丧失思维能力时，帮助增加多巴胺的药物可能引起副作用，太多的多巴胺激动剂药物可能导致幻觉或混沌。

尽管很少见，但手术也可能是帮助缓解症状的一种选择。一种被称为**深部脑刺激**的方法，包括将电刺激器放置在控制运动的脑区。这种治疗只在药物无效的情况下使用。手术可帮助处理运动问题，但不能处理帕金森氏病晚期出现的思维技能的改变。没有治疗方法可缓解帕金森氏病的神经认知症状。职业治疗可有助于日常生活中任务的执行（例如，穿衣），以及学习如何避免摔倒。

额颞叶性神经认知障碍

额颞叶性神经认知障碍是一种痴呆，缘于大脑额叶（前额后面的区域）或颞叶（处于耳朵上面的脑区）的细胞损伤。大脑的这些部位控制个体的计划、判断、情绪和说话，以及一些类型的运动。

此障碍可导致严重的人格改变。例如，行为举止曾彬彬有礼的个体可能变得在公众场合不敬或粗俗。有此障碍行为症状的个体可能失去对社交能力的理解，因此他们可能做尴尬的事，例如，站得离他人太近，或发出粗鲁的评论，不符合他们的人格特质。其他个体可能失去他们的语言技能，例如，表现出命名物品、使用正确的语法，或找出词汇含义的问题。

额颞叶性痴呆，在每 10 万人群中，有 2～10 例发生。这种痴呆通常可在 65 岁以下的人群中发现。因为它的症状会出现在个体 60 多岁时，罕见的是，甚至出现在 30 岁，所以，比起较晚起病的痴呆，此障碍更可能破坏工作和家庭生活。

 额颞叶性神经认知障碍

- 存在重度或轻度的神经认知障碍的症状。
- 此疾病开始有很少或没有症状，进展伴随着逐渐的损害。
- 思维技能的减退主要表现在行为控制或语言上，而在记忆、学习、运动或视觉能力上，很少有或没有问题。
- 此障碍不是由于其他障碍或疾病，例如中风，或药物、毒品、酒精的效应所致。
- 存在行为问题或语言问题的类型。

行为型

- 至少有以下行为症状中的 3 种：
- 行为脱抑制（失去社会抑制）。
- 缺乏情绪或兴趣。
- 缺乏同情或共情。
- 强迫行为。
- 皮克氏病（口部过度活动，把不恰当的物品塞进嘴里）以及饮食上的改变，例如，经常暴食或食用奇怪的食物。

- 社会技能方面的明显衰退（例如，自我照顾能力的衰退、对社交互动缺乏兴趣、对个人责任的兴趣减少），以及计划、组织和决策能力的衰退。

语言型
- 语言能力明显的衰退，例如，轻松组词、命名物品或读写能力等方面。

风险因素

有额颞叶性神经认知障碍的人群中，约40%有早期起病的神经认知障碍家族史。许多基因突变可增加风险。

治疗

对于额颞叶性神经认知障碍没有治疗方法。由于问题经常导致行为或人格的改变，最重要的治疗包括给家人和照顾者提供咨询和支持，以帮助他们理解疾病。有此障碍的个体经常需要家人的监护和照顾。当存在严重的行为改变，包括易激惹或敌意时，抗抑郁药或抗精神病性药物可能帮助缓解这些症状。

路易体病

神经认知障碍伴路易体（NCDLB）是一种由脑部异常的细微沉积所致的痴呆，它随着时间的推移损害脑细胞。此障碍以神经内科医生 Frederick H. Lewy 名字命名，他在20世纪初发现了异常的脑部沉积。

对脑细胞的损害带来思维和推理方面逐步的衰退。此疾病还引起混沌和警觉度的改变，它可以在一天之内有大的改变或从一天到另一天的改变。有此障碍的个体可能经常摔倒或有失去意识的发作。他们可能有吃饭和如厕的问题。这些症状倾向于在60~90岁期间开始。

一些NCDLB的症状可能看起来像帕金森氏病症状。有NCDLB的个体和有帕金森氏病的个体一样，有相同的运动问题，例如，行走时非常缓慢的步态、言语缓慢，以及面部缺少表情。

有此障碍的个体可能有两个主要症状在其他痴呆中是没有的：视幻觉（看见不存在的东西），以及**快速眼动（REM）睡眠行为障碍**的症状（细节参见第12章"睡眠-觉醒障碍"）。高达50%的有NCDLB的个体还对抗精神病性药物有严重的反应，并产生副作用，因此，必须对此障碍做出正确诊断。

　　估计老年人中有 0.1%～5%患有 NCDLB。此障碍被认为在最常见的痴呆病因中，在**阿尔茨海默病**和**血管性痴呆**之后，排第 3 位，在所有的痴呆案例中占比达 30%。

 ## 神经认知障碍伴路易体

- 存在重度或轻度的神经认知障碍的症状。
- 此疾病开始有很少或没有症状，进展缓慢。
- 此障碍有很多严重的症状，如果存在以下至少一种症状，就需要咨询医生：
  - 波动的认知，伴随注意力和警觉度上可被发现的改变。
  - 频繁的视幻觉，清晰而有细节。
  - 帕金森氏病的症状（例如，肌肉颤抖或僵硬），思维技能衰退（例如，理解、判断和记忆）。
  - REM 睡眠行为障碍的症状。
  - 对抗精神病性药物有严重的副作用。
- 此障碍不是由于其他障碍或疾病，例如，中风，或药物、毒品或酒精的效应所致。

风险因素

　　几个基因增加了发展为 NCDLB 的风险。然而，大多数有此障碍的个体没有家族史。60 岁以上的男性有更高的风险。

治疗

　　目前对 NCDLB 没有治疗方法，尽管对一些症状可给予处方药。作为一个规律，有 NCDLB 的个体对所有类型的药物的副作用都很敏感。因此，医生在开处方药时必须特别小心。NCDLB 引起警觉度的改变，可随着使用药物而恶化。例如，有时使用增加多巴胺的药物，用于帮助治疗僵硬和运动缓慢的症状，但这些药物可能有令视幻觉恶化的副作用。有时用于治疗阿尔茨海默病的记忆和思维症状的胆碱酯酶抑制剂，也可以给有 NCDLB 的个体使用，但并不确定它们是否有用。帮助治疗抑郁或睡眠问题的处方药需要小心使用，并仔细观察其有无副作用。

通常给 NCDLB 最好的帮助是避免会导致混沌的事情。让家里整洁、安静，可帮助其保持注意力集中，避免分心。这样做还可以减轻其产生幻觉的风险。设定常规的日程安排，可构建日常生活结构，令日常计划变得清晰。将复杂的任务分解成简单的步骤，也有帮助。

血管性神经认知障碍

血管性神经认知障碍是由于血管问题引起的供应大脑的血流减少所致。部分大脑由于缺乏氧气和营养导致损害和死亡。

最常见的此障碍的原因是**脑血管疾病**（大脑的问题是由于供应大脑的血管疾病所致）。这些包括中风和短暂性脑缺血发作（小中风）。思维技能的改变有时跟随着这些发作。虽然思维问题可能开始较轻，但它们作为多次小中风或其他影响小血管疾病的结果，会随着时间而恶化。人格改变、心境改变、抑郁和缓慢的运动也可能发生。

在美国，估计血管性神经认知障碍从 65～70 岁个体中的 0.2％到 80 岁及以上个体中的 16％。在中风的 3 个月内，20％～30％的个体被诊断此疾病。

 ## 血管性神经认知障碍

- 存在重度或轻度的神经认知障碍的症状。
- 这些症状反映了血管问题，表现为以下任一种：
  - 认知问题的开始与至少一次脑血管疾病有关（例如，中风）。
  - 精神技能的衰退，表现在记忆、解决问题、推理和计划方面。
- 来自个体的健康史、躯体检查和脑部影像学的显示有脑血管疾病的证据。
- 此障碍不是由于其他脑疾病或系统性障碍所致。

风险因素

以下因素增加了此障碍的风险：

- **环境的**。个体克服血管性脑损伤效应的程度，取决于他们的大脑部分死亡后形成新联结的好坏。在一生中，保持教育、进行锻炼、持续社交互动和精神活动都有帮助。
- **遗传和生理的**。那些引起脑血管疾病的因素增加了风险，例如，高血压、糖尿病、吸烟、高胆固醇和肥胖。

治疗

没有药物可以治疗血管性痴呆的症状。最重要的"治疗"是预防。健康饮食、锻炼、控制体重和减压、可降低血压、血糖和胆固醇水平。这些生活方式的改变可显著降低血管性痴呆的风险，还可减缓此疾病的发展。戒烟也有帮助。有时，用于阿尔茨海默病的药物也用来治疗血管性痴呆，但不确定是否有任何效果。

其他痴呆和记忆问题

以下神经认知障碍是由于 HIV 感染、朊病毒病和亨廷顿氏病所致的痴呆。必须存在重度或轻度的神经认知障碍的症状才能进行诊断。这些障碍不是其他躯体疾病或精神障碍的结果。可能有一些药物可治疗这些障碍的记忆和思维问题或心境症状。对所有这些痴呆最好的治疗，包括亲属和医疗专家为有这些障碍的个体提供的善意、耐心、尊重和尊严。

由 HIV 感染所致的神经认知障碍

HIV 疾病感染了躯体的免疫细胞，一些有此感染的个体发展出痴呆症状，例如，失忆和计划、决策、学习新信息的问题。基于 HIV 疾病的阶段，感染 HIV 的个体中 33%～50% 至少有轻度的神经认知问题。为了预防或减少 HIV 的神经认知症状，寻求那些能够通过血脑屏障的药物治疗是关键（血脑屏障保护大脑，限制血液中的特定物质通过并抵达大脑，例如，特定药物）。由 HIV 感染所致的神经认知障碍的症状如下：
- 有确认的 HIV 感染。
- 这种神经认知障碍不能更好地被非 HIV 疾病来解释，例如，脑疾病。

由朊病毒病所致的神经认知障碍

朊病毒病描述了一个影响人类和动物的罕见的疾病种类。在 6 个月内，朊病毒导致神经组织感染，伴随快速脑损伤和重度神经认知障碍。此疾病一开始，伴随疲乏、焦虑和进食、睡眠或保持注意力集中的问题。数周后，视力、协调或行走都发生变化以及抽动。此疾病总是引起死亡。接触被感染的神经组织可导致此疾病，但经常看起来没有明确的感染源。一种常见的朊病毒病的类型是克雅氏病或"疯牛病"。由朊病毒病所致的神经认知障碍的症状如下：

- 此疾病开始有很少或没有症状，发展迅速。
- 朊病毒病存在运动特征，例如，肌肉抽动或肌肉缺乏协调性。

由亨廷顿氏病所致的神经认知障碍

亨廷顿氏病是一种家族遗传的罕见的疾病，因此个体经常知道自己有此风险。当个体发展出不能控制的抽动时，就可诊断。此运动问题被称为**舞蹈症**。亨廷顿氏病过去曾被称为"亨廷顿氏舞蹈病"。伴随此疾病，个体还有思维问题和情绪问题。症状的范围可包括僵硬的动作，坐立不安，精细动作任务的问题（例如，写字），行走困难，易激惹，焦虑，抑郁，动机缺乏，冲动，说话、进食和吞咽困难。

亨廷顿氏病被诊断的平均年龄约为 40 岁——此时，大多数个体开始出现第一个的体征和症状。由亨廷顿氏病所致的神经认知障碍的症状如下：

- 开始有很少或没有症状，逐渐发展。
- 临床诊断亨廷顿氏病或此疾病的风险是基于家族史或基因检测。

要点

- 所有个体都偶尔会遗忘。记忆问题可以是正常衰老的一部分。它们还可由于压力、悲痛、药物的副作用、维生素 B12 缺乏、毒品或酒精使用，或躯体问题所致。当基础病因被治疗或情绪事件已过去，记忆问题经常就消失了。
- **痴呆（或神经认知障碍）**描述了精神功能的衰退，严重到足以破坏日常生活。它可引起个体的记忆的问题，以及思考、计划的好坏。它由不同类型的障碍或疾病所致。阿尔茨海默病是痴呆最常见的病因。
- **谵妄**可出现在有痴呆的个体中。不像其他神经认知障碍，谵妄是短暂的混沌和注意力缺乏的状态，很快就会消失，而其他神经认知障碍则会持续存在。治疗帮助定位谵妄的病因，并加速症状的终结。

- 基于精神功能衰退的水平，这些神经认知障碍被诊断为"重度"或"轻度"。当个体在没有他人帮助时，不再能执行日常的精神任务，例如，核算支票簿或记录药物使用则出现重度神经认知障碍。如果个体仍可执行日常的精神任务，但可能需要额外的时间、结构或提醒才能完成，那就出现了轻度神经认知障碍。
- 照顾有痴呆的亲属可能很有压力。了解可获得的资源是有帮助的；从支持团体、家庭和朋友那里寻求帮助；练习放松技术；而且为自己花一些时间。给予有痴呆的个体善意、耐心、尊重和尊严是良好照顾的关键。

边缘型人格障碍

反社会型人格障碍

分裂型人格障碍

其他人格障碍

  偏执型人格障碍

  分裂样人格障碍

  表演型人格障碍

  自恋型人格障碍

  回避型人格障碍

  依赖型人格障碍

  强迫型人格障碍

DSM-5®障碍完全列表，见附录 A。

第 18 章
人格障碍

人格指的是个体如何表现他们的想法和见解以及与他人的相处。有**人格障碍**的个体在他们的思考和行为方式中经常倾向于机械、极端和紧张。他们经常不能以健康的方式对生活的改变和要求做出反应。他们可能困惑或不确定如何定义他们自己，他们难以设置和达到目标，而且他们发现难以处理与他人在工作上、学校里或社交环境中的关系。许多有这些障碍的个体没有意识到他们思考和行为的方式不正常，而且他们经常为自己的问题责备他人。

所有个体都有自己的**人格特质**，令他们独一无二、不同于他人。这些特质是持续的模式，有关个体如何思考以及如何与他们自己的、他人的世界和自我相处。一些个体很外向；其他个体则很害羞。一些个体自信；另一些个体则谦卑。这些特质能够很好地帮助每一个个体，但如果强烈地表达，可能在关系中导致一些困难。

人格障碍反映了更深的、更严重的问题，可显著损害个体如何思考、感受、生活、工作和理解以及爱他人的方式。有人格障碍的个体经常有相信他人的困难，而且他们可能忽略自己的安全，或拿他人的安全冒险。他们可能表现为伤害性的方式，有时会伤害自己或违反法律。

人格障碍的特征

所有类型的人格障碍有以下共同特征：

- 紊乱的行为模式极端不同于此个体所处的文化，表现为以下至少 2 个领域：

> - 思考自己、他人和事件的方式。
> - 在不同的情境，产生感受、表达感受的方式，包括感情的范围和强度。
> - 与他人相处的方式。
> - 控制感受和行为的方式。
> - 这种模式在个人和许多社交情境中相当一致。
> - 这种模式导致显著的痛苦或社会生活、工作和其他部分的日常生活中的问题。
> - 这种模式始于青春期或成人早期。
>
> 这些行为不是由于其他精神障碍或物质或其他躯体疾病的效应所致。

人格障碍影响了人群中 10%～15% 的个体。它们通常从儿童期开始，而症状出现于青少年期或成人期。

在 DSM-5® 中（以及先前的 DSM 中），人格障碍基于特征和症状被分类（表1）。表中详细列举的这些人格障碍，是**反社会型**、**边缘型和分裂型人格障碍**；其他人格障碍则被简短描述。大部分有人格障碍的个体不会仅有一种"单一的"障碍，而还会有本章所描述的其他人格障碍的特征。

表1   DSM-5® 人格障碍分类

分类（或类型）和关键特征	人格障碍
A 类——看起来古怪或怪异（以古怪或奇怪的想法、感受或行为为标志）	偏执型人格障碍 分裂样人格障碍 分裂型人格障碍
B 类——看起来戏剧化、情绪化或反复无常（以感受上戏剧性的、极端的转移，以及行为上频繁的改变超出了正常范围为标志）	反社会型人格障碍 边缘型人格障碍 表演型人格障碍 自恋型人格障碍
C 类——看起来焦虑或害怕（以恐惧或担心为标志）	回避型人格障碍 依赖型人格障碍 强迫型人格障碍

经过治疗，许多有人格障碍的个体随着时间的推移而变得更好。有些个体随着年龄渐长有所改善。有特定类型人格障碍的个体很少自己寻求治疗。当确信要去寻求帮助时，他们经常可能获益。对这些障碍的治

疗，经常包括许多类型的心理治疗——既有个体治疗，又有团体治疗。许多类型的心理治疗都对有**边缘型人格障碍**（一种能令个体显著致残以及包括高风险行为的障碍）的个体有效。

没有药物被证实是针对任何人格障碍的主要或唯一的治疗手段。然而，药物可用来治疗一些症状。这些症状包括抑郁或倾向于冲动行事，在有**边缘型人格障碍**的个体中很常见。可帮助治疗人格障碍症状的药物类型如下：

- **抗抑郁药**帮助情绪低落或感到无望、内疚或无价值。
- **心境稳定剂**可帮助减轻极端的心境或从高到低的心境转移。
- **抗精神病性药物**可以被用于改善古怪的想法、对他人的不信任，或错误的信念，例如，在**分裂型人格障碍**的案例中。

关于人格障碍的概念以及人格障碍如何被诊断，曾存在许多争论。找到在人格特质与人格障碍之间的界限涉及了许多问题。人格障碍很复杂，属于发展中的研究领域。

边缘型人格障碍

有**边缘型人格障碍**的个体患有极端而频繁的心境转移、糟糕的自我形象，以及关系问题。他们可能有持续数小时的愤怒或焦虑发作，超出了问题的范围（例如，朋友迟到或取消会议）。他们不可能只有**一点点**悲伤、**一点点**愤怒或**一点点**担心。每种反应都是极端的。在这些时刻，有此障碍的个体可倾向于冲动行事，伤害自己，以及忽略他人的安全。这些行为是他们不容易预防或控制的。

此类患者与家人或朋友的关系是紧张的、有压力的，因为这些心境上和行为上的极端改变。有边缘型人格障碍的个体可能宣称对某人有强烈的爱，可快速转变为强烈的愤怒和憎恨。当他们相信（经常是错误地相信）他人在找茬或是不偏向他们时，就会出现这样的情况。

边缘型人格障碍影响了人群中约 2% 的个体，其中大部分（75%）被确诊的是女性。此障碍的比率在年长者中可能下降。30 岁到 40 多岁的个体，症状倾向于减轻以及变得更稳定。

与有人格障碍的个体相处的贴士

- 对待有人格障碍的个体时，应该给予尊重和善意，哪怕他们的行为是令人恼火的、难以应付的。

- 有人格障碍的个体，很难接受或理解他人的观点。本质上，有人格障碍的个体经常只是强烈地聚焦于自己。
- 有人格障碍的个体也可有许多令人愉悦的特质和重要的职业成就或其他成功。
- 诚实地对待个体的行为及其对关系的影响。
- 为伤害性行为设定界限，采取步骤避免反复的虐待。
- 人格障碍的基础病因是复杂的。
- 充满关切的精神卫生专业工作者可帮助你更好地了解你自己、你的选择以及理解那些有人格障碍的个体。

来源：改编自 YUDOFSKY SC：致命的缺陷：操控与有人格障碍和人格特质的个体的破坏性关系。华盛顿，哥伦比亚特区，美国精神医学出版社，2005，版权所有© 2005 美国精神医学出版社授权使用。

 ## 边缘型人格障碍

当存在困难的人际关系模式、自我形象极端的改变，以及成人早期开始有冲动行为时，就可诊断为边缘型人格障碍，表现为以下至少 5 种情况：

- 疯狂地努力，避免某人离开他。
- 不稳定的和紧张的人际关系模式（可能在有时对某人极端地爱，然后是极端地恨，在两者之间转变）。
- 自我形象以极端的、频繁的改变为标志（可能在高度自信和非常糟糕的自尊之间转变）。
- 风险行为，倾向于冲动和自我伤害，例如，疯狂购物、有风险的性行为、物质滥用、有风险的驾驶和暴食。
- 自杀行为或自我伤害的模式。
- 强烈的悲伤或焦虑发作，持续数小时，很少超过数天。
- 经常感到空虚（例如，感到乏味、没有意义或目标）。
- 强烈的愤怒，超过了问题的范围，或出现愤怒控制的问题（例如，频繁地打架或发脾气、经常生气）。
- 稍纵即逝的、压力所致的偏执想法或感受（可能猜疑他人对自己有不良的动机或计划），或感到"不真实"，或与自己或世界分离。

风险因素

边缘型人格障碍在家族内传递。在有此障碍的个体的一级血亲（父母或兄弟姐妹）中，患病率高 5 倍。

玛利亚的故事

玛利亚，一位单身女性，没有工作，33 岁因抑郁心境、长期自杀想法、数月没有社交接触，而寻求治疗。她在公寓里单独度过了之前的 6 个月，躺在床上、吃垃圾食品、看电视、在线购物、超过了能支付的限度。

玛利亚出生于一个富裕的移民家庭，3 个孩子里排行第二。据说父亲认为工作的成功最有价值，高于其他一切。他经常打骂这 3 个孩子，玛利亚是被打骂最多的一个。她上学的那些年感到孤单，有过抑郁发作。在她的家庭中，她被认为经常愤怒爆发。她高中成绩很好，但从大学辍学，因为与一个室友和一位教授之间的问题。她做过一系列的工作，希望有一天能回到学校，但她总是不断换工作，因为"老板是白痴"。这些"创伤"总令她感觉自己很糟糕（"我甚至不能胜任小职员的工作！"），而且对她的老板们感到愤怒（"我比他们任何一个人都能把这儿管得更好"）。

她年轻时曾与男人们约会，但在几周的"找到优秀伴侣的狂喜"之后，她会感到受伤和愤怒，当他们没给她足够的关注，或回她电话不够快时，她会在他们"伤害我更多"之前，结束关系。

当感到空虚和抑郁时，玛利亚有时割自己（使用一把小刀，故意让自己出血）。她说经常"沮丧和抑郁"，但有几十次，都是这样持续了一两天后，她就冲动行事，拿自己的安全去冒严重的风险。这些包括毒品滥用和危险驾驶。做这些经常会让她感觉更好。

从 17 岁起，她就一直进行精神疾病治疗，有三次，在过量服药后住进精神病院。治疗期间，玛利亚描述了她缺乏工作成功的羞耻感。她相信自己很有能力，只是不明白，为什么在生活中，她没有做得更好。首次治疗快结束时，她看到医生看了钟表，之后她就变得对医生很愤怒（问他，"你感到很无聊吗？"）。谈到社交接触，她说认识住在公寓楼里的人们，但他们中大多数都变成"骗子或失败者"。有一些来自学校的人，是她社交网站上的"在线朋友"，他们正在做"全世界的大事"。

玛利亚被诊断为**边缘型人格障碍**和**重性抑郁障碍**。她不能保留工作岗位，也不能上学，且有愤怒控制的问题，冒险行为、自残（例如，用刀割）、感到空虚，以及偏执的想法。玛利亚拒绝药物，她声明，"当我吃下那些药，我一点感觉都没有。我在看悲伤的电影时，甚至都不会哭！"于是，她被转介去做一种形式的心理治疗，被称为**辩证行为治疗**，或 DBT。它帮助人们了解和管理他们的想法和感受，传授镇静下来的方法。DBT 帮助玛利亚学会如何更好地对她的极端感受以及当她感到空虚或偏执时进行控制。她学会停止评判自己和他人的技能。数月后，她能够获得和保持一份工作了。她慢慢地能够与男人和女人拥有更健康的关系，但有时与他人相处仍然有困难。

反社会型人格障碍

有**反社会型人格障碍**的个体忽视或侵犯他人的权利，还可能违法。经常从儿童早期，他们就过着被虐待和忽略的生活。他们学着认为世界就是那个样子。他们倾向于不去为他们的行为而有悔恨或遗憾——这些行为可能包括打架、撒谎、欺骗和偷窃——因为他们将这些行为视作生存所需。

在关系中，那些有反社会型人格障碍的个体经常蔑视他们引起的他人的感受、困难和痛。他们可能虐待伴侣，有许多伴侣，而且性活动时不顾安全。他们可能忽略他们的孩子，孩子得不到充分的食物、衣物、洗澡，或其他照顾和舒适感。他们可能是迷人的健谈者，但也可能患有紧张、乏味、**抑郁**、**焦虑**、**物质使用**和**赌博障碍**。

美国成人中约有 1％的人被诊断为反社会型人格障碍，而且在男性中更常见。在有**酒精使用障碍**的人群或监狱内的人群中，超过 70％的人可能有此障碍。当他们更年轻时，有此障碍的个体经常表现出最极端的行为。当年龄增长时，他们经常有较少的症状——一般是在 40 岁左右。

　　有反社会型人格障碍的个体经常不赞同或不相信他们有任何问题。他们经常不会寻求治疗。他们的行为在有好的纪律、结构和规范的环境下，可能被缓解，因为那些环境可预防他们做出不良的选择。

 ## 反社会型人格障碍

　　从 15 岁开始，有反社会型人格障碍的个体就忽视或损害他人的权利，作为一种习以为常的生活方式，表现出以下至少 3 种反社会行为：

- 不能遵守社会规范和法律，表现为频繁的可能被逮捕的行为。
- 说谎、使用假名或为了牟利或取乐而欺骗他人。
- 失去对冲动的控制，不能提前计划。
- 快速被激惹，发怒和有敌意，表现为频繁打架或攻击他人。
- 不担心或不关心自己或他人的安全。
- 经常逃避或忽略主要责任，表现为总是失业、无法还债。
- 缺少悔意（不关心对他人的伤害，虐待或偷窃）。

除了以上各项之外，此障碍必须符合下述每项标准：

- 至少 18 岁。
- 在 15 岁之前出现**品行障碍**的迹象（包括在家、学校违反规范或损害他人的权利，例如，逃学、打架或偷窃）。
- 在**双相障碍**或**精神分裂症**发作期以外，表现出反社会行为。

风险因素

　　反社会型人格障碍在家族中传递。有此障碍的一级血亲（父母或兄弟姐妹），风险较高。与有此障碍的男性家庭成员相比，有此障碍的女性家庭成员风险更高。

利亚姆的故事

　　利亚姆是一位 32 岁的男性，他在一家大型建筑公司工作了 2 周，被公司人力资源部转介来做精神健康治疗。在他去那里工作之前，利亚姆显得十分热切，并提供了两家木匠学校的学历证书，显示了高水平的技能和培训。利亚姆一被雇佣，他的老板注意到，他经常缺勤，与其他工人争执，工作干得很糟糕，犯一些伤害到他人的错误。当被提到这些问题时，利亚姆并不担心，指责问题是出于"便宜的木头"和"管理不善"，而且说如果有人受伤，"那是因为他们愚蠢"。

当 HR 负责人尝试解雇利亚姆时，他却很快指出，自己有注意缺陷/多动障碍（ADHD）和双相障碍。他说如果不依法给予豁免，他将提起诉讼。他要求进行精神疾病评估。

在精神健康检查时，利亚姆聚焦于公司不公平，以及他"在那儿，是个比任何人都好的木匠"。两次离婚，他声明两次婚姻的结束是因为妻子们的嫉妒和多疑。他说她们"总是认为我跟其他女人在一起"，所以"她们都对法官说谎，说我打她们，以获得法院的限制令。"由于他违反法官的命令而入狱，作为报复，他拒绝支付两个孩子的抚养费。他不想去看望任何一个儿子，因为他们是"小说谎者"，就像他们的妈妈一样。

利亚姆说他"很聪明"，因为在学校，他虽然只用了一半的时间，却得了 C 的成绩。他 14 岁因偷窃"孩子的东西，像网球鞋，以及几乎空空如也的钱包"而进入少年监狱。他 15 岁离开学校，在被校长"陷害，说他偷汽车"之后。利亚姆说他青少年时吸食大麻，并在 22 岁第一次结婚之后，开始"定期"饮酒。他否认任何一种物质的使用是问题。

利亚姆在检查结束时，要求医生开具证明，称他有"双相"和"ADHD"。他说他是"双相"，因为他有"高低起伏的情绪"，而且"很快变得疯狂"。他了解 ADHD，因为"我两个儿子都有这个"。他结束了检查，要求用药，又说对他有用的药只有"兴奋剂"药物，他儿子们也用这些药物治疗ADHD。

HR 负责人在利亚姆精神疾病评估期间，做了个背景调查，发现利亚姆是被两个木工培训项目开除的，这两个学历都是伪造的。在与老板第一次打架之后，他被一家本地建筑公司解雇，在擅自离开工作地点后，被第二家公司解雇。对这些记录的快速回顾，显示出，他给了他们相同的伪造文件。还有报告显示他试图向他的同事兜售药物以获得现金。

利亚姆被诊断为**反社会型人格障碍**。他由于对伴侣实施暴力而两次被捕——每次婚姻被捕一次——入狱一段时间。利亚姆伪造他的木匠学历，有证据说明，他在工作和人际关系中，频繁打架，很容易变得愤怒。他不想看望任何一个年幼的儿子，不支付孩子的抚养费。他对自己行为造成了怎样的伤害，对于如何欺骗家庭、同事或雇主，都毫无悔意。他经常缺勤，对下一份工作也毫无计划。他符合反社会型人格障碍的所有 7 个症状。

分裂型人格障碍

有**分裂型人格障碍**的个体经常被描述为古怪、奇特或离奇。他们倾向于不相信他人，而且有古怪的信念。例如，他们可能相信自己有特殊的能力，能控制他人，读他人的思想或在事情发生前就能预测。他们看上去对他人可能显得僵硬或尴尬，因为他们难以管理自己的感受。

他们除了与父母、兄弟之外，有很少的或没有亲近的人际关系。他们喜欢独处，因为感到自己不"合群"。对于他们，很难理解社交线索，例如，目光接触。他们在社交场所待的时间越长，与他人相处并不会更放松。取而代之，他们变得更紧张，更不信任他们周围的人。作为儿童或青少年，他们经常独处，可能招来嘲笑，因为显得古怪，可能会有社交焦虑，在学校表现不良，还可能有怪异的想法、语言和白日梦。他们可能有不寻常的兴趣，例如，了解超自然（灵异世界）或传心术（使用想法与他人交流）。

人群中约 1% 的个体可能有此障碍。此障碍首次出现于儿童期或青春期，在男性中略多见。有分裂型人格障碍的个体中，30%～50% 也患有**重性抑郁障碍**。

一些文化或信仰的习俗，在这些群体内部是正常的、被接受的，但在群外的人看来则像分裂型特质。这些习俗可包括读他人的思想、说灵异的话。在这些情境下，不能诊断此障碍。

 分裂型人格障碍

分裂型人格障碍是一种持续的社会接触受损的模式，表现为对亲近关系的极端不舒服和能力减弱，还包括古怪的想法和行为，以及扭曲的现实感。此模式始于成人早期，在各种情境中存在，表现为以下至少 5 种情况：

- 想法：认为日常的、随机的事件有特殊含义或对他们自己有特定信息，即使当它们并不是这样时。
- 古怪的信念：认为自己有特殊的力量（例如，在事情发生前就能感知、读他人的思想、通过自己的意念控制他人）。
- 通过感觉，感受到奇怪的事件（例如，感到房间里有其他并不存在的人，或听到有声音叫自己的名字）。
- 古怪的想法和言语（例如，言语模糊或以离题、奇怪的措辞或词语联结方式为标志）。
- 不相信他人或他们的动机（例如，相信他人故意害自己，或损害自己在职场的地位）。
- 与情境或事件不匹配的、平淡的情绪或反应。
- 超出社会规范的行为或表现（例如，不进行目光接触；有干净的衣服时，也经常穿弄脏的、玷污的衣服）。
- 在亲近的家庭之外，缺乏亲密的朋友。
- 极端的社交焦虑，即使在熟悉的环境中也不会消失，这是由于不信任所致，而不是由于对自己的悲观判断所致。

此行为模式不在**精神分裂症**或双相、抑郁、**其他精神病性**，或**自闭症谱系障碍**的病程中出现。

风险因素

分裂型人格障碍在家族中传递。有精神分裂症的一级血亲（父母或兄弟姐妹）的个体，风险较高。

其他人格障碍

还有其他人格障碍可被诊断。这些包括**偏执型**、**分裂样**、**表演型**、**自恋型**、**回避型**、**依赖型**和**强迫型人格障碍**。当与这些障碍有关的行为始于成人早期，存在于许多家庭和社会情境中，并引起很大的痛苦或损害社交、职业或其他重要功能时，可诊断这些障碍。

偏执型人格障碍

有**偏执型人格障碍**的个体不相信他人，怀疑他人的动机。他们把他人的行为视为威胁，即使是那些亲近的人或每天都见到的人。无任何理由，他们会盘问配偶、朋友、同事，以确认他们是否可信、是否忠诚。他们很难相处，并寻找线索支持自己的恐惧。他们可能由于自己的差错或失误，争论、抱怨、责备他人，而且试图控制周围的人。他们是有戒备的、有敌意的、疏远的，把想法和感受留给自己。当出现以下至少 4 种症状时，可诊断此障碍：

- 无理由地怀疑他人剥削、伤害、欺骗他。
- 固着于没有必要的怀疑，有关朋友或同事是否忠诚。
- 由于不必要地害怕被恶意或不公正地使用信息，因而不会轻易相信他人。
- 从无害的点评或事件中，读出潜藏的侮辱或威胁。
- 长时间的记仇（不原谅侮辱或轻视）。
- 相信他人损害自己的名誉和地位，即使在他人看来，这并非事实，而且很快就有愤怒反应。
- 经常无理由地怀疑配偶或性伴侣在欺骗他。

这些症状不在**精神分裂症**、**双相**或**抑郁**，或**其他精神病性障碍**的病程中出现，也不是由于其他躯体疾病所致。

分裂样人格障碍

有**分裂样人格障碍**的个体看起来缺乏与他人建立关系的渴望，是离群索居的，而且各种感受都减弱。他们是极端的孤独者。赞扬或侮辱都不能影响他们。对于他们，很难表达愤怒，即使已经被激怒。他们在生活中随波逐流，没有目标，对生活事件也很被动。他们朋友很少，经常不结婚，当他们独处时，工作得很好。他们倾向于找不用与他人联系的工作，而且在这些工作上会做得很好。当存在以下至少 4 种情况时，可诊断此障碍：

- 不渴望也不喜欢与他人，甚至家人有亲近的关系。
- 几乎总是选择独自做事。
- 即使有，也很少渴望与他人有性生活。
- 即使有，也很少享受活动。
- 除了一级血亲（父母、兄弟姐妹）以外，缺乏亲近的朋友。
- 不关心他人是否赞同、找茬儿或侮辱他。
- 显得冷漠或疏离，没有任何感受。

这些症状不在**精神分裂症**、**双相**或**抑郁障碍**，**其他精神病性障碍**，或**自闭症谱系障碍**的病程中出现，也不是由于其他躯体疾病所致。

表演型人格障碍

有**表演型人格障碍**的个体频繁地展示极端的感受，持续寻求他人的注意或关注。**"表演型"**一词意味着"戏剧性"。有此障碍的个体寻求持续的认可，并利用他们的外表、调情和其他形式，吸引他人的注意。尽管它可能也确实出现在男性中，但表演型人格障碍更多地在女性中被诊断。有此障碍的个体只关注当下，在他们所想要东西的时刻和得到那些东西的过程中消耗自己。他们将自己的需求看得比别人的更有价值。当自己不是注意的焦点时，他们可能变得抑郁和不安。当存在以下至少 5 项时，可诊断此障碍：

- 当不是被关注的中心时，感到不舒服或价值感减少。
- 通过调情或在不恰当时试图引诱他人来与人相处。
- 感受快速改变。
- 用外表吸引他人的注意（例如花很多时间和金钱在清洁、头发、打扮和昂贵的衣物上）。
- 讲话的风格是模糊的，或缺乏细节或事实。
- 伴有极端感受的行为，即使与不太熟悉的人在一起，也会有情绪和戏剧性的当众展示（例如，停不下来的抽泣，大发雷霆）。
- 容易受他人、流行或事件的改变的影响而摇摆不定。
- 想与他人尽可能亲密地交往，认为他们比实际上的更有价值（例如，称只见过一次面的人为"亲爱的，亲爱的朋友"）。

自恋型人格障碍

有**自恋型人格障碍**的个体相信，他们比他人更重要，更有才能，而他人应该崇拜他们。他们倾向于很少、甚至不考虑他人的需求。他们期待被赞赏，感到他们值得获取他人得到的犒赏。他们倾向于在他们所获得的成功中摄取更多的信誉，而且他们不承认或不给那些值得的人信誉。他们没有意识到自己的评价会伤害他人（例如，在生病的个体面前吹嘘自己的健康）。尽管非常成功，他们的工作也会由于不接受批评来调整或改善而受到影响。当存在以下至少 5 项时，可诊断此障碍：

- 夸大才能和成功，期待比他人更加被关注。
- 沉湎于有关他自己伟大的、无休止的成功，力量，天赋，美丽，或理想的爱。
- 相信他是"特别的"和独特的，只能与其他特别的或地位高的人结识或相处。
- 持续地需要他人一直崇拜他。
- 相信他值得或应该被特殊对待（例如，不需要排队），或他人应该快速服从他的要求。
- 剥削（或利用）他人来达到他的目标。
- 不关心或不注意他人的感受或需求。
- 嫉妒他人的成功或犒赏，或相信他人嫉妒他。
- 表现出一种傲慢（自大，势利）的行为和/或态度。

回避型人格障碍

有**回避型人格障碍**的个体极度害羞，经常感到不充分（不够好），很容易被拒绝（不被需要，或被赶走）伤害，因为他们的感受和恐惧，回避与他人亲近或接触。在社交情境中，有回避型人格障碍的个体可能因为害怕说错话或被羞辱、被取笑或被压制，而害怕大声说话。他们非常渴望被他人喜欢，渴望享受社会接触，但他们极度的害怕和害羞阻止了他们向他人伸出手。当存在以下至少 4 种情况时，可诊断此障碍：

- 回避需要社会接触的工作，由于害怕他人会批评（找茬儿）或拒绝他。
- 避免与他人交往，除非确信自己被喜欢。
- 由于害怕被羞辱或嘲弄，在亲密关系中受到限制。
- 非常担心在社交情境中被批评或拒绝。
- 在新情境中感到害羞，因为不充分感（不够好）。
- 感到相对于他人，自己是无能或低级的（低自尊）。
- 不愿冒险去参与新的社会接触或其他追求（例如，找一份新工作），因为害怕被羞辱。

依赖型人格障碍

有**依赖型人格障碍**的个体持续和极端地需要被照顾，导致温顺而依附的行为，还有害怕分离（与他人分开）。他们极端需要支持和呵护。他们是被动的，如果没得到其他人的建议，在做日常选择时都存在困难（例如，穿什么颜色的衬衣上班）。他们相信自己不能做事，必须依赖他人。他们依赖他人去解决他们的问题，经常不学习独立生存的技能。从成人早期开始，他们就非常恐惧他们依赖的人可能将要离开他们。当存在以下至少 5 项时，可诊断此障碍：

- 在做日常选择时，如果无他人的建议和支持，就会有问题。
- 需要他人管理他生活的大部分重要的领域。
- 不表达不同于他人的想法，因为害怕失去支持或认可。
- 在自己独立启动项目或做事方面存在问题，因为缺乏自信。
- 极度需要获取他人的支持和照顾（愿意做不喜欢的任务，或忍受虐待，如果这样做能够确保渴望的照顾）。
- 独自一人时感到痛苦或无助，因为害怕不能照顾自己。
- 先前的关系结束时，很快就寻求新的亲密关系来获取照顾和支持。
- 持续聚焦于被留下来照顾自己的恐惧。

强迫型人格障碍

有**强迫型人格障碍**的个体沉湎于秩序、完美和控制他们自己的想法以及与他们相关的他人的行为。作为结果，他们不能接受未经计划的改变，对他人的帮助不开放，除非一切都按他们的方法来操作。当无法控制时，他们可能变得愤怒。他们经常不能表达温暖或温柔的感受。当存在以下至少 5 项时，可诊断此障碍。

- 沉湎于细节，规则，表格，秩序，时间表，到了遗失重点的程度。
- 阻碍或停止一个项目，由于他极端而严苛的标准不能被满足（例如，持续聚焦于令每个细节完美，以至于项目不能完成）。
- 浪费了许多闲暇和友谊，被工作和绩效所消耗（例如，不放一天假去出游，周末不放松）。
- 持有极端的、极高的道德和伦理标准，而且可能强迫他人遵守这些机械的规则。
- 不能扔掉破旧的或无价值的物品，甚至当它们已经没有任何情感价值时。
- 很慢才能把任务或工作交给别人，除非他们按照同样的方式行事。
- 采取一种吝啬的消费方式（对自己和他人都很节省），为了防备未来出现糟糕的事情，现在的生活水平远远低于他的支付能力。
- 机械而固执。

要点

- **人格**指的是个体如何表现他们的想法和见解以及与他人的相处。

所有个体都有自己的**人格特质**，令他们独一无二。这些特质是持续的模式，有关个体如何思考以及如何与他们自己的、他人的世界和自我相处。人格特质有时可能带来问题，需要解决，以改善与他人的关系。

- **人格障碍**反映了更深的、更严重的问题，可显著损害个体如何思考、感受、生活、工作和理解以及爱他人的方式。许多有这些障碍的个体没有意识到，他们可能以不正常的、有害的方式思考或行动。他们经常为自己所造成的问题而责备他人。

- 经过治疗，许多有人格障碍的个体随着时间的推移而变得更好。有些个体随着年龄渐长有所改善。有特定类型人格障碍的个体很少自己寻求治疗。当确信要去寻求帮助时，他们经常可能获益。

- 对这些障碍的治疗，经常包括许多类型的心理治疗——既有个体治疗，又有团体治疗。没有药物被证实是针对任何人格障碍的主要或唯一的治疗手段。然而，药物可用来治疗有人格障碍的个体的一些症状，例如抑郁或容易冲动的行为。

- 精神卫生专业工作者能够帮助人们与有人格障碍的个体进行亲密和频繁的接触。心理治疗可帮他们更好地了解自己和他人，找到健康的应对方式。

窥阴障碍

露阴障碍

摩擦障碍

性受虐障碍

性施虐障碍

恋童障碍

恋物障碍

易装障碍

DSM-5®障碍完整列表，见附录 A。

第 19 章
性欲倒错障碍

有**性欲倒错**的个体有常规（与一个成熟的伴侣之间的生殖器刺激或爱抚，且征得了伴侣的同意）之外的性兴趣或性偏好。性欲倒错倾向于除外真实的性交，以及不给自己或他人造成伤害或痛苦。存在许多类型的性欲倒错，个体可能有一种以上的类型。有性欲倒错，本身并不导致性欲倒错障碍。

有**性欲倒错障碍**的个体，有导致痛苦的性欲倒错；损害职业、社交或其他重要功能；或给自己或他人造成伤害或危险。这些障碍经常包括反复的、强烈的性幻想和性冲动，然后令个体在现实生活中实施。一些性欲倒错障碍是犯罪，因为他们可能伤害到其他并不同意这种行为的个体。伤害包括躯体的和精神的痛、折磨或痛苦。有这些障碍的个体投入大量的时间和能量来满足他们的性偏好。它可能引起工作、婚姻和生活其他方面的问题。

在本章，讨论了 DSM-5® 中的 8 种性欲倒错障碍：

- **窥阴障碍**（未经同意，观看他人私密的个人活动）。
- **露阴障碍**（未经同意，向他人暴露自己的生殖器）。
- **摩擦障碍**（未经同意，碰触或摩擦他人）。
- **性受虐障碍**（为达到性唤起，寻求疼痛或羞辱）。
- **性施虐障碍**（为达到性唤起，施加伤害或羞辱）。
- **恋童障碍**（由于对儿童有性唤起，强迫儿童参与性活动）。
- **恋物障碍**（为达到性唤起，使用无生命的物品，或高度聚焦于非生殖器的、具体的躯体部位）。
- **易装障碍**（为达到性唤起，穿着异性的服饰）。

治疗

有这些障碍的个体可获得治疗，以改善他们的日常功能。性欲倒错障碍大部分通过心理治疗，帮助个体觉察到他的想法和行为，重获对它们的控制。这些可包括认知-行为治疗（CBT）。CBT 帮助个体获得对兴趣和行为的控制，并以健康的方式达到目的。放松训练通常是治疗的一部分，帮助降低性欲倒错障碍可导致的焦虑和压力。防止复发的技术帮助个体，避免回归不健康或有害的、不恰当性行为的循环。这些技术也可帮助改善进食、睡眠和社会功能问题。

没有药物被证实可治疗性欲倒错障碍，但这些障碍通常与抑郁或焦虑有关，因此可从治疗中获益。对这些症状的治疗，可包括选择性 5-羟色胺再摄取抑制剂（SSRIs）抗抑郁药中的一种。因为**抑郁**或**焦虑障碍**可激发性欲倒错障碍，治疗这些障碍可帮助个体重获对自己欲望和行为的控制，是重要的第一步。SSRIs 类药物还可帮助减少激发性欲倒错障碍的幻想和冲动。在一些案例中，降低睾丸素（荷尔蒙）的药物可给那些性行为失控的和可能给他人造成伤害的男性。

窥阴障碍

有**窥阴障碍**的个体通过偷窥他人裸体、脱衣服或性生活，来达到性唤起。**窥阴**（或"偷窥"）是最常见的违法的性行为——约 12% 的男性和 4% 的女性，在一生中的某段时间有此障碍。（男性有此障碍的几率是女性的 3 倍）。

 ## 窥阴障碍

- 至少 6 个月，存在反复而强烈的性唤起——表现为幻想、冲动或行为——通过观看不知情者裸体、脱衣服或进行性行为。
- 个体因这些性冲动而采取行动，未经被窥视者的同意，或这种性冲动或性幻想引起很大的痛苦，或损害社交、职业或其他重要方面的功能。
- 这些有性唤起或由于性冲动而起的行为的个体，年龄至少为 18 岁。

露阴障碍

　　有**露阴障碍**的个体未经对方同意，向陌生人（儿童或成人）暴露自己的生殖器。这通常被描述为"亵渎性暴露"。有露阴障碍的个体中，约三分之一涉及性犯罪，被转介接受精神健康治疗。约 2%～4% 的男性有此障碍，在女性中很罕见。有此障碍的个体通常并不危险，不会对暴露对象尝试性活动。

 露阴障碍

- 至少 6 个月，产生反复的和强烈的性唤起——表现为性幻想、性冲动或性行为——通过向不知情（未觉察）的个体暴露生殖器。
- 个体因这些性冲动而采取行动，未经他人同意，或这种性冲动或性幻想引起很大的痛苦，或损害社交、职业或其他重要方面的功能。

摩擦障碍

　　有**摩擦障碍**的个体未经对方同意碰触或摩擦他人。这经常发生在拥挤的地方，例如，忙碌的人行道或地铁车厢，包括碰触他人的生殖器或胸部。15～25 岁经常孤单和消极的男性有此障碍几率更高。此障碍在女性中很罕见。

 摩擦障碍

- 至少 6 个月，产生反复的和强烈的性唤起——表现为性幻想、性冲动或性行为——通过未经对方同意，触碰或摩擦他人。
- 个体因这些性冲动而采取行动，未获得他人同意，或这种性冲动或性幻想引起很大的痛苦，或损害社交、职业或其他重要方面的功能。

性受虐障碍

性受虐障碍包括在被打、捆、羞辱或其他方式受苦时获得性唤起。有此障碍的个体还会通过让自己窒息，或使用尖锐物品刺自己，来自我施加痛苦。与伴侣的性活动可以出现，包括被捆绑，被打和被鞭子抽。一种危险的受虐形式包括将绳子套在脖子上，或把塑料袋套在脸上，以切断氧气的供应。这些活动有意外死亡的风险。

 性受虐障碍

- 至少 6 个月，存在反复的和强烈的性唤起——表现为性幻想、性冲动或性行为——通过被羞辱、被打、被绑（被捆绑），或以其他方式受苦。
- 这种性幻想、性冲动或性行为引起很大的痛苦，或损害社交、职业或其他重要方面的功能。

性施虐障碍

有**性施虐障碍**的个体通过导致他人的疼痛、受苦或受羞辱，获得性兴奋。此行为可导致躯体伤害或精神痛苦。有性施虐障碍的个体想完全控制一个受恐吓的受害者，或一个未经同意的伴侣。

 性施虐障碍

- 至少 6 个月，存在反复的和强烈的性唤起——表现为性幻想、性冲动或性行为——通过制造他人的躯体或精神痛苦来获得。
- 个体因这些性冲动而采取行动，未经他人同意，或这种性冲动或性幻想引起很大的痛苦，或损害社交、职业或其他重要方面的功能。

恋童障碍

　　有**恋童障碍**的个体对儿童有强烈的性兴趣或性偏好，以及曾因这些冲动而行动。大多数恋童癖者是异性恋。使用描述幼童（一般为 13 岁及以下）的色情文学，是此障碍的一个强烈迹象，因为它反映了性兴趣。当个体因这种性兴趣或性冲动而行动，参与涉及儿童的性活动时，就是一种犯罪行为。

 恋童障碍

- 至少 6 个月，存在反复的和强烈的引起性唤起的性幻想、性冲动或性行为，包括存在与儿童（一般为 13 岁及以下）的性活动。
- 个体因这些性冲动而采取行动，或这种性冲动或性幻想引起很大的痛苦或关系问题。
- 个体至少 16 岁，至少比参与性行为的儿童大 5 岁。

恋物障碍

　　有**恋物障碍**的个体通过物品获得性兴奋，例如女性内衣，橡胶制品和男性或女性的鞋。恋物（性固着）还可包括躯体部分，例如脚、脚趾和头发。与这些物品接触（例如，抱着品尝或摩擦），经常引起强烈的性唤起和手淫。一些有此障碍的个体可能收集大量渴求的物品。当没有这些物品时，性功能失调可能出现。个体可能偏好与物品的性活动超过与伴侣的性活动。此障碍在女性中很罕见。

 恋物障碍

- 至少 6 个月，存在反复的和强烈的性唤起——表现为性幻想、性冲动或性行为——通过使用无生命的物品，或高度特定地聚焦于非生殖器的躯体部位。
- 这种性幻想、性冲动或性行为引起很大的痛苦，或损害社交、职业或其他重要方面的功能。

- 恋物不限于易装使用的衣物，也不限于为了引起生殖器刺激而设计的装置（例如，振动器）。

李奥纳多的故事

李奥纳多，一位 65 岁的大公司男性销售员，在妻子威胁要离开他之后，他做了一次精神疾病评估。尽管他说与陌生人讨论自己的问题，感到尴尬，但他还是实事求是地描述了对女性内裤的性兴趣。此兴趣始于数年前，曾经并未成为一个问题，直至在评估前 6 个星期时，他被妻子发现手淫。

看到他穿着女裤和胸罩，她"疯了"，认为他有外遇。在他辩解并无外遇时，她"把他关在门外"，不跟他说话。当他们争吵时，她叫他"性变态"，并声明，除非他"寻求帮助"，否则她将考虑离婚。

李奥纳多的习惯始于妻子的严重关节炎，似乎还有抑郁，这两者都减少了她的整体活动和性兴趣。他的"恋物"活动在频繁的、枯燥的商务旅行中成为亮点。他也在家中手淫，但会等到妻子出门后。他每周手淫两次，使用这几年收集的胸罩和女裤。他说，与妻子的性交已减少到"每一两个月一次"，但相互都满意。

李奥纳多已婚超过 30 年，夫妻俩有两个已长大成人的孩子。他计划那年的晚些时候退休，过舒适的生活，但如果要选择"不是离婚、把财产分成两半，就是坐在家里整天被称为'性变态'"，那他就不退休。他曾为向妻子表诚心，扔掉了半打女性内裤，但他又救回了他的"心爱之物"，并"总是买得更多"。他不想结束婚姻，但不认为恋物有任何危害。"我没有不忠诚，也没做任何坏事，"他说，"这令我兴奋，而且我妻子当然也不想一周性交几次。"

李奥纳多否认任何性功能的问题，并说不需要女性内衣他也可保持勃起，获得高潮。他回忆起，青春期时触碰到女性内裤而性唤起，之后就经常手淫。当他与妻子拥有性活动时，那种幻想曾经中止。

李奥纳多被诊断为**恋物障碍**。他有数年由女性内裤所致的性唤起的历史。他的行为没带来什么问题，直至被妻子发现穿着女性内裤。那时，李奥纳多开始感到痛苦。如果妻子接受或包容他的恋物，而他自己的痛苦也减退，他则不再有此障碍。

　　李奥纳多被转介给一位性障碍专家。在治疗中，李奥纳多理解了，虽然恋物没有伤害到任何人，但令他妻子痛苦，感到他失去了对她的兴趣。李奥纳多被鼓励改善与妻子的沟通，并聚焦于满足他俩相互的性需求。李奥纳多仍能被女性内衣性唤起，但学会了把这些幻想归为与妻子性关系的一部分。

易装障碍

　　有**易装障碍**的个体通过穿异性的服饰（易装）而性唤起。它经常包括男性只穿一两件女性衣物（例如，内裤），也可能包括穿着女性外衣、内衣的整套装束，以及假发和化妆。易装障碍经常始于儿童期或青春早期。

 易装障碍

- 至少 6 个月，存在反复的和强烈的性唤起——表现为性幻想、性冲动或性行为——通过易装。
- 这种性幻想、性冲动或性行为引起很大的痛苦，或损害社交、职业或其他重要方面的功能。

要点

- **性欲倒错**是一种强烈的性兴趣或性偏好，不同于生殖器的刺激，或与成熟的、同意的个体进行爱抚活动。存在许多类型的性欲倒错，而且有性欲倒错本身并不导致性欲倒错障碍。
- 有**性欲倒错障碍**的个体有引起痛苦的性欲倒错；损害职业、社交或其他重要功能；或导致对自己或他人的伤害、以及有伤害的风险。这些障碍经常包括反复的和强烈的性幻想和性冲动，然后个体在现实生活中实施。一些性欲倒错障碍是犯罪，因为它们有伤害没有同意这些行为的他人的风险。伤害包括躯体的和精神的痛、折磨或痛苦。

- 有这些障碍的个体可获得帮助改善日常功能的治疗。性欲倒错障碍大部分使用心理治疗，帮助个体觉察到他的想法和行为，重获对它们的控制。这经常包括认知-行为治疗。

- 对于一些性欲倒错障碍，心理治疗可帮助通过聚焦于其他伴侣来满足伴侣的性要求。性欲倒错仍可能存在，但在一些个案中，它可被用作性关系的健康组成部分。

- 没有药物被证实可治疗性欲倒错障碍，但这些障碍经常与抑郁或焦虑相关，可从治疗中获益。由于**抑郁**或**焦虑障碍**可激发性欲倒错障碍，治疗这些障碍，是帮助个体重获对欲望和行为的控制的重要第一步。

谁能提供帮助

下一步会发生什么

治疗形式

    心理治疗

    精神活性药物

    电抽搐治疗

    经颅磁刺激

变得更好并保持健康

DSM-5®障碍完整列表，见附录 A。

第 20 章
治疗要点

精神障碍，就像其他躯体疾病一样，可被成功治愈。治疗可减轻痛苦，改善症状，更好地应对问题，而且最重要的是，提供希望和支持。本书中所有的精神障碍，都可使用本章描述的方法之一来治疗。

个体如何知道何时求助？首要法则是，考虑某个问题已导致了多少麻烦，或困扰此个体的程度如何，以及持续了多长时间。当这些问题导致巨大的痛苦，或破坏职业、社交联系或其他重要的生活功能，那么寻求帮助是明智的做法。令精神障碍不同于日常生活中正常问题的是，它们有多么极端，以及它们持续了多长时间。个体越快了解自己有需要帮助、寻求治疗的问题（了解警示迹象，请参见"贴士"），他们的症状就可更快地改善，更快开始康复。

常见的警示迹象

不确定你或你知道的某人是否有精神健康问题？有一种或更多以下的感觉或行为，可作为某个问题的早期警示迹象：

- 进食或睡觉太多或太少。
- 与人或通常的活动疏远。
- 低能量或没有能量。
- 感到麻木，或什么都无所谓。
- 有无法解释的不适合疼痛。
- 感到无助或无望。
- 比通常更多地吸烟、饮酒或使用毒品。

- 感到不寻常的混沌、遗忘、焦虑、愤怒、不安，担心或恐惧。
- 与家人和朋友打架。
- 有严重的心境转移，导致关系问题。
- 有持续的想法和记忆，不能将其赶出大脑。
- 听到不存在的声音或相信不真实的事物。
- 想伤害自己或他人。
- 不能从事日常任务，例如照顾你的孩子或上班、上学。

来源：www. MentalHealth. gov

谁能提供帮助

有几类精神卫生专业和其他健康专业工作者，可提供帮助。

- **精神科医生**是执业医生，完成了医学院教育，接受了 1 年的内科学和神经病学（研究人类大脑）实习医生，以及 3 年的精神科住院医生的训练。住院医项目提供了精神药理学（药物如何在躯体和大脑中起作用）、心理治疗（"谈话治疗"），以及如何在医院和门诊中治疗患者的有深度的训练。精神科医生可为患者开药，以及推荐心理咨询师、执业临床社工，或婚姻家庭治疗师进行心理治疗。个体可获得来自非医学背景的精神卫生专业工作者的心理咨询，也可以咨询精神科医生，由医生决定用药的需求，确认药物有效，并监控副作用或躯体并发症。

- **心理咨询师**完成了研究生教育，包括临床训练、实习、以及博士后的不同形式的心理治疗和心理测评的临床训练（来访者治疗）。在大多数州，他们不能开药或安排个体住院。州政府要求心理咨询师有执照才能治疗来访者。学位是心理学博士（Ph. D）或临床心理学博士（Psy. D）。有些则专门治疗儿童或家庭。

- **执业临床社工**完成了 2 年的研究生教育，进行专业化培训，除了培训传统的社会工作以外，还要培训如何帮助有精神健康问题的个体。有些社工还拥有博士学位。为了实践，他们必须获得某个州的执照。

- **婚姻和家庭治疗师**在一些州但并不是所有州需要执照，要求在心理学或类似领域有硕士或博士学位。为了实践，他们拿到学位后必须有至少两年的有督导的临床培训，聚焦于配偶和家庭治疗。他们还必须通过州或国家的考试。

- **精神科护士**有护士学位，已通过州的考试。他们通常有特殊的训练，并有精神卫生专业方面的经验，尽管不需要特殊的执照或认证。
- **执业护师**和**医生助理**可以治疗患者，并在医生的指导下开药。

要找到一位精神卫生专业工作者，可从你的医生那里询问名字，也可以选择你知道的或朋友知道的其他精神卫生专业工作者。一些支持团体列在附录 C "有用的资源"中，也可能提供名字。如果你有健康保险，可索取接受保险的精神卫生专业工作者的名单。

当出现健康问题时，个体还可向他们的基础医疗医生或医生助理寻求帮助。这些健康问题（例如，睡眠问题）可能与精神障碍有关。基础医疗医生和医生助理可与精神卫生专业工作者组成团队提供治疗，也可将他们的患者转介给精神卫生专业工作者。

下一步会发生什么

通常首次与精神卫生专业工作者接触的方式是打电话到他的办公室预约时间。在就诊前，一些精神卫生专业工作者可能要求获得一些背景信息。

访谈

首次就诊包括与精神卫生专业工作者的"访谈"。他将与你谈话，以了解你自己和你的问题。精神卫生专业工作者将邀请你讨论你的问题。就像医生可能问患者他们的健康问题一样，精神卫生专业工作者也会用同样的方法。这些信息帮助精神卫生专业工作者为你制订一个独特的治疗计划。首次访谈可能需要 45～90 分钟。在第一次就诊时，一些常见的问题如下：

- 今天你为什么来这里？
- 你的感觉如何？
- 如果有任何事的话，你认为是什么引起了你的问题？
- 什么症状困扰着你？
- 它们导致了什么问题？

基于你的问题和症状，精神卫生专业工作者还会询问以下问题：家族史，工作史，教育程度，休闲活动或爱好，人际关系，价值观，文化背景，病史，既往精神病史（如果有，例如，过去是否见过其他精神卫生专业工作者），发育史，以及性的历史。

精神卫生专业工作者可能请求许可以获得更多信息（例如，病历），并建议做心理或实验室检查。你可能被要求约你的基础医疗医生做一个体检，如果需要给精神障碍开药——或如果需要除外那些可能引起精神疾病症状的躯体疾病。在一些案例中，诊断或初始评估需要另一次或两次访谈，有时，精神卫生专业工作者需要患者同意，来访谈个体的伴侣或家庭成员。

诊断

精神卫生专业工作者将基于 DSM-5® 来诊断问题。然后，精神卫生专业工作者可能构建一个治疗计划。DSM-5® 不能解决是否个体需要治疗或从治疗中获益的问题。精神卫生专业工作者与寻求治疗的个体一起做出这个决定。

超过一种障碍可被诊断，例如**惊恐障碍**和**场所恐怖症**。许多有精神障碍的个体经常有**物质使用障碍**。个体可能转向酒精或毒品，以减轻他们感受到的疼痛。在一些案例中，酒精或毒品可导致精神障碍，恶化其症状，阻碍变得更好的进展和努力，而且破坏其他治疗此障碍的药物的效应。

治疗

许多场所可以提供精神健康问题和精神障碍的治疗。最常见的是在基础医疗门诊或精神疾病门诊（即精神卫生专业工作者的办公室或门诊）。

那些有伤害他们自己或他人的紧急风险的个体，或那些严重失能的个体，可能需要住院治疗。有时，这类治疗是非自愿的（违背他们的意愿），通常为期 3 天，是为了他们自己或他人的安全。只有当他们病得太重以至于不能做出安全的决定或接受需要的治疗时，才被允许。过了那段时间，在法庭上与一位法官和两位医生进行听证，然后决定他们是否应该继续住院或可以出院（这个过程在每个州有所不同）。如果他们病得很重或对他们自己或他人的安全威胁还存在，他们可能得非自愿地呆在医院，进行更长时间的治疗，然后在法庭上重新评估。在法庭上的听证是为了保护患者的公民自由。

在住院治疗后，患者可能被转介到与住院精神科有联系的半住院治疗。这些项目提供与精神科医生和其他精神卫生专业工作者一对一的日常治疗和团体咨询。这种类型的治疗持续到患者得到足够改善，再被转介到精神科门诊——通常需要 2~4 周。

如不治疗，精神障碍可增加自杀风险。由于这个原因，那些有这类想法和感受的个体，他们的家庭成员，以及他们的亲属，应该了解自杀风险和警示迹象。自杀的想法和感受不应被忽略。以下"贴士"可能有帮助（参见"贴士"）。

了解自杀的贴士

- 充分注意任何自杀威胁或将自杀想法付诸行动的渴求，并寻求帮助。
- 与精神卫生专业工作者保持联系。如果你怀疑有增加的自杀风险，请与精神卫生专业工作者联系。
- 频繁地、定期地与精神卫生专业工作者访谈，可以追踪自杀风险的程度。
- 找出是什么导致了自杀感受或威胁（例如，害怕失业，被拒绝或被抛弃）。这些能帮助个体了解如何更好地应对压力，以及了解避免什么能使自杀的感觉减少——或停止。
- 对任何精神障碍的药物和心理治疗，例如，抑郁障碍、双相障碍和物质使用障碍，可以帮助预防自杀。
- 制订一个安全计划。安全计划帮助个体了解和解决在自杀发生前的任何警示迹象。这个计划预防自杀的想法和感受向前发展到付诸行动。这些可包括与亲属或精神卫生专业工作者联系。
- 限制致命的手段，例如锁住枪械、药物或毒品，不让有自杀想法的个体得到钥匙。
- 如果你或你知道的个体处于危机，请到本地医院急诊室寻求紧急帮助，那里的医生和精神卫生专业工作者可快速提供治疗。
- 寻找信息或帮助可拨打国家自杀预防热线：1-800-273-TALK（1-800-273-8255）。

治疗形式

存在许多治疗选择以帮助改善和减轻精神障碍的症状（表1）。治疗帮助个体应对精神障碍，过上充实的生活。治疗的主要类型包括药物和心理治疗（"谈话治疗"）。药物和心理治疗可被单独使用或联合使用。心理治疗还可帮助亲属了解如何更好地照顾有此障碍的个体，并更好地应对此障碍造成的影响。当药物对特定障碍的严重症状不起作用时，电抽搐治疗（ECT）和经颅磁刺激（TMS）是安全和有帮助的治疗形式。

药物可缓解许多障碍的症状。当个体使用精神活性药物开始改善时，那些隐藏的或并非寻求治疗的主要病因可能出现（例如，他们与他人相处的问题）。个体可能更多地聚焦于其他行为，这些行为增加了他们的问题，需要改变。心理治疗可帮助个体了解如何更好地应对和思考他们的问题。在治疗过程中，甚至那些经受了多年的创伤或痛苦的个体，也经常能够发现他们自己不曾知道的优势。当他们向着康复努力时，他们可了解更多令人满意的生活方式和行为方式，并重建自尊。

表 1　精神障碍的治疗

心理治疗	精神动力治疗
人际关系治疗	精神活性药物
支持治疗	抗抑郁药
认知-行为治疗	抗精神病性药物
辩证行为治疗	镇静剂，催眠药，抗焦虑药
行为治疗	心境稳定剂和抗癫痫药物
配偶、婚姻和家庭治疗	兴奋剂
团体治疗	**电抽搐治疗**（ECT）
	经颅磁刺激（TMS）

心理治疗

心理治疗（"谈话治疗"）指的是在独特关系的情境下，基于语言交流的任何类型的咨询，这种独特关系是在精神卫生专业工作者与寻求帮助的个体之间发展起来的。谈话和倾听的过程可带来新的自知力，减轻导致痛苦的症状，改变不健康或不适应的行为，带来应对世界的更有效的方式。

有许多不同类型的心理治疗，对于特定问题或特定人群，有些方法比其他一些更有效。今天，大多数精神卫生专业工作者被训练使用各种技术，并根据寻求帮助者的问题、人格和需求来调整方法。在治疗过程中，由于精神卫生专业工作者可将不同技术进行组合，各种方法之间的界线通常变得模糊。这种在个体和精神卫生专业工作者之间发展出的关系被称为"**治疗同盟**"。这种工作关系令他们以信任、合作的方式一起工作。在此过程中，与精神卫生专业工作者分享的任何事情都是私密的。精神卫生专业工作者受到职业伦理的约束，不经个体同意，不能泄露任何信息。当可能存在对个体或他人的伤害时，是例外的情况。

精神动力治疗

精神动力治疗的目标是帮助个体获得对他们问题的自知力并带来改变。此方法还被称为**自知力导向的心理治疗**，使用**自由联想**。此技术包括说出所有进入思想的想法，作为发现和理解那些源自儿童期、持续至成人期的潜意识的冲突的方法。这些包括与精神卫生专业工作者面对面的会谈，建立治疗联盟，并解释、澄清个体所说的话。最可能从此治疗中受益的，是那些有足够的知识，拥有、表达和探索强烈的情绪的自知力的个体。这包括有特定的**人格障碍**和慢性精神障碍的个体（例如**抑郁**或**焦虑障碍**）。治疗可以是短程的，少于 25 次，或是较长程的，持续数年。

人际关系治疗

人际关系治疗旨在增进关系和社交互动，以及改善人际关系技能。它使用的技术有：确信和支持，澄清感受，改善人际沟通。最可能受益的是那些有**重性抑郁**、婚姻问题，或在构建关系和与人互动上存在问题的个体。这种治疗通常由 12～16 次组成；但维持治疗可能更长（在问题得到控制之后，治疗继续以避免复发）。此方法首次被用于治疗抑郁，聚焦于关系以帮助应对那些未被认识的感受和需求，以及改进人际和沟通技能。不像其他精神动力治疗，它不处理症状的心理根源，而是聚焦于目前的人际关系问题。

支持治疗

支持治疗是最常见的心理治疗类型。它寻求维持或恢复个体最高的功能水平。它包括关心、忠告、确认、建议、强化（它是一种通过系统的犒赏和/或惩罚鼓励渴望的反应的技术），讨论替代的行为，传授社交和人际关系技能，并帮助解决问题。最可能从此方法受益的，是那些在高压力情境下的个体，那些有严重躯体疾病的个体，以及那些有精神障碍而其他方法对其无效的个体。基于问题的性质，时间安排可能是短程的（仅有一次或数次，延续数天或数周），也可以是长程的（数年以上）。

任何形式的提供确认、共情和教育的心理治疗或咨询都是支持性的。支持治疗的目标是在考虑到特定的人格、生活事件、能力或疾病的前提下，帮助个体适应和尽最大可能回归正常的或先前最好的功能水平。

认知-行为治疗

认知-行为治疗（CBT）的目标是确认和改变扭曲的思维，以及问题行为。它使用一些技术，例如，确认信念和态度；发现负性思考模式和没有帮助的行为；其他思维方式的教育；认知练习（回顾个体的思想

如何做出不同于过去的反应）；家庭作业。最可能从中受益的，是那些
有**重性抑郁障碍**和**焦虑**、**进食**、**物质使用**等障碍，以及与**创伤相关障碍**
的个体。治疗通常是短程的，约 15~25 次。

辩证行为治疗

辩证行为治疗（DBT）是认知-行为治疗（CBT）的一种形式。它
帮个体了解和管理他们的想法和感受，教他们平静下来的方法。它可教
个体了解如何更能控制极端的感受。同时，精神卫生专业工作者教个体
理解：他们自己有责任去改变危险的、带来不安或问题的行为。

DBT 在个体和精神卫生专业工作者之间构建一种强大的和平等的
关系。精神卫生专业工作者经常提醒个体，当他们的行为是不健康的
或会引起问题时，例如，当界限被打破时。个体被传授所需要的技
能，以更好地应对未来的事件。DBT 包括一对一的治疗和团体治疗。
一对一的治疗被用于传授新技能，而团体治疗则提供应用这些技能的
机会。

在治疗有**边缘型人格障碍**和自杀想法的个体时，DBT 是有帮助的。
它也被用于那些有严重**抑郁**、**创伤后应激障碍**、**进食障碍**、**物质使用障**
碍和创伤性脑损伤的个体。

行为治疗

行为治疗的目标是用更健康的行为和应对压力、恐惧或担心的方
式，来取代不健康的行为模式。它使用各种技术，帮助想要改变行为的
个体。最可能受益的，是那些想要改变习惯的个体，以及那些有**焦虑障**
碍（例如，**恐怖症**），惊恐发作和**物质使用**、**进食障碍**的个体。治疗长
度通常较短，少于 25 次。

行为治疗包括以下几种基本方法。

- **行为矫正**，聚焦于负性习惯或行为。
- **系统脱敏**，教个体如何减少或控制由特定事物（例如，动物或电
  梯）或环境（例如，公共场所）触发的恐惧。
- **放松训练**，帮助个体控制他们的躯体和精神状态。
- **暴露治疗**，包括逐渐地直接暴露于害怕的物品或情境以控制焦
  虑，没有使用放松技术。暴露和反应预防治疗，对于有强迫症的
  个体有效。这使他们在暴露于所害怕或不喜欢的物品时，停止强
  迫行为（一种反复的行为，例如，洗手）。

- **冲击**，将个体暴露于他们最害怕的东西，并在精神卫生专业工作者的帮助下，让他们持续暴露于所害怕的物品或情境中，直至他们的恐惧减轻。
- **模仿**，精神卫生专业工作者执行一个渴求的行为，然后让寻求帮助者复制。
- **自我肯定训练**，教个体诚实而直接地表达他们的感受和想法。

配偶、婚姻和家庭治疗

配偶、婚姻和家庭治疗为寻求改变关系、改善沟通和互动，提供更好地解决冲突的方法。最可能受益的，是想改变基本互动方式的配偶或家庭，以及有精神障碍或问题行为的儿童或青少年。治疗可持续数周或数月。在一对一的心理治疗中，焦点是配偶或家庭中的个体。在配偶、婚姻和家庭治疗中，所有成员及其相处方式或感知对方的方式是焦点。基于问题的性质，精神卫生专业工作者可能建议组合运用一对一的治疗和配偶或家庭治疗。

尽管精神卫生专业工作者与个体以及配偶和家庭一起工作，许多专家专门从事婚姻和家庭治疗。配偶或家庭可能很难知道他们何时应该为了他们的问题而寻求帮助。他们担心的事情可能很小或微不足道，但即使是小事，有时也可能是大的基础问题的迹象。像个体问题一样，关键是要发现问题有多严重和持续了多长时间。

关系中有问题的配偶可能自行寻求婚姻方面的精神卫生专业工作者。有时，治疗个体的精神卫生专业工作者可能建议进行配偶或家庭治疗，作为更进一步的治疗方式。更常见的是那些自己不寻求治疗的家庭，在孩子被儿童精神卫生专业工作者、学校咨询师、医生发现（或诊断）有问题时，他们才寻求治疗。那些治疗配偶或家庭的精神卫生专业工作者不局限于个体的感受或行为，也关注这些感受和行为对他人的影响。

配偶或婚姻治疗倾向于短程治疗，持续数周或数月。常见问题包括沟通困难、性问题以及伴侣对关系的期待有不同的观点。目标是尽快地确认和解决问题。治疗始于伴侣确定问题，或他们期望看到改变的方面。丈夫可能报告，妻子埋怨他忽略对孩子的关心，但妻子可能感到被他们家的孩子们的需求所压垮。精神卫生专业工作者可帮助他们确定需要改变的目标行为，彼此约定用小的、特定的方式去矫正这些行为。这些技术可同样用于异性和同性伴侣之间。

家庭治疗包括个体治疗，此个体是患者或来访者，以及至少一位家庭成员。通常会包括整个家庭。精神卫生专业工作者可分别会见不同的家庭成员，也可与整个家庭会面。焦点是个体之间的**互动**，而不是单个个体的思维方式，或特定问题的内容或性质。常见的家庭治疗类型包括：**行为家庭治疗**，认为问题行为是支持此行为的家庭注意力和犒赏的结果；**结构家庭治疗**，强调家庭结构的重要性，它帮助家庭作为一个整体来运行，以及对家庭成员的幸福的影响。

团体治疗

团体治疗寻求与他人相处方式的改变，以及缓解痛苦的心理症状。它为精神卫生专业工作者提供了有帮助的方式，来同时跟踪和监管一群患者或来访者。它也为患者或来访者提供社交环境（和同辈团体），帮助他们在可控的、支持的环境中学会新的、更健康的与他人互动的方式。

它使用支持、认知行为、精神动力、人际关系或精神分析治疗的基本方法；自我暴露和宣泄（通过谈话和自我表达，放松感受）；分享自知力和信息；获得来自同辈和精神卫生专业工作者的反馈。团体治疗最可能使那些有相同精神或躯体障碍的个体受益（例如，**进食障碍**或**创伤后应激障碍**）；青少年；住院治疗的精神疾病患者；以及有精神障碍的个体的家庭。团体治疗可以是短程的，也可以是长程的。

团体治疗可在许多环境下进行，例如，精神病专科医院、社区精神卫生中心、健康维护组织、教学医院门诊以及私人办公室。私人执业的精神卫生专业工作者可基于相同的问题或需求来组织团体。团体治疗通常每周一次，可成为很多常见的精神健康问题治疗的关键部分。

精神活性药物

精神活性药物可影响个体的躯体、精神和情绪功能的各个方面，例如，警觉度、注意力、协调性、能量、心境、判断力、睡眠模式和人际关系。其中一些药物立刻起效；另一些不会马上起效。在停药后不久，一些药物的效应还会继续。经常使用的被证明有效的治疗精神问题的药物，列在附录 B"药物"中。

医生会考虑个体的需求和症状，以开具恰当的处方药。药物或剂量都可改变以确保有效。在开具这些处方药时，精神科医生和其他医生必须考虑许多因素（参见以下"贴士"）。

在开处方药前，医生都回顾什么。

- **过敏**——对药物中特定化学成分过敏，将排除那些药物。
- **生活方式**——有些药物必须在特定时间使用，或使用时有详细规定。
- **年龄**——会影响药物在体内如何代谢（或消化）。老年人可能对特定药物的代谢更慢，更可能产生特定的副作用。
- **家族史**——家族成员中有精神障碍。
- **一般躯体健康和躯体问题的病史**——一些疾病可能引起类似精神障碍的症状，导致精神障碍。如果不是最近做的，则应该做一次躯体检查，以及血液和实验室检查，如果需要，还要做脑成像扫描。
- **药物问题**——特定药物的利益和风险与寻求帮助的个体有关：
  - 尽管大部分精神活性药物不会成瘾，但一些可能成瘾，必须谨慎用药；
  - 其他药物可能与那些治疗精神障碍的药物产生反应；
  - 许多药物可引起副作用，从轻度激惹（如口干）到更严重（眩晕或便秘）再到威胁生命（癫痫发作或心律失常），一般而言，当首次使用一些药物时，副作用是最常见和令人困扰的，大多数会在数周后减轻或中止；
  - 患者担心药物的副作用——如果特定的副作用使药物不能很好地与患者匹配，则可以使用不同的药物。

帮助药物能够更好地发挥作用的贴士

- 遵从医嘱用药。
- 询问在用药时，要避免哪些食物。
- 询问药物是否应与食物同时使用，或在一天的特定时间使用。
- 了解可能产生什么副作用，担心的任何问题请询问医生并进行讨论。询问如何最好地应对副作用。
- 制定有意义的规范，以确保每天用药。
- 不要未经与医生的商量，就突然停药或减少剂量。如果突然停药或减少剂量，可能导致不健康、不悦的症状——或可能导致精神障碍恶化。
- 随着时间的推移，仔细观察药物如何起作用或不起作用。经过一段时间，躯体可能适应药物，症状可能改善或恶化，而医生需要调整剂量或换药。
- 即使你感觉好些了，看上去没有症状——或你不喜欢那些副作用——然而，药物将帮你变得更好并保持更好。
- 如果你对你的药物有任何问题或担心，去征求你的医生的建议。

使用精神活性药物的个体应到医生那里复诊，去看它是否起作用，或是否带来了不健康、令人不悦的副作用（参见上述帮助药物最好地起作用的"贴士"）。需要正确的药物和剂量来帮助缓解症状。当剂量被调整或试用其他药物时，需要一些时间去适应。尝试不同药物或剂量，可能是确定使用哪一种药物使用方案所必需的过程。药物需要服用很长的时间才能起作用，有时需要经过数周或数月才能完全起作用。

对于一些精神障碍，个体在余生中可能需要每天用药，就像有人每天使用胰岛素或高血压药物。当出现这样的情况时，个体就处于**维持治疗**阶段了。这意味着已经找到作用最佳的剂量和药物，个体症状已受控或充分改善，可在日常生活中有更好的功能。个体需要继续服药以确保其效应，也需要定期就诊，与医生讨论。医生需要确认药物仍然有效，确认没有副作用引起的问题，确认个体做得很好，以及障碍的症状被有效控制。这有助于预防**复发**——回归到障碍的有害症状以及可能引起的问题。

抗抑郁药

大多数今天的抗抑郁药很有效，且副作用很少。"抗抑郁药"一词有一些误导，因为这些药物用于治疗许多状况，而不只是抑郁。它们可有效治疗**惊恐障碍、创伤后应激障碍、广泛性焦虑障碍、社交恐怖症、强迫症、边缘型人格障碍、神经性贪食**、肠道易激惹综合征、**注意缺陷/多动障碍、自闭症谱系障碍**、戒烟、慢性疼痛和偏头痛。

抗抑郁药的种类包括选择性 5 - 羟色胺再摄取抑制剂（SSRIs）、5 - 羟色胺 - 去甲肾上腺素再摄取抑制剂（SNRIs）、三环类抗抑郁药、四环类抗抑郁药以及单胺氧化酶抑制剂（MAOIs）。使用药物的个体中，60％～70％会改善。组合治疗，包括药物治疗和心理治疗，证明在治疗抑郁和降低复发率方面最有效。

医生权衡许多因素来选择一种抗抑郁药，例如，个体的躯体状况，躁狂或轻躁狂发作史，之前的抑郁发作，之前对某种抗抑郁药的反应以及存在的症状，如睡眠增多、体重增加或焦虑或精神病性症状，如妄想或幻觉。

抗抑郁药不会立即起作用。对这些药物的良好反应需要一些时间。尽管一些个体到第一个周末，就可能有一定改善，例如，能量增加，但是，大部分个体需要 3～4 周才能明显获益。由于有些药物需要缓慢增加剂量，从个体第一次服药到症状缓解需要 5～6 周；药物充分起作用需要 8 周或更长时间。

不同类型的抗抑郁药产生不同的副作用。许多常见的副作用，例如，口干或恶心，在几周后减退。尽管很困扰，但这些效应的确有积极意义：药物在发生作用，体内药物水平在升高。尽管这些副作用令人懊恼，也要坚持服药足够长的时间，并根据医嘱持续增大剂量，直到症状改善，这是很关键的。

抗精神病性药物

抗精神病性药物用来治疗精神病性症状，例如，妄想和幻觉。抗精神病性药物是治疗**精神分裂症**和其他精神病性症状的首选药物，它们在治疗**双相障碍**的躁狂和抑郁症状时，也是关键的部分。抗精神病性药物也被用于与毒品滥用相关的精神病性症状，以及伴随**痴呆**和**自闭症谱系障碍**的行为问题。

抗精神病性药物的选择，基于它们的安全性和副作用可被忍受的程度。一些副作用是极端的，但可被治疗。一个副作用是一种叫做**静坐不能**的症状，会感到下肢不安，不能静坐。其他副作用更严重。一种很少见但很严重的副作用，叫作**神经阻滞剂恶性综合征**。它令个体变得僵硬、发热、心跳加快、血压失常、呼吸急促、以及精神状态从混沌到昏迷的改变。这种情况是急诊。

抗精神病性药物可致血压下降、晕眩、血脂升高、血糖升高（血糖水平）、高血压和体重增加。像大多数其他药物一样，在怀孕和哺乳期间，抗精神病性药物应尽可能避免使用。这是一个艰难的决定，因为医生必须平衡儿童出生缺陷的低风险与母亲精神病性症状的高风险。使用一些抗抑郁药，可增加或减少治疗基础疾病的抗精神病性药物的量。吸烟可降低血液中抗精神病性药物的水平，令它们的效果更差。

镇静剂、催眠药和抗焦虑药

镇静剂或**抗焦虑药**经常用于治疗焦虑和失眠。**催眠药**可用来引起和保持睡眠。

在一些案例中，抗焦虑药用于治疗**惊恐障碍**，直到抗抑郁药的效应起作用。**苯二氮䓬类**是一类抗焦虑药。它们有放松肌肉和抗惊厥的特征（它们有助于控制癫痫发作）。这类药需要被谨慎使用，因为可能令使用者成瘾。在属于苯二氮䓬类的药物中，被证明只有一些被批准治疗失眠，但几乎所有的药都被用于此目的。酒精应被少量使用或避免使用，因为伴随这些药物，酒精的效应会加重。

　　所有苯二氮䓬类有相同的效应。选择使用哪一种，应基于药物在血液中停留的时间长度，起作用的速度，在体内如何被代谢，以及它的作用有多强。苯二氮䓬类主要的副作用是镇静、眩晕、损害机械使用，例如，驾驶汽车。有时，苯二氮䓬被滥用。在这些案例中，如果药物停用太快，个体可能有药物戒断的风险。戒断包括一些症状，例如，恶心、呕吐、颤抖，甚至癫痫发作。其他常见的戒断症状是血压升高、心跳加速、焦虑的恶化、惊恐发作和记忆问题。

　　另一种抗焦虑药是丁螺环酮。它不与酒精或苯二氮䓬相互作用，不影响完成任务或操作机械的能力，也没有滥用的风险。它被用于治疗**广泛性焦虑障碍**，但并不用于治疗**惊恐障碍**。它经常与抗抑郁药同时使用。常见的副作用是恶心、紧张、失眠以及眩晕。

　　催眠药或睡眠药物，被用来短期帮助睡眠。它们是短效药物，会产生一定程度的日间困倦。为了降低依赖的风险，它们只应短期使用。另一种引起睡眠的药物是雷美尔通，作用于褪黑色素，一种控制睡眠-觉醒周期的激素。

心境稳定剂

　　心境稳定剂有助于减少从亢奋到低落的心境转移。这些药物用于治疗**双相障碍**。心境稳定剂包括锂盐、丙戊酸钠、卡马西平、拉莫三嗪和抗精神病性药物。一些心境稳定剂包括抗惊厥药物，它治疗癫痫也能帮助控制心境。心境稳定剂在副作用、药物之间的相互作用以及躯体代谢它们的方式各有不同。

- **锂盐**对于有**双相障碍**的个体，包括躁狂和抑郁发作在内的急性和预防性治疗都有作用。它对于预防复发性**抑郁**的个体未来的抑郁发作也有作用。锂盐是唯一一种需要测量血液浓度以确保在需要范围内的心境稳定剂。像绝大多数药物一样，锂盐开始时使用一个低剂量，随着时间的推移而缓慢增加。它可能产生甲状腺功能减退，造成心率改变、体重增加、震颤、血细胞减少和胃部症状。
- **丙戊酸钠**被用于治疗躁狂和**双相障碍**的其他阶段。丙戊酸钠开始时的副作用是恶心、镇静和手部震颤。医生会缓慢增加剂量以减轻副作用。一些个体一开始就用较高的剂量。丙戊酸钠不能用于有肝脏疾病的个体。丙戊酸钠还可能改变血细胞数量，造成烧心、消化不良、体重增加或困倦。

- **卡马西平**和**奥卡西平**被用于预防和治疗躁狂。卡马西平最严重的副作用是白细胞和红细胞的数量减少（再生障碍性贫血）和降低血液的凝聚能力。它也能影响肝脏，引起皮疹以及降低血液中的甲状腺素浓度。它也可造成困倦、眩晕和行走困难。奥马西平不需要进行血液或肝脏测试，比卡马西平的副作用更少。

- **拉莫三嗪**用于预防有**双相障碍**的个体的抑郁。一个主要的副作用是一种严重的皮疹，可能需要住院治疗。为了降低皮疹的风险，医生使用拉莫三嗪时，开始给予较低的剂量，数周内缓慢增加。

兴奋剂

兴奋剂经常用于治疗**注意缺陷/多动障碍**（ADHD）。这在男孩中比在女孩中更常见。这些药物多数被用于治疗儿童，但也可用于成人。它们经常由儿科医生和基础医疗医生开具。

在美国，主要存在一种担心，兴奋剂在有 ADHD 的儿童和成人中，以及没有此障碍的人群中被过度使用。大部分有 ADHD 的儿童对兴奋剂治疗有反应，改善了对学习和做学校作业的注意力。非兴奋剂药物也能用于治疗 ADHD，例如，阿托西汀或胍法辛。

兴奋剂的副作用对于不同年龄是特定的。主要副作用是失眠，易激惹的心境和血压升高。当一天中最后一次服药的效应消失，或突然停止使用兴奋剂后的数天后，副作用，例如，兴奋、能量增加、滔滔不绝和易激惹可以被观察到，这些症状与 ADHD 是初始症状相同。使用兴奋剂治疗的少数儿童会出现精神病性症状。

电抽搐治疗

电抽搐治疗（ECT）——通过给大脑控制的电流来诱发短暂的癫痫——是严重的精神障碍，特别是严重的**抑郁障碍**最好的治疗之一。使用 ECT 的抑郁人群中有 80%～85%的个体有所改善。

轻微的电刺激能影响有抑郁的个体的大脑的神经递质和受体。因为在附着在头皮上的电极通电之前，使用了麻醉和肌肉放松的药物，个体不会感到任何疼痛，他们的肌肉不会颤抖或抽搐。虽然它是安全、可靠、有效的治疗方式，对个体有众所周知的好处，但 ECT 仍然被许多公众认为是不可信的。这种态度主要来自对 ECT 的错误认知，以为它是疼痛的或危险的。

ECT 是那些想自杀的、严重抑郁的、有精神病性症状的，或那些有可能因为拒绝进食和饮水而威胁生命的障碍的个体的治疗选择。其他可能从中受益的是有抑郁症状的以下男性和女性：

- 用其他方式都没有改善，包括心理治疗，以及尝试了至少两种抗抑郁药；
- 有精神病性症状，例如，妄想；
- 因为存在自杀或伤害他人的风险，所以需要带来快速结果的治疗；
- 先前有抑郁，当使用抗抑郁药治疗时，没有改善；
- 过去使用 ECT 曾有改善。

经颅磁刺激

大脑的经颅磁刺激（TMS）是一种新的治疗**抑郁**的方法，用于在试用两三种抗抑郁药后，症状没有改善的个体。此治疗使用一种装置，产生一种电脉冲，发送到脑部特定区域。脉冲通过置于头皮的电极发送。个体报告很少有副作用。相较于 ECT，它不诱发癫痫发作。

变得更好并保持健康

从精神卫生专业工作者那里获得帮助，是变得更好的开端。治疗需要时间来起作用，治疗本身并不能提供完全的治愈。变得更好，基于问题的性质、选择的治疗和精神卫生专业工作者的技能。比其他任何事情更重要的，是寻求帮助的个体的努力及其亲属的支持。变得更好需要勇气。每天持续努力，不能放弃。以下是一些你可以做的事情，可改善你的健康和治疗。

- 锻炼已被证明，不仅对躯体有好处，而且对精神也有好处。它对抑郁特别有好处。它还是一种缓解焦虑的有效方法。锻炼还可减轻紧张，增进幸福感和整体健康。
- 健康、平衡的饮食，应是每个治疗计划的组成部分。包括绿叶菜、蔬菜、水果、豆制品、瘦肉、鱼和全麦食品。不良的饮食习惯，例如，不吃正餐、进食太快，或吃太多垃圾食品（大量的糖、快餐），都可令个体身体不适，心理感受不好。健康平衡的饮食可改善健康，有助于个体感觉更好。
- 过量的咖啡因可致焦虑或惊恐发作，恶化这些疾病。酒精可令问题更糟。

- 避免悲观负性的自我对话。聚焦于你喜欢的、有关你自己和那些你做得好的事情。
- 培养积极的观点。当坏事发生在那些有乐观想法的个体身上，他们经常把许多挫折或丧失看作特定和暂时的事件——而不是对他们自己或整个生活的评判。改变的关键是清除可能冲击大脑的自动的负性想法。用积极的事实取代它们。给自己列一个清单，囊括你的优势和生命中你认为重要的事，提醒自己那些重要的事。
- 幽默经常允许我们表达恐惧和负性感受而不给自己或他人带来痛苦。它还能促进躯体健康。由于我们经常与他人一起大笑，幽默帮我们建立支持性的关系。
- 建立友谊，给予和获得支持。在关系中，个体可发现，一些问题更容易被全面看待。重要的是与他人联系。
- 做好事可提升自尊，还可减轻躯体和精神压力。找到你喜欢的或与你的爱好有关的帮助他人的方法。
- 同伴，或同伴支持团体，可提供同情，提升士气，为正在应对类似问题的个体，创造一个新的社交世界。与有类似问题的个体交谈，对于那些有精神障碍的个体非常有用。医院、社区健康中心和当地精神卫生组织，经常会赞助支持团体。通过参与其中，个体与有类似问题的他人发展出一种相互联结的感觉。

可能有帮助的资源

以下这些书提供了更多有关精神障碍及其治疗方法的知识。

- *Caring for the Mind：The Comprehensive Guide to Mental Health*. Written by Dianne Hales and Robert E. Hales，M. D. New York，Bantam Books，1996
- *The Family Guide to Mental Health Care*. Written by Lloyd I. Sederer，M. D. New York，Norton，2013
- *What Your Patients Need to Know About Psychiatric Medications*. Written by Robert H. Chew，Pharm. D. ，Robert E. Hales，M. D. ，and Stuart C. Yudofsky，M. D. Washington，DC，American Psychiatric Publishing，2009

要点

- 对于精神健康问题，当它们一直带来痛苦，或导致职业、亲密关

系或其他重要生活领域的问题时，要寻求帮助。了解精神疾病常
见的警示迹象，例如，吃或睡得太多或太少，与人和通常的活动
疏远，能量低或没有能量，总想着伤害自己或他人。

- 有很多类型的合格的精神卫生专业工作者，可以向他们求助。这
  些人包括精神科医生、心理咨询师、执业临床社工、婚姻和家庭
  治疗师，以及精神科护士。这些精神卫生专业工作者还可与有处
  方权的基础医疗医生、执业护士和医生助理一起工作。支持团体
  可提供帮助和改善应对技能。

- 几乎所有精神障碍都有多种治疗方法。可进行心理治疗，药物治
  疗，或两者的组合治疗。电抽搐治疗（ECT）也是一种现代的、
  被证明对特定精神障碍安全的治疗方法，当其他治疗不起作用时
  使用。

- 治疗可改善健康和生活品质。如果不治疗，精神障碍经常会恶
  化，引起更多的问题和痛苦。尝试用毒品或过多的酒精来缓解精
  神健康症状，会恶化精神障碍，增加出现其他问题的风险。

- 你可以通过锻炼，健康饮食，避免太多咖啡因或酒精，保持聚焦
  于积极的事实，经常大笑，建立友谊，以及帮助他人来改善和保
  持精神健康。

词汇表

以下术语能够帮助建立关于精神障碍和精神健康服务的知识。其中许多术语在它们所出现的章节中被定义。它们经常被精神卫生专业工作者使用。

付诸行动　用行动而不是语言表达情感。

成瘾　一种行为模式，特征性地表现为冲动、失控，以及不顾负性后果持续地重复行为或活动。

情感　情绪、感受或心境的外部表现。

院后治疗　住院治疗后的康复及其他治疗以帮助个体适应新环境并避免复发。

激越　过度的躯体活动，通常与紧张相关，例如，很难静坐、坐立不安、来回踱步、双手紧握。

场所恐怖　害怕开放的空间，或者害怕待在难以逃离的地方或情境中。

静坐不能　难以控制的坐立不安，通常是特定药物的副作用。

运动不能　一种运动减少的状态。

失忆　永久或暂时性的丧失记忆。

镇痛药　没有诱导意识丧失的缓解疼痛的药物。

快感缺乏　对曾经喜欢的活动失去兴趣。

反社会行为　实施的行为不考虑他人的权利、人身、财产或社会规则。

焦虑　对期待或想象的危险心神不宁或不安。

冷漠　无所谓或缺乏感觉、情感或兴趣。

失语　使用或理解词语的能力受损，通常由于脑部疾病或创伤所致。

自信 开放而直接地表达需求、感受和权利的能力。

自我肯定训练 一种形式的行为治疗，教会个体诚实而直接地表达感受和想法。

意志减退 缺乏意愿、主动性或动机。

行为矫正 通过犒赏渴望的行为，惩罚不想要的行为，以改变行为或消除症状的方法。

行为治疗 一种形式的治疗，通过系统脱敏、行为矫正或厌恶治疗等方式来改变行为。

苯二氮䓬类 是一类药物，作为抗焦虑药或镇静剂使用。

短程心理治疗 任何形式的心理治疗，它局限于一定的治疗次数，且有特定的目标或方向。

精疲力竭 持续的情绪压力引起的躯体、情感和精神上的衰竭状态。

紧张症 一种无运动的状态，特征性地表现为肌肉僵直或没有弹性，见于一些精神病性症状。

宣泄 通过交谈和表达感受来释放情绪。

慢性 长时间持续或频繁复发。

共同依赖 有成瘾行为的个体的配偶、伴侣、父母或朋友的情绪和心理行为模式，使这些个体能够继续他们的破坏性行为。

认知 相对于情绪过程的关于思维、理解、观念、判断、记忆和推理的精神过程。

认知-行为治疗 一种短程的心理治疗形式，它的目标是使个体能够识别和改变那些基于想法与行为相关联的特定的状况或症状。

强制治疗 一种使有精神疾病的个体住进精神疾病治疗机构的法律程序。

共病 个体同时存在两种或更多疾病。

强迫 重复的行为（例如，洗手）或重复的精神过程（例如，数数），但没有合理的目的。

意识 我们察觉到的精神功能的部分。

合同 个体与治疗师之间所从事的特定的一系列活动的详细合约。

应对机制 应对压力的方法。

咨询 指那些可能是也可能不是精神卫生专业工作者的个体，为他人提供指导或建议的任何互动的一般性术语。

危机干预　处理自杀威胁、暴力或类似紧迫事件的紧急行动。

防御机制　任何一种能够下意识地工作的精神过程，它使个体能够应对困难情境或问题，例如，重大丧失或创伤。

妄想　尽管存在明确的相反的证据，个体仍坚持的关于自我或世界的错误信念。

否认　一种防御机制，使个体拒绝承认行为、想法、需要、感受或渴望的存在。

人格解体　一种强烈的与自我分离的感受，似乎正在从外界观察自己的躯体。

抑郁　一个描述悲伤、失望和绝望感受的术语。它可以是正常的和对个体生活事件的暂时反应，一种出现在各种躯体和精神疾病中的症状，或者本身就是一种精神障碍。

现实解体　一种与个体周围的环境分离的感觉，导致个体对事物、他人或时间的看法被扭曲。

脱毒　将酒精或成瘾性毒品从躯体去除的过程，通常通过组合使用药物治疗和支持治疗来进行。

失定向　丧失自己与空间、时间或他人的相关性的觉知。

分神　失去维持注意力的能力，或将关注的焦点从一个活动或主题转移到另一个活动或主题上的倾向性。

内驱力　一种本能或冲动。

药物相互作用　当同时使用两种或更多药物时，躯体对药物反应的改变。

双重诊断　诊断时，在同一个体身上同时存在精神障碍和物质使用障碍。

家庭功能失调　一个家庭，特征性地表现为在父母之间或在父母和子女之间，存在负性和破坏性的行为模式。

运动障碍　任何运动紊乱。

病因　特指疾病的原因。

欣快　躯体和情绪健康的强烈感受。

闪回　创伤性事件的重新体验。

团体治疗 治疗师在团体环境下使用的心理治疗技术。

中途之家 为那些不需要住院治疗但还没有准备好回归他们自己住宅的个体提供的专门居所，它经常由经过训练的员工监督运行。

幻觉 感受到不存在的声音、影像、躯体感觉或气味。

同性恋 与相同性别的个体有性吸引和关系。

多动 过多的躯体活动，可能是有目的或没有目的的。

嗜睡 延长的睡眠或过度的日间困倦。

催眠 一种强烈的注意状态，它使一些个体被暗示或接受指令的状态。它在打破非渴望的习惯（例如，吸烟，过度进食）和缓解疼痛方面，具有治疗价值。

催眠药 诱导放松或睡眠的药物。

轻躁狂 不正常的心境状态，处于欣快和躁狂之间，特征性地表现为不现实的乐观、快速言语和行动，以及减少的睡眠需求。

错觉 对真实存在的错误感受。

冲动 以某种方式突然行动的渴望，以缓解紧张或感到愉悦。

吸入剂 吸入时能产生精神活性效应的气化物。

失眠 一种睡眠-觉醒障碍，包括入睡困难或维持睡眠困难。

机构化 长期将个体安置在医院、医疗养老院、居住中心或其他健康机构中。

人际关系治疗 一种形式的短程心理治疗、始于对抑郁的治疗，聚焦于关系问题，以帮助个体改善他们的人际关系和沟通技能。

解释 治疗师鼓励个体理解特定问题的过程。

亲密 两个个体之间的紧密状态，特征性地表现为以语言和非语言的方式渴望或分享他们对彼此的内在感受的能力。

中毒 化学物质使用过量所致的急性躯体效应。

易变 快速变化，适用于情绪；不稳定的。

奇幻思维 确信思考某事就能使它发生。

维持治疗 心理治疗、药物治疗或两者组合使用的持续治疗，以预防精神障碍的复发。

躁狂 发生在双相障碍中的一种心境紊乱，特征性地表现为过度兴高采烈、膨胀的自尊、过度活动、激越、快速而经常混沌的思考和讲话。

婚姻治疗　旨在改善和解决问题的治疗，这些问题损害或威胁到了两个个体的主要关系。

冥想　任何使用呼吸和其他技术以达到放松、改善注意力、变得适应内在自我的方法。

精神障碍　行为或心理状况或症状，导致显著的痛苦、失能、功能紊乱，或增加的给自己或他人带来伤害或疼痛的风险。

精神健康　心理和情绪健康的状态，能够使个体有效地工作、恋爱、与他人相处以及解决冲突。

精神状态检查　评估心理和行为功能的程序。

模仿　行为治疗中使用的技术，治疗师执行一种渴求的行为，然后由患者复制。

自恋　高估自身的能力和重要性的倾向性。

眼球震颤　不正常的眼球活动。

强迫思维　反复、持续、无意义的观念、想法、冲动或影像。

定向　对自己与时间、地点和他人相关性的认知。

门诊患者　在医院或其他健康机构接受服务或治疗的未住院的个体。

惊恐发作　突发的、无缘由的情绪紧张，体验到迫在眉睫的厄运、对死亡的恐惧，"发疯"或失控，标志是躯体症状，例如，心悸、眩晕、颤抖、恶心，或气短。

偏执　将他人的行为视作故意的威胁或贬低的倾向性。

偏执观念　怀疑自己被骚扰、迫害或不公平地对待。

半住院　那些只需要日间、夜间或周末住院治疗的个体的精神疾病治疗项目。

宗教咨询　神职人员运用心理学原理帮助那些有情绪问题的教会中的个体。

人格　个体思考、感受和行为的特征性方式。

生命周期问题　在个体生命中，适应特定发展阶段的困难。

恐怖症　害怕特定的事物或环境。恐怖可能是特定的，例如，害怕动物、昆虫、血液、乘飞机、高空、隧道或电梯。

躯体依赖　如果停止使用毒品，心理上依附和需要毒品，特征性地表现为耐受性和戒断症状。

游戏治疗 一种治疗儿童的技术，儿童游戏是作为患者和治疗师之间表达和沟通的媒介。

多导睡眠图 整夜记录脑电波、眼动、肌张力、呼吸、心率、阴茎勃起（膨胀），以诊断与睡眠相关的障碍。

脑震荡后障碍 头部创伤、意识丧失之后的躯体症状和认知改变。

预后 对疾病后果的预测。

渐进性放松 一种通过有步骤地收紧，然后放松躯体特定区域的肌肉，以减轻肌肉紧张的方法。

投射 一种将不被接受的感受或冲动归属于他人的防御机制。

致幻剂 能够诱导幻觉和改变精神状态的几种毒品中的任意一种的术语。

精神医学 应对精神障碍的病因（起源），诊断、预防和治疗的医学科学。

精神活性物质 一个通常用于描述作用于脑部，以改变感受或情绪的药物和非法毒品的术语。

精神动力治疗 基于个体对自己的早年经历和潜意识在塑造其行为方面的角色的理解，所采取的治疗方法。

精神动力学 有关人类行为及其动机的知识和理论。

精神运动 指组合的躯体和精神运动。

精神运动性激越 与内在紧张感有关的过度的运动活动。

精神运动性迟滞 指躯体和情绪反应缓慢。

精神病理学 研究精神障碍的发展和性质。

精神病性症状 个体对现实感的感知，以及与他人交流和相处的能力存在总体的损害。

身心疾病 经常用于描述有精神或情绪成分的躯体症状或疾病。

精神活性药物 用于描述以特定的方式作用于大脑并影响思维的药物。

回忆 把记忆带入意识的过程。

强化 一种行为治疗技术，包括通过系统的犒赏和/或惩罚，对所渴望的反应给予鼓励。

反应 刺激所激起的行为或行动。

仪式 重复的活动，通常是扭曲的日常生活的规范，用于减轻焦虑。

镇静剂　一般性术语，指任何使人平静或催眠的药物。

自尊　自我价值感；作为人的自我价值。

自助团体　有共同问题的个体的组合，它通过个人和团体的支持来彼此帮助。

性取向　个体的性吸引的焦点，无论是对异性、同性，还是双性。

副作用　伴随药物主要目的的药物反应。

社交恐怖　持续性的恐惧，害怕处于可能被他人审视、羞辱或尴尬的情境。

躯体治疗　在精神医学中，对精神障碍的生物治疗。例如，电抽搐治疗和精神药理学治疗。

应激　躯体对任何对它所做的要求的非特异性反应。

应激源　那些使躯体体验到应激反应的特异的或非特异的药物、事件或情境。

木僵　对于环境的反应和觉知的显著减退。

支持治疗　一种治疗类型，可以是短程或长程，运用治疗师-患者关系，以帮助个体应对当下面对的特定危机或困难。

抑制　有意识地压抑特定的想法或冲动。

综合征　一组同时出现的体征和症状，提示特定的病因。

迟发性运动障碍　药物所致的运动障碍，由非自主的舌、颚、手足运动所组成，伴随抗精神病性药物的长期使用而发生。

抽动　一种非自主的、突然、快速而重复的运动或发声。

耐受　一种物质依赖的特征，表现为需要更多的物质才能达到渴望的效应。

催眠状态　强烈的注意力集中的状态，个体变得与躯体环境脱离。

强力镇静剂　特指降低焦虑和激越的药物。

变性人　心理性别认同与其生物性别相反的个体。

震颤　躯体或任何部分的震颤或摇动。

形象化　使用指导的或直接的影像技术进行压力管理的方法。

戒断　停止或减少使用成瘾性物质后，短期内发生的症状和体征。包括出汗、脉搏加速、手颤、恶心或呕吐、激越、焦虑或幻觉。

附录 A
DSM-5®障碍完整目录

这些障碍的排列依据 DSM-5® 中的顺序和分组。

神经发育障碍

智力障碍
智力障碍（智力发育障碍）
全面发育迟缓
未特定的智力障碍（智力发育障碍）

交流障碍
语言障碍
语音障碍
童年发生的言语流畅障碍（口吃）
社交（语用）交流障碍
未特定的交流障碍

孤独症（自闭症）谱系障碍
孤独症（自闭症）谱系障碍

注意缺陷/多动障碍
注意缺陷/多动障碍
其他特定的注意缺陷/多动障碍

未特定的注意缺陷/多动障碍

特定学习障碍
特定学习障碍

运动障碍
发育性协调障碍
刻板运动障碍

抽动障碍
抽动秽语综合征
持续性（慢性）运动或发声抽动障碍
暂时性抽动障碍
其他特定的抽动障碍
未特定的抽动障碍

其他神经发育障碍
其他特定的神经发育障碍
未特定的神经发育障碍

精神分裂症谱系及
其他精神病性障碍

分裂型（人格）障碍

妄想障碍

短暂精神病性障碍

精神分裂症样障碍

精神分裂症

分裂情感性障碍

物质/药物所致的精神病性障碍

由于其他躯体疾病所致的精神病性障碍

紧张症

与其他精神障碍相关的紧张症

由于其他躯体疾病所致的紧张症

未特定的紧张症

其他特定的精神分裂症谱系及其他精神病性障碍

未特定的精神分裂症谱系及其他精神病性障碍

双相及相关障碍

双相Ⅰ型障碍

双相Ⅱ型障碍

环性心境障碍

物质/药物所致的双相及相关障碍

由于其他躯体疾病所致的双相及相关障碍

其他特定的双相及相关障碍

未特定的双相及相关障碍

抑郁障碍

破坏性心境失调障碍

重性抑郁障碍，单次和反复发作

持续性抑郁障碍（恶劣心境）

经前期烦躁障碍

物质/药物所致的抑郁障碍

由于其他躯体疾病所致的抑郁障碍

其他特定的抑郁障碍

未特定的抑郁障碍

焦虑障碍

分离焦虑障碍

选择性缄默症

特定恐怖症

社交焦虑障碍（社交恐惧症）

惊恐障碍

广场恐怖症

广泛性焦虑障碍

物质/药物所致的焦虑障碍

由于其他躯体疾病所致的焦虑障碍

其他特定的焦虑障碍

未特定的焦虑障碍

强迫及相关障碍

强迫症

躯体变形障碍

囤积障碍

拔毛癖（拔毛障碍）

抓搔（皮肤搔抓）障碍

物质/药物所致的强迫及相关障碍

由于其他躯体疾病所致的强

迫及相关障碍

其他特定的强迫及相关障碍

未特定的强迫及相关障碍

创伤及应激相关障碍

反应性依恋障碍

脱抑制性社会参与障碍

创伤后应激障碍（包括 6 岁或更小儿童的创伤后应激障碍）

急性应激障碍

适应障碍

其他特定的创伤及应激相关障碍

未特定的创伤及应激相关障碍

分离障碍

分离性身份障碍

分离性遗忘症

人格解体/现实解体障碍

其他特定的分离障碍

未特定的分离障碍

躯体症状及相关障碍

躯体症状障碍

疾病焦虑障碍

转换障碍（功能性神经症状障碍）

影响其他躯体疾病的心理因素

做作性障碍（包括对自身的做作性障碍，对另一方的做作性障碍）

其他特定的躯体症状及相关障碍

未特定的躯体症状及相关障碍

喂食及进食障碍

异食症

反刍障碍

回避性/限制性摄食障碍

神经性厌食

神经性贪食

暴食障碍

其他特定的喂食或进食障碍

未特定的喂食或进食障碍

排泄障碍

遗尿症

遗粪症

其他特定的排泄障碍

未特定的排泄障碍

睡眠-觉醒障碍

失眠障碍

嗜睡障碍

发作性睡病

与呼吸相关的睡眠障碍

阻塞性睡眠呼吸暂停低通气

中枢性睡眠呼吸暂停

睡眠相关的通气不足

昼夜节律睡眠-觉醒障碍

睡眠异态

非快速眼动睡眠唤醒障碍

梦魇障碍

快速眼动睡眠行为障碍

不安腿综合征

物质/药物所致的睡眠障碍

其他特定的失眠障碍

未特定的失眠障碍

其他特定的嗜睡障碍

未特定的嗜睡障碍

其他特定的睡眠-觉醒障碍

未特定的睡眠-觉醒障碍

性功能失调

延迟射精

勃起障碍

女性性高潮障碍

女性性兴趣/唤起障碍

生殖器-盆腔痛/插入障碍

男性性欲低下障碍

早泄

物质/药物所致的性功能失调

其他特定的性功能失调

未特定的性功能失调

性别烦躁

性别烦躁

其他特定的性别烦躁

未特定的性别烦躁

破坏性、冲动控制及品行障碍

对立违抗障碍

间歇性暴怒障碍

品行障碍

反社会型人格障碍

纵火狂

偷窃狂

其他特定的破坏性、冲动控制及品行障碍

未特定的破坏性、冲动控制及品行障碍

物质相关及成瘾障碍

物质相关障碍

酒精相关障碍

酒精使用障碍

酒精中毒

酒精戒断

其他酒精所致的障碍

未特定的酒精相关障碍

咖啡因相关障碍

咖啡因中毒

咖啡因戒断

其他咖啡因所致的障碍

未特定的咖啡因相关障碍

大麻相关障碍

大麻使用障碍

大麻中毒

大麻戒断

其他大麻所致的障碍

未特定的大麻相关障碍

致幻剂相关障碍

苯环利定使用障碍

其他致幻剂使用障碍

苯环利定中毒

其他致幻剂中毒

致幻剂持续性知觉障碍

其他苯环利定所致的障碍

其他致幻剂所致的障碍

未特定的苯环利定相关障碍

未特定的致幻剂相关障碍

吸入剂相关障碍

吸入剂使用障碍

吸入剂中毒

其他吸入剂所致的障碍

未特定的吸入剂相关障碍

阿片类物质相关障碍

阿片类物质使用障碍

阿片类物质中毒

阿片类物质戒断

其他阿片类物质所致的障碍

未特定的阿片类物质相关障碍

镇静剂、催眠药或抗焦虑药相关障碍

镇静剂、催眠药或抗焦虑药使用障碍

镇静剂、催眠药或抗焦虑药中毒

镇静剂、催眠药或抗焦虑药戒断

其他镇静剂、催眠药或抗焦虑药所致的障碍

未特定的镇静剂、催眠药或抗焦虑药相关障碍

兴奋剂相关障碍

兴奋剂使用障碍

兴奋剂中毒

兴奋剂戒断

其他兴奋剂所致的障碍

未特定的兴奋剂相关障碍

烟草相关障碍

烟草使用障碍

烟草戒断

其他烟草所致的障碍

未特定的烟草相关障碍

其他（或未知）物质相关障碍

其他（或未知）物质使用障碍

其他（或未知）物质中毒

其他（或未知）物质戒断

其他（或未知）物质所致的障碍

未特定的其他（或未知）物质相关障碍

非物质相关障碍

赌博障碍

神经认知障碍

谵妄

其他特定的谵妄

未特定的谵妄

重度和轻度神经认知障碍

重度神经认知障碍

轻度神经认知障碍

由阿尔茨海默病所致的重度或轻度神经认知障碍

重度或轻度额颞叶神经认知障碍

重度或轻度神经认知障碍伴路易体

重度或轻度血管性神经认知障碍

由创伤性脑损伤所致的重度或轻度神经认知障碍

物质/药物所致的重度或轻度神经认知障碍

由 HIV 感染所致的重度或轻度神经认知障碍

由朊病毒病所致的重度或轻度神经认知障碍

由帕金森氏病所致的重度或轻度神经认知障碍

由亨廷顿氏病所致的重度或轻度神经认知障碍

由其他躯体疾病所致的重度或轻度神经认知障碍

由多种病因所致的重度或轻度神经认知障碍

未特定的神经认知障碍

人格障碍

A 类人格障碍
偏执型人格障碍

分裂样人格障碍

分裂型人格障碍

B 类人格障碍
反社会型人格障碍

边缘型人格障碍

表演型人格障碍

自恋型人格障碍

C 类人格障碍
回避型人格障碍

依赖型人格障碍

强迫型人格障碍

其他人格障碍
由于其他躯体疾病所致的人格改变

其他特定的人格障碍

未特定的人格障碍

性欲倒错障碍

窥阴障碍

露阴障碍

摩擦障碍

性受虐障碍

性施虐障碍

恋童障碍

恋物障碍

易装障碍

其他特定的性欲倒错障碍

未特定的性欲倒错障碍

其他精神障碍

由于其他躯体疾病所致的其他特定的精神障碍

其他躯体疾病所致的未特定的精神障碍

其他特定的精神障碍

未特定的精神障碍

附录 B
药物

以下药物通常用于精神障碍的治疗。

通用名	商品名	药物分类/使用
阿坎酸	Campral	混合作用的药剂，用于治疗慢性酒精使用障碍
阿普唑仑	Xanax，Xanax XR	苯二氮䓬类，用于治疗焦虑
前列地尔注射剂	Caverject Impulse	前列腺素抑制剂，用于治疗勃起障碍
阿米替林	Elavil*（generic only）	三环类抗抑郁药
阿莫沙平	Asendin*（generic only）	四环类抗抑郁药
安非他明-右旋安非他明	Adderall，Adderall XR	组合兴奋剂，用于治疗 ADHD
阿立哌唑	Abilify，Abilify Discmelt	第二代抗精神病性药物
阿立哌唑，肌肉注射	Abilify Maintena	第二代长效抗精神病性药物
阿莫达非尼	Nuvigil	兴奋剂，用于治疗发作性睡病和睡眠呼吸暂停
阿塞那平	Saphris	第二代抗精神病性药物
托莫西汀	Strattera	非兴奋剂，用于治疗 ADHD

通用名	商品名	药物分类/使用
阿伐那非	Stendra	磷酸二酯酶抑制剂，用于治疗勃起障碍
苯甲托品	Cogentin	抗胆碱能药，用于治疗帕金森氏病及抗精神病性药物所致的运动异常
丁丙诺啡	Subutex*	局部阿片受体激动剂，用于治疗慢性阿片类使用障碍
安非他酮 安非他酮，长效	Wellbutin， Wellbutrin SR Wellbutrin XL， Zyban	混合作用的抗抑郁药，也用于戒烟和治疗 ADHD
卡马西平	Tegretol， Tegretol XR， Equetro	抗惊厥药，也用于治疗双相障碍和疼痛障碍
丁螺环酮	BuSpar* (generic only)	抗焦虑药，用于治疗焦虑
氯氮䓬	Librium* (generic only)	苯二氮䓬类，用于治疗焦虑和酒精戒断
氯丙嗪	Thorazine* (generic only)	第一代抗精神病性药物
西酞普兰	Celexa	SSRI 类抗抑郁药
氯米帕明	Anafranil	三环类抗抑郁药，作用与 SSRI 类药物一样，主要用于治疗 OCD
氯硝西泮	Klonopin	苯二氮䓬类，用于治疗焦虑和双相障碍
可乐定	Catapres	降压药，也用于治疗 ADHD 和 PTSD
氯䓬酸盐	Tranxene	苯二氮䓬类，用于治疗焦虑和酒精戒断

通用名	商品名	药物分类/使用
氯氮平	Clozaril，FazaClo	第二代抗精神病性药物
去甲丙咪嗪	Norpramin	三环类抗抑郁药
去甲文拉法辛	Pristiq	混合作用的抗抑郁药
右哌甲酯	Focalin，Focalin XR	兴奋剂，用于治疗 ADHD
右旋安非他明	Dexedrine，Dextrostat*	兴奋剂，用于治疗 ADHD
地西泮	Valium	苯二氮䓬类，用于治疗焦虑、惊厥和酒精戒断
苯海拉明	Benadryl	抗组织胺药，用于治疗运动障碍和失眠
双硫仑	Antabuse	乙醛脱氢酶抑制剂，用于治疗慢性酒精使用障碍
多奈哌齐	Aricept	认知增强剂，用于治疗痴呆
多塞平	Sinequan，* Adapin，* Silenor	三环类抗抑郁药，也用于治疗失眠
度洛西汀	Cymbalta	混合作用的抗抑郁药，也用于治疗焦虑和疼痛障碍
艾司西酞普兰	Lexapro	SSRI 类抗抑郁药
右佐匹克隆	Lunesta	催眠药，用于治疗失眠
氟西汀	Prozac	SSRI 类抗抑郁药
氟奋乃静	Prolixin* (generic only)	第一代抗精神病性药物
癸氟奋乃静	Prolixin Decanoate* (generic only)	第一代抗精神病性药物长效针剂
氟西泮	Dalmane* (generic only)	苯二氮䓬类，用于治疗失眠
氟伏沙明	Luvox，Luvox CR	SSRI 类抗抑郁药

通用名	商品名	药物分类/使用
加巴喷丁	Neurontin	抗惊厥药，用于治疗双相障碍和疼痛障碍
加巴喷丁缓释剂	Horizant	抗惊厥药，用于治疗不安腿综合征
加兰他敏	Razadyne，Razadyne ER	认知增强剂，用于治疗痴呆
胍法辛	Tenex，Intuniv	降压药，也用于治疗 ADHD
氟哌啶醇	Haldol	第一代抗精神病性药物
伊潘立酮	Fanapt	第二代抗精神病性药物
丙咪嗪	Tofranil，Tofranil-PM	三环类抗抑郁药
异卡波肼	Marplan	MAOI 单胺氧化酶抑制剂类抗抑郁药
拉莫三嗪	Lamictal，Lamictal XR	抗惊厥药，也用于治疗双相障碍和抑郁
左旋米那普仑	Fetzima	混合作用的抗抑郁药，也用于治疗纤维肌痛和神经病变
利右苯丙胺	Vyvanse	兴奋剂，用于治疗 ADHD
碳酸锂	generic only	心境稳定剂，用于治疗双相障碍
碳酸锂，缓释	Lithobid，Eskalith*	心境稳定剂，用于治疗双相障碍
枸橼酸锂	lithium liquid (generic only)	心境稳定剂，用于治疗双相障碍
劳拉西泮	Ativan	苯二氮䓬类，用于治疗焦虑
洛沙平	Loxitane	第一代抗精神病性药物
鲁拉西酮	Latuda	第二代抗精神病性药物
马普替林	Ludiomil* (generic only)	四环类抗抑郁药
褪黑激素	generic available	合成激素，用于治疗失眠

通用名	商品名	药物分类/使用
美金刚	Namenda， Namenda XR	认知增强剂，用于治疗痴呆
哌甲酯	Methylin，Ritalin	兴奋剂，用于治疗 ADHD
哌甲酯，缓释	Concerta，Ritalin SR， Ritalin LA， Metadate CD， Methyline ER	长效兴奋剂，用于治疗 ADHD
哌甲酯， 局部贴剂	Daytrana	外用兴奋剂，用于治疗 ADHD
米那普仑	Savella	混合作用的抗抑郁药，也用于治疗纤维肌痛和神经病变
米氮平	Remeron	混合作用的抗抑郁药，也可用于治疗失眠
莫达非尼	Provigil	兴奋剂，用于治疗发作性睡病、睡眠呼吸暂停和 ADHD
纳洛酮	Narcan* (generic only)	麻醉性镇痛药拮抗剂，用于逆转阿片类药物的过量效应
纳曲酮	ReVia，Vivitrol	麻醉性镇痛药拮抗剂，用于治疗慢性阿片类药物和酒精使用障碍
萘法唑酮	Serzone* (generic only)	混合作用的抗抑郁药
去甲替林	Pamelor	三环类抗抑郁药
奥氮平	Zyprexa， Zyprexa Zydis	第二代抗精神病性药物
奥氮平， 肌肉注射	Zyprexa Relprevv	第二代抗精神病性药物长效针剂
奥氮平－氟西汀	Symbyax	抗精神病与抗抑郁药的复合剂

通用名	商品名	药物分类/使用
奥沙西泮	Serax* (generic only)	苯二氮䓬类，用于治疗焦虑和酒精戒断
奥卡西平	Trileptal	抗惊厥药，也用于治疗双相障碍
羟丁酸钠	Xyrem	用于治疗发作性睡病所致的猝倒
帕利哌酮	Invega	第二代抗精神病
帕罗西汀	Paxil，Paxil CR，Pexeva	SSRI 类抗抑郁药
奋乃静	Trilafon* (generic only)	第一代抗精神病性药物
苯乙肼	Nardil	单胺氧化酶抑制剂类抗抑郁药
匹莫齐特	Orap	第一代抗精神病性药物，用于治疗抽动秽语综合征
普拉克索	Mirapex，Mirapex ER	多巴胺受体激动剂，用于治疗帕金森氏病和不安腿综合征
普瑞巴林	Lyrica	抗惊厥药，也用于治疗纤维肌痛和神经病变
普罗替林	Vivactil	三环类抗抑郁药
喹硫平	Seroquel，Seroquel XR	第二代抗精神病性药物
雷美尔通	Rozerem	褪黑激素受体激动剂，用于治疗失眠
利培酮	Risperdal，Risperdal M-Tab	第二代抗精神病性药物
利培酮，长效	Risperdal Consta	第二代长效抗精神病性药物
卡巴拉汀	Exelon，Exelon Patch	认知增强剂，用于治疗痴呆
罗匹尼罗	Requip，Requip XL	多巴胺受体激动剂，用于治疗帕金森氏病和不安腿综合征

通用名	商品名	药物分类/使用
罗替戈汀，局部贴剂	Neupro	多巴胺受体激动剂，用于治疗帕金森氏病和不安腿综合征
司来吉兰	Eldepry1	MAOI 单胺氧化酶抑制剂类抗抑郁药
司来吉兰，局部贴剂	Emsam	MAOI 单胺氧化酶抑制剂类抗抑郁药
舍曲林	Zoloft	SSRI 类抗抑郁药
西地那非	Viagra	磷酸二酯酶抑制剂，用于治疗勃起障碍
他达拉非	Cialis	磷酸二酯酶抑制剂，用于治疗勃起障碍
替马西泮	Restoril	苯二氮䓬类，用于治疗失眠
甲硫哒嗪	Mellaril* （generic only）	第一代抗精神病性药物
托吡酯	Topamax	抗惊厥药，用于治疗双相障碍
反苯环丙胺	Parnate	MAOI 单胺氧化酶抑制剂类抗抑郁药
曲唑酮	Desyrel*，Oleptro	混合作用的抗抑郁药，也用于治疗失眠
三唑仑	Halcion	苯二氮䓬类，用于治疗失眠
三氟拉嗪	Stelazine* （generic only）	第一代抗精神病性药物
盐酸苯海索	Artane* （generic only）	抗胆碱能药，用于治疗帕金森氏病及抗精神病性药物所致的运动异常
曲米帕明	Surmontil	三环类抗抑郁药
丙戊酸	Depakene，Depakote，Depakote ER	抗惊厥药，也用于治疗双相障碍

通用名	商品名	药物分类/使用
伐地那非	Levitra	磷酸二酯酶抑制剂，用于治疗勃起障碍
伐尼克兰	Chantix	烟碱受体激动剂，用于治疗戒烟
文拉法辛	Effexor，Effexor XR	混合作用的抗抑郁药，也用于治疗焦虑、惊恐障碍和疼痛障碍
沃替西汀	Brintellix	混合作用的抗抑郁药
扎来普隆	Sonata	催眠药，用于治疗失眠
齐拉西酮	Geodon	第二代抗精神病性药物
唑吡旦	Ambien，Ambien CR	催眠药，用于治疗失眠

　　* 表示原研药或领先品牌已经停产。

　　ADHD=注意缺陷/多动障碍；CD=缓释胶囊；CR=控释；ER=缓释；LA=长效；MAOI=单胺氧化酶抑制剂；M‐Tab=口腔崩解片；OCD=强迫症；PM=双羟萘酸丙咪嗪；PTSD=创伤后应激障碍；SR=缓释；SSRI=选择性5‐羟色胺再摄取抑制剂；XL=缓释片；XR=缓释。

索引

所有黑体字的页码均指表格或数字

（Page numbers printed in boldface type refer to tables or figures.）